小説みたいに楽しく読める

睡眠医学講義

内田　直

羊土社

【注意事項】本書の情報について

本書に記載されている内容は，発行時点における最新の情報に基づき，正確を期するよう，執筆者，監修・編者ならびに出版社はそれぞれ最善の努力を払っております．しかし科学・医学・医療の進歩により，定義や概念，技術の操作方法や診療の方針が変更となり，本書をご使用になる時点においては記載された内容が正確かつ完全ではなくなる場合がございます．また，本書に記載されている企業名や商品名，URL等の情報が予告なく変更される場合もございますのでご了承ください．

はじめに

小説みたいに楽しく読める睡眠医学講義にようこそ。睡眠は生活の中でとても大切な役割を果たしています。睡眠に問題のない人は、その役割をさほど意識はしないかもしれませんが、いったん睡眠がうまくいかなくなると、生活全体が大きな影響を受けてうまく回らなくなります。そう考えると、睡眠は睡眠時間帯だけのものではなく、毎日の24時間の生活の中でとても大切な役割をしていることがわかります。そして、その役割は、よく眠れれば昼間眠くないというような眠気だけではなく、さまざまな精神活動や身体活動とも関連しています。そしてそのような精神や身体の活動はまた睡眠にも大きく影響を与えます。このような相互の関係があるため、睡眠を考えるときには日中のさまざまな精神や身体の状態も考えなければなりません。

また、睡眠には個人差も大きいことが知られています。ですので、一般的に言われる睡眠の常識は誰にでも当てはまるとは限りません。病院に行くほどでなくても睡眠で困っている人はいると思いますし、そういう人が一般的な常識を読んでそのとおりにしても、必ずしもうまくいかないことも多くあると思います。この本では、そういうことも想定しながら、なるべく、睡眠についての考え方が身につくように工夫しています。もちろん、親しみやすくわかりやすい表現も心がけて、小説みたいに楽しく読めるようにしています。

この本を読んでいただきたい一番の読者は、睡眠に興味をもっている医療関係者です。このような方々は基礎的な知識についても十分理解することができるのではないかと思います。また、日々の医療業務の中で役に立つ部分が見つけられるとよいと思います。睡眠に興味のある学生さんたちにも読んでいただきたいと思います。睡眠や睡眠研究の面白さを知り、さらにこれを探求する仕事へ進むきっかけになるとよいと思います。その仕事は、医療だけでなく、睡眠環境に関わる寝具の開発、住居、あるいは社会環境なども関わってくると思います。さらには、実際に睡眠の問題で悩んでいる方々にも読んでいただき、これが睡眠へのより深い理解や、よい治療者との出会いにつながるとよいとも思っています。

私は、精神科の医者ですが、20歳代の後半から睡眠研究に関わっているので、もう40年あまり睡眠研究をしています。医者になったあと大学病院での睡眠研究を経て、アメリカの大学や日本の研究所で睡眠研究をし、その後はスポーツ科学や健康科学の分野で睡眠研究をしました。それぞれの施設では、さまざまな視点での研究をしましたが、対象は常に人間でした。自分自身は動物実験の経験はありません。ですので、人間の睡眠の専門家であると思います。動物や、動物を使った実験のことは論文を読んだり、ほかの研究者の話を聞いたりして勉強をしましたが、やはり自分は人間の睡眠についてずっとやってきたという自負があります。

60歳でクリニックを開業し、もう68歳になりました。この本は私の睡眠研究と睡眠医学の実践の私小説みたいなものです。もちろん、事実（エビデンス）に基づいた科学的な説明が、睡眠に限らず医学あるいは自然科学の基本になるので、ただ随筆のように書き進めることはできないのですが、睡眠医学が実践される睡眠臨床は、必ずしも神経科学や脳科学だけでは説明できないさまざまな要素が入り組んでいて、まだ解明されていない部分もたくさんあります。そのようなことについても紹介していきたいと思います。

そして、そういうものの中には、私の経験から「私はこう思う」ということがあります。しかし、それは必ずしもエビデンスに基づいているわけでもないこともあるので、「オピニオン」や「Tips」として区別して述べています。科学的な説明をする一方で、そういう内容を読んで、まだはっきりはわからないけれどもそういうこともあるのかと思っていただいたり、さらにはこれから研究をしていこうと思う人にとってはヒントになったりすればよいと思っています。

例えば、朝なかなか起きられない人がいるとします。その理由を説明するときの考え方の1つに、朝型夜型があります。きっとその人は夜型で、夜型は体質的に生物リズムが遅い方向にずれていて、活動できる状態になるのがより遅い時間帯になる、つまり朝は遅くならないと起きられない、というような説明です。また、長時間睡眠者としての説明も可能かもしれません。睡眠時間が長い体質だから朝起きにくいということです。場合によっては、睡眠時無呼吸症候群があるかもしれません。睡眠時無呼吸症候群があると、睡眠の質が悪化し十分な深い睡眠がとれないため、朝の眠気が残ります。しかし、休みの日に好きなゴルフのためならいくらでも早く起きられますよ、というようなこともあって、それらだけでは説明できないようなケースがあります。また思春期の場合、なかなか朝起きられなかったのが、転校して通信制の学校に変わったらちゃんと起きられるようになったというようなケースに出会ったこともあります。

こういったケースは精神科の診療の場面でしばしば遭遇します。私は精神科医なので、精神科の視点で睡眠を診ることをずっとやってきました。最近よく思うのは、睡眠というのは訴えやすい愁訴だけれども、その背景にはもっと深いさまざまな要因があるということです。そして、最初に述べたように日中のさまざまな精神や身体の状態も考えなければならないというところに行き着くわけです。このように、睡眠医学は単に睡眠だけに留まっていては全体が見られなくなります。

本書は小説みたいに楽しく読める睡眠医学の本ですので、もちろん睡眠医学を中心に説明しますが、一方で小説として睡眠を取り巻くいろいろなお話も皆さんにご紹介できればよいと考えています。

この本の読み方

この本は、小説のように楽しく読めるように書いていますが、一方で睡眠医学の科学的な事実（scientific evidence）についてもなるべく正しく伝えられるよう努めています。事実に基づいた情報によって行う医療を、**エビデンスに基づいた医療**（evidence based medicine：**EBM**）と呼んでいます。EBMは、1990年代にカナダの医師から提唱された概念です。また、エビデンスと考えられるものについては、エビデンスのヒエラルキー（階層）という考え方が提唱されています（**図0-1**）。どのような形で提出されたエビデンスがより信頼できるものかの順位付けをしたものです。

EBMが提唱されてからは、医師が主にその経験に基づいて治療を行うものから、幅広く事実に基づいた治療を行うということが尊重され行われるようになりました。さらには医学の分野ごとに治療ガイドラインが作られるようになりました。ガイドラインとは、こういう場合には順番にこういう治療をしていくのがよいですよと示すような内容のものです。このような治療ガイドラインに基づいて治療を行うことは、おそらく大きな間違いなく治療を行うという意味ではよい方法なのだと思います。

しかし、一方でエビデンスのヒエラルキーの図を見ると、多数のグループ同士の平均値に差があるというものがエビデンスレベルが高いものであると尊重されています。他方、患者

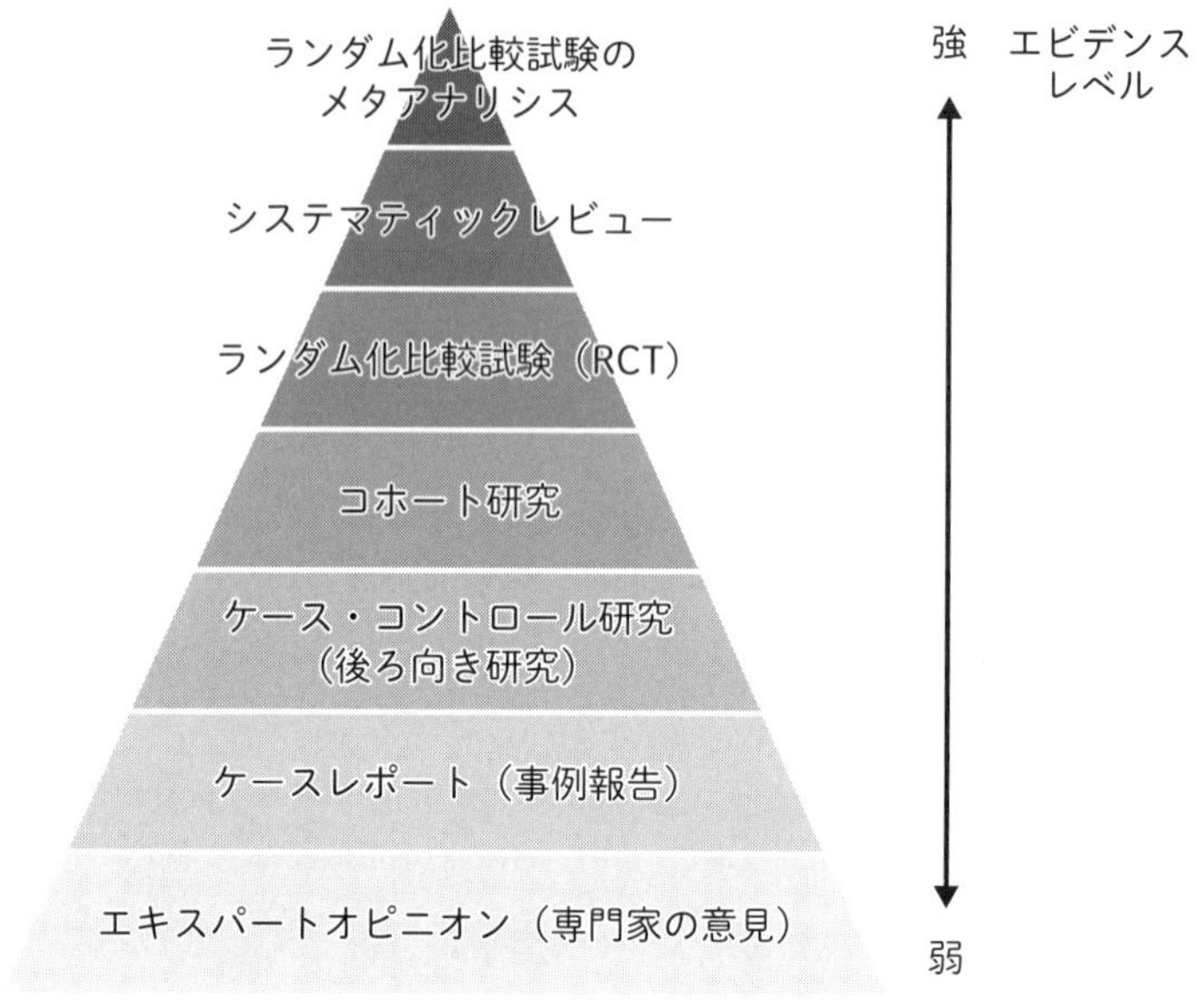

図0-1　エビデンスのピラミッド

さんを診ていると、それぞれ個人にはそれぞれの特徴があることがわかります。それは個人の年齢・性別や遺伝的背景というような生物学的要因から、社会経済的な背景に至るまで、多岐にわたる特徴です。このようなことは、睡眠医学においても同じことで、個別の患者さんの治療に当たるとなれば、各患者さんの個別の事情も考慮しながら治療を行うことが一番よいわけです。

このような患者さん個人の特徴が関連する事柄について、ヒエラルキーの上のほうにあるようなメタアナリシスやランダム化比較試験を行って研究することは非常に困難です。したがって、ガイドラインを使うときも、それを十分に参考にしながらも個別の事象について配慮し、全体として総合的に治療方針について考えていくことが重要です。このように総合的に考えるときには、患者さん自身の考えも十分に取り入れることが重要です。

実際、ＥＢＭにおいても、真のＥＢＭの目的としては上記のような個別の状況を考慮することが重要だということも指摘されています[1]。斎藤 充によるこの解説の中にはEBMの創始者の一人であるディビッド・サケットの言葉が引用されています[2]。"EBM is not 'cookbook' medicine. It's about integrating individual clinical expertise and the best external evidence." つまり、「ＥＢＭはただ単に治療ガイドラインに沿って治療をそのまま行う治療レシピではなく、臨床的な専門性とエビデンスを統合させ実現させる医療のあり方なのだ」と。

そのような視点から、この本ではエビデンスのレベルについて、エビデンスレベルが低いと言われる一方、個別の事情などを考慮して考えるときに重要なエキスパートオピニオンにあたる部分については、「**OPINION by Dr. すなお**」とか「**Tips by Dr. すなお**」のように本文と区別して、わかるようにしました。また自分の独り言のような内容は、「**Monologue by Dr. すなお**」としました。自分自身は、すでに精神科医としての医歴40年以上になりますし、専門医としても日本精神神経学会、日本睡眠学会、日本老年精神医学会の専門医資格がありますので、私の意見をエキスパートオピニオンとしてもよいかと自負しています。

このときに、読者の方々に理解していただきたいのは、高いエビデンスレベルは多くの人に当てはまる事柄として高い確率で効果が期待できるものだということと、個別の事例を総合的に考慮して考えるとき、個別のケースではこういうこともあるという意見も実践ではとても役に立つものだということです。エビデンスレベルが低いエキスパートオピニオンは、確かに玉石混交です。ですので、私も心して意見を述べようと思います。

文献について…本文中で引用または参照している文献は、本書巻末（452〜460ページ）に各章ごとに掲載しています。また、羊土社ホームページの書籍特典ページからも閲覧可能です。本書の書籍特典ページでは、各文献の論文タイトルや、URL（一部の文献のみ）などの詳細情報も掲載しております。本書で取り上げた文献についてよりくわしくお知りになりたい方はぜひご活用ください。書籍特典ページへのアクセス方法は目次の最後のページ（14ページ）をご参照ください。

目 次

コラム

書籍特典の利用手順

1 右の二次元バーコードを読み取り羊土社ホームページ内［書籍特典］ページにアクセスして下さい

（下記URL入力または「羊土社」で検索して
羊土社ホームページのトップページからもアクセスいただけます
https://www.yodosha.co.jp/ ）

2 ・羊土社会員の方　➡ ログインして下さい
・羊土社会員でない方 ➡［新規登録ページ］よりお手続きのうえログインして下さい

3 書籍特典の利用 欄に下記コードをご入力ください

コード： ytt - quol - egio　※すべて半角アルファベット小文字

4 本書特典ページへのリンクが表示されます

※ 羊土社会員の登録が必要です．2回目以降のご利用の際はコード入力は不要です
※ 羊土社会員の詳細につきましては，羊土社HPをご覧ください
※ 特典サービスは，予告なく休止または中止することがございます．本サービスの提供情報は羊土社HPをご参照ください．

第1部 睡眠医学の基礎

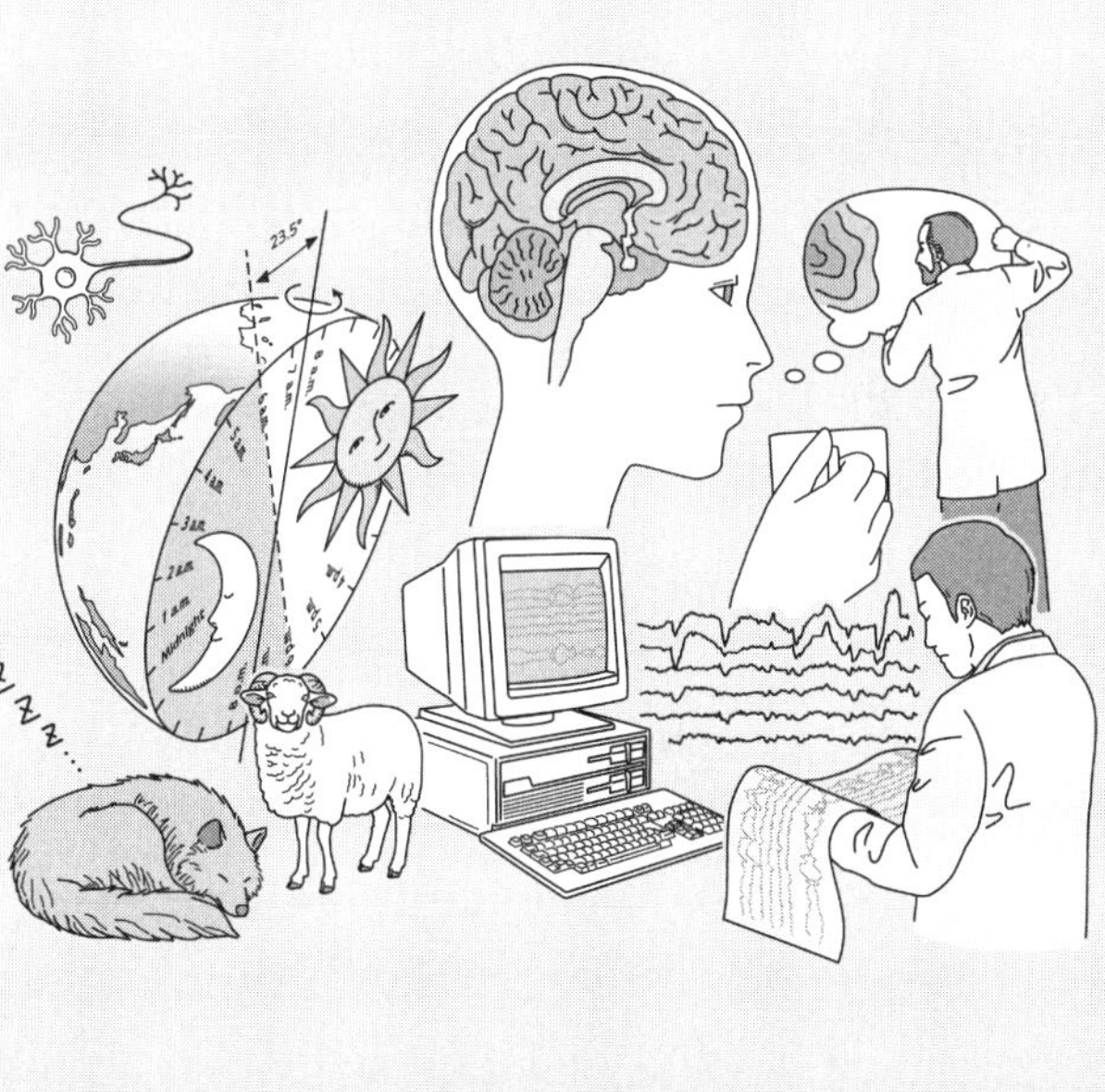

第1章 睡眠とは

睡眠とはどのようなものかや、その役割は何か、を正確に定義するのはとても難しいことです。なぜ眠るのかについてもさまざまな説明はあるものの、明確にその理由を説明することは現在の科学ではできないと思います。大まかには脳や体の疲労からの回復が主な目的であろうと考えられますが、睡眠中には脳内や体内でさまざまなことが起きていることが知られています。しかし、このような機能がなぜ睡眠中に行われるのかについても、推測の域を出ません。おそらく、外界からのインプットが断ち切られた状態なので、脳の内部や体の内部で次の活動に備えた準備が行いやすいのだと思います。それは、脳の疲労回復の一部なのでしょうか。あるいは、本来の疲労回復とは別に、この都合のよい時間帯にさまざまな機能が組み込まれたのでしょうか。これらが解明されていくことが今後の睡眠研究の課題とも言えます。

1 疲労回復としての働き

経験的にも疲れたときに眠るというのは自然な流れです。よく眠れば疲れが取れる。それについては、誰しも大筋同意することでしょう。したがって、眠ることの大きな役割の1つは、回復過程であると考えてよいと思います。これは、脳の疲労の回復と身体の疲労の回復の両方が考えられると思います。脳の疲労については、第7章「睡眠時間と睡眠負債」の項目で、身体の回復については、第5章の睡眠構築についてのお話の中で説明していきます。

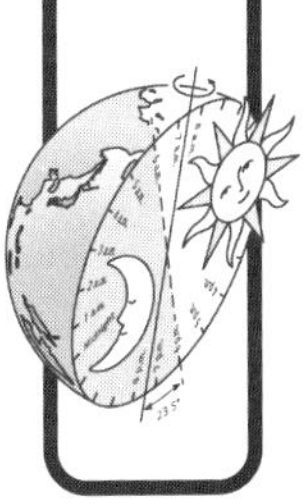

2 睡眠中の脳の働き

睡眠中も脳は完全に休んでいるわけではありません。外界からのインプットがほぼ断ち切られた状態の中で、さまざまな活動が行われています。その中でも、記憶に関連した働きは最近研究がいろいろと進んでいます（第9章「睡眠と記憶」などで後述します）。

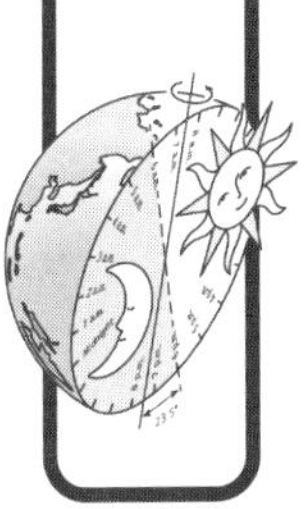

3 宇宙の摂理と睡眠

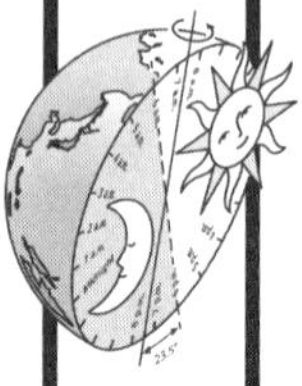

一方で、夜眠るというごく当たり前のサイクルも、進化の過程の中で作られてきたものであろうと想像できます。動物の種によっては、昼間眠り夜活動する夜行性の動物もたくさんいます。しかし、昼間と夜という24時間のリズムから外れて睡眠をとる動物は、知られる限りいません。これは、睡眠や生物リズムが天体の運行との関わりの中で作られてきたからです。

太陽系に位置する地球の動きは、１つは太陽が朝出て夕方沈むという現象として観察される地球の自転。もう１つは、太陽の周りを回る地球の公転。公転軸に対して自転軸が角度をもっているため、１年を通じて四季が訪れるということがあります。

私たちは24時間周期で眠ることを自明のように思っているかもしれませんが、実際は太古の時代から24時間リズムで地球が自転していたために生物の進化の過程でこの天体の運行に合わせて睡眠のリズムが形成された、と考えるのが妥当です。

また、天体の動きによって四季が作られますが、四季によって睡眠が影響を受けることも知られています。北極圏のように夏場は暗くなることがなく、冬場ではほとんど太陽が見ら

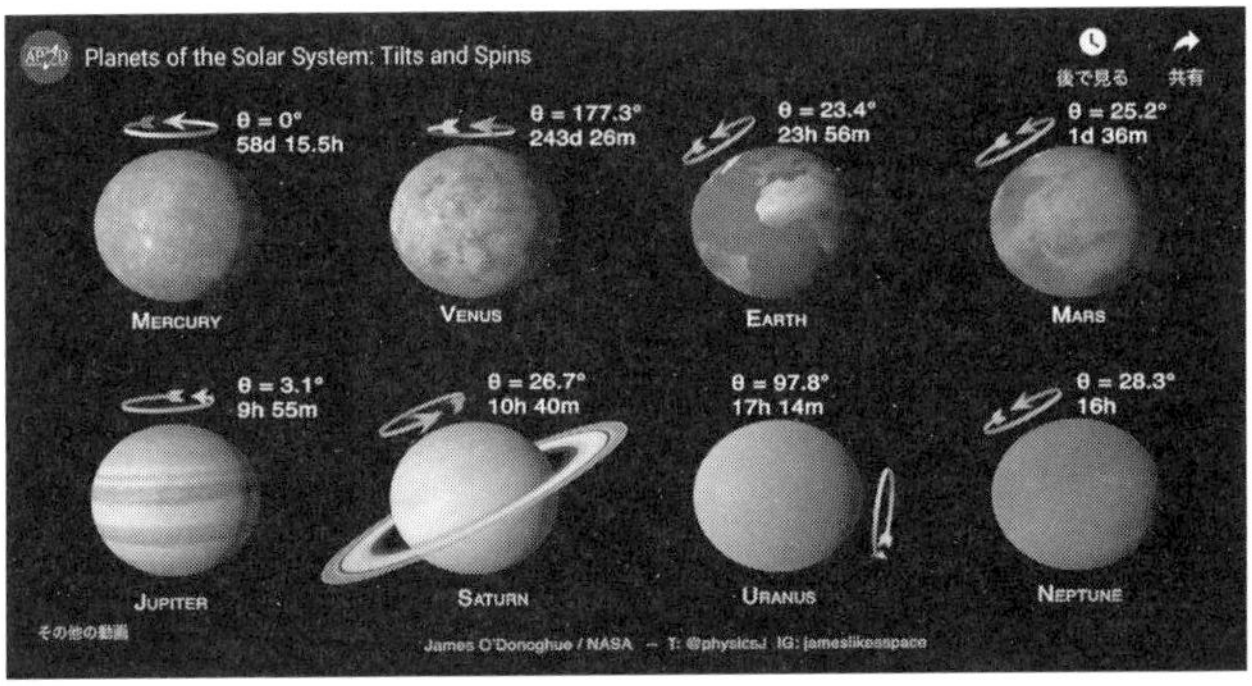

図1-1　太陽系の惑星の自転の長さと自転軸

右の二次元コードからNASAの動画が視聴可能。
▶動画提供：NASA（https://apod.nasa.gov/apod/ap190520.html）

れない地域ではその影響がとても強く現れます。スウェーデンの研究では、夏場の睡眠は短く、冬場の睡眠は長いという統計的にも有意な差があるようです[1]。このような差は、日本でも認められます。

さて、ヒトが24時間周期で寝たり起きたりすることについて、これと天体との関連を考えてみましょう。NASAのウェブサイトに太陽系のさまざまな惑星の自転と自転軸についてのわかりやすい動画[2]があります（**図1-1**）。こちらを見ると、地球の自転が24時間で軸が約23度傾いているのとは違い、他の惑星では春夏秋冬があるのが当たり前ではないことが、直感的に理解できます。金星を例にあげると自転周期が２４３日26分で、金星の１日の長さが地球の約２４３倍あるということがわかります。さらに、地球とは逆の方向に回転しています。したがって、仮に金星に住むことがあれば、太陽は西の空からゆっくりと上がり、１２２日くらいの長さのある昼が始まるわけです。このような環境で仮に生物が生まれたとすれば、睡眠時間が8時間くらいで、24時間周期で生活するものにはならなかったでしょう。このようにして地球固有の条件のもとで生物に作られた約24時間のリズムを**サーカディアンリズム（概日リズム）**と呼んでいます（第4章参照）。

このようにしてできた生物リズムと睡眠は表裏一体であり、私たちの睡眠を考えるときには、24時間周期の中に現れる睡眠という位置づけを忘れないようにすることが大切です。植物にも24時間のサーカディアンリズムを認めるものがありますが、本書では主にはヒト、ここでは動物の睡眠やサーカディアンリズムについて考えていきましょう。

4 睡眠の要素

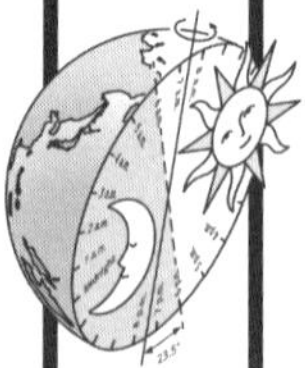

サーカディアンリズムの中に位置づけられる睡眠には、いくつかの要素があります。睡眠の長さ、睡眠の質、そして睡眠のフェーズ（相）がその主な3つの要素です。3番目の睡眠のフェーズが最もサーカディアンリズムと関わり合いがありますが、実は睡眠の長さも質もサーカディアンリズムと関係するのです。これについては、後の第7章「睡眠時間と睡眠負債」でくわしく説明しましょう。

①睡眠の長さ

睡眠の長さは、長い動物もいれば、短い動物もいます（第6章「動物の睡眠」参照）。ヒトの睡眠の長さは、だいたい7〜8時間とされていますが、これも人によって非常に大きなばらつきがあります。それから、睡眠の長さは起きているときの活動によっても大きく変化します（第11章「運動と睡眠」参照）。さらには、年齢によっても睡眠の長さは変化すると考えられています（第8章「発達と老化による睡眠の変化」参照）。ですので、何時間寝るのがよいのですかという質問に、的確に答えるのは非常に困難です。

②睡眠の質

睡眠の質については、深い睡眠と浅い睡眠、そしてノンレム睡眠とレム睡眠などの違いがあります。これらについては、第5章の睡眠の構造について述べた章でくわしく説明します。

③睡眠のフェーズ（相）

睡眠のフェーズというのは、どの時間帯に眠るのかということです。まず、動物には夜行性の動物と昼行性の動物がいます。また、ヒトで問題になるのは、睡眠覚醒概日リズム障害という疾患で、例えば極端な夜型である睡眠相後退型では、眠る時間が遅い方向にずれていて朝起きられずに遅刻が多くなるという問題が出てきます。これについては、第4章「生物時計とサーカディアンリズム」や第18章「概日リズム睡眠・覚醒障害」の中で説明します。

5 睡眠の異常

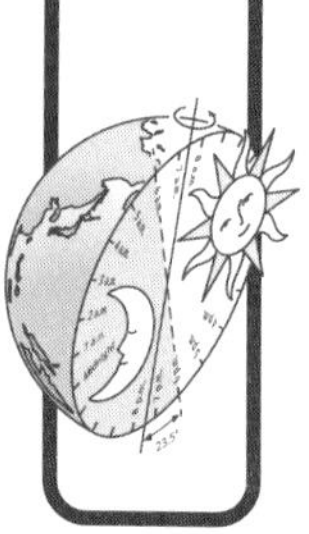

このような睡眠が、毎日何事もなくよい状態で続いていられれば、毎日快適に生活できるでしょう。しかし、時に睡眠がうまくとれないということもあります。そのような変化には、眠れないということだけでなく、眠りすぎてしまう、うまく夜の時間帯に眠くならない、また、寝ている間にいろいろな問題が起きてくる、というようなこともあります。

このような問題を解決するのが、睡眠医学です。現在は、睡眠医学の専門医によって、さまざまな専門知識をもって治療がなされるようになってきています。本書の後半の部分（第2部）では、このような睡眠の異常について、くわしく説明していきます。

6 謎に満ちた眠りの世界

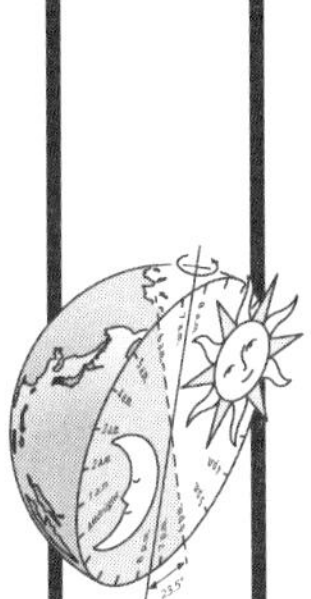

このように、睡眠科学、睡眠医学は、さまざまな分野と関連したとても興味深い分野です。さらには、眠りは毎日私たちが体験すること。ですので、本書を読んでいただければ、その実践は即座にその夜に自分で体験できる部分もあるわけです。

さあ、ご一緒に謎に満ちた眠りの世界に歩みを進めて行きましょう。

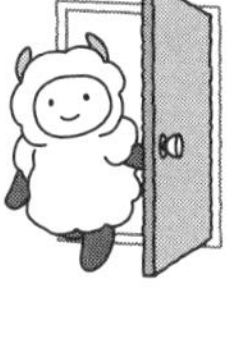

第2章 睡眠研究の歴史

1 ヒトの睡眠現象の生理学的研究

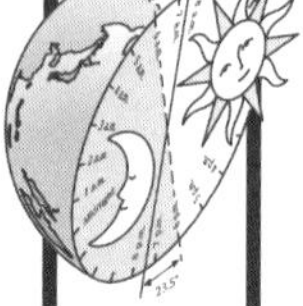

睡眠を研究しようと思ったときに、どうやって睡眠を観察したり測定したりするのがよいでしょうか。いろいろな方法が考えられると思います。まずは、自分の睡眠を記録するということになれば、眠り始めた時刻と目覚めた時刻を記録して、何時間くらい眠ったかを見ることが第一に思い浮かぶでしょう。しかし、これとてなかなか正確には記録できません。目覚めの時刻はまだよいと思います。目覚めたら、時計を見て何時何分と記録することができます。しかし、眠り始めた時刻はどうでしょうか。床に入った時刻は記録できるでしょう。

それは覚醒しているからです。しかし、それから眠った時刻は眠ったわけですから記録することはできません。「あ、眠った！」と思ってすぐ記録できたらそれはまだ起きているわけです。

では、それをどのように客観的に記録するのか。このようなことから、睡眠研究の歴史は、測定方法の歴史だったと言っても過言ではないでしょう。「ねむり」という日常的なものをどのように自然な形で測定するのかが、睡眠研究の歴史の中で大きな難題だったわけです。結論から言うと、脳波の発見がより根本的な睡眠研究の始まりだったのですが、それまでの間も、この日常的な「ねむり」についての研究はさまざまな工夫の中で行われてきました。そのいくつかをご紹介します。

①睡眠を研究するために睡眠を妨害しなければならない矛盾

一晩の睡眠の質が時間経過の中でどのように変化しているのかを客観的に明らかにしたい、というのは睡眠研究者の最初の興味であろうと思います。その方法として、エルンスト・カールシュッターはハンマーで厚い石板を叩くときの音の大きさをコントロールできる騒音発生装置を作り、睡眠の深さを測定しました。音は30分から60分おき（ときに15分おき）に鳴らして、小さい音からだんだん大きい音にしていく方法をとりました。被検者が、覚醒の

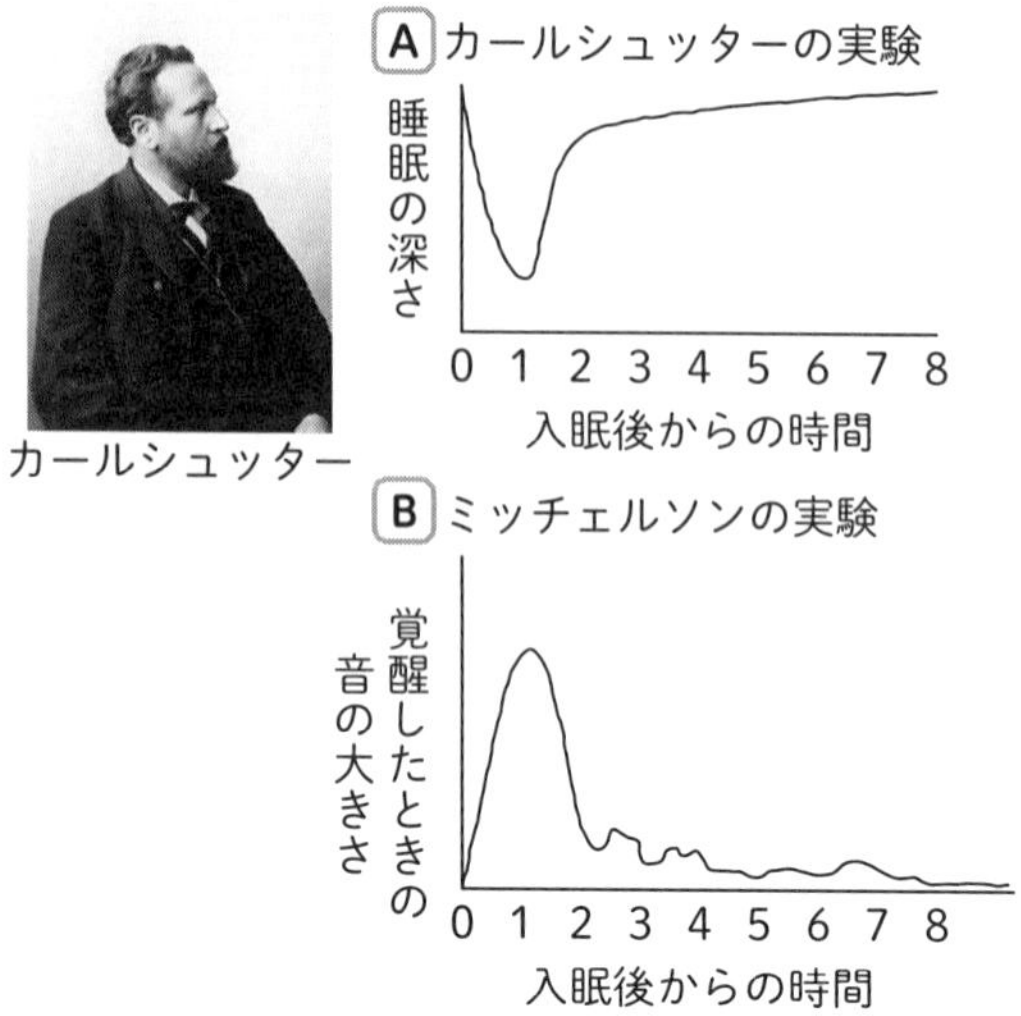

図2-1　睡眠経過の観察実験

眠っている人のそばで音を発生させて、覚醒したときの音が大きいほど眠りが深い、とした。

▶A）文献1を参考に作成、B）文献2を参考に作成。

徴候を示すと、そのときの大きさを示すハンマーと石板の距離を記録し、客観的な刺激の大きさとしました[1]。覚醒するときの刺激が大きくなるほど、深い眠りだったということになるわけです（**図2-1-A**）。

一方でミッチェルソンは、同様に重いボールをある高さから落下させて発生する音で、睡眠の深さを測定しました（**図2-1-B**）[2]。

これら2つの研究の図からわかることは、どちらの研究も睡眠への強い興味から、眠りの深さをなんとか解明しようとし、結果として現代の科学で知られていることの少なくとも一部を明らかにしたということです。すなわち、眠り始めには睡眠は深く、刺激による覚醒が起こりにくいということと、ミッチェルソンの図からは、いくぶんの周期（睡眠周期かもしれない）も読み取れます。しかし、本格的な睡眠の科学的研究は脳波の発見を待たなければなりませんでした。

②脳波の発見

20世紀に入って、睡眠研究にとっての大きな発見がありました。**脳波**の発見です。眠りは正常な脳の働きの中に組み込まれているものですから、脳の働きについて調べる方法がないと、睡眠について調べることができません。脳の働きを体の外側から調べる方法は、現在ではいろいろな方法が発達しています。しかし、最初にこれが可能になったのは、脳波の発見によるものです。脳の活動が脳波として記録できることは、オーストリアの精神科医ハンス・ベルガーによって１９２０年代に発見されました（**図2-2**）。

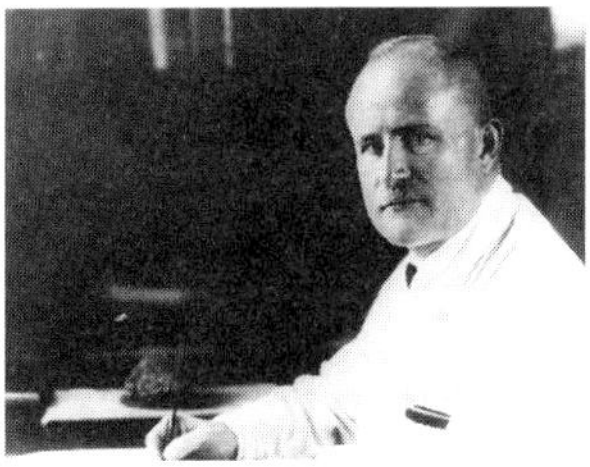

図2-2　ハンス・ベルガー

私たちの脳には、たくさんの神経細胞（ニューロン）がありま す。それぞれの神経細胞は、電荷を帯びたイオンの細胞内外への出入りによって電気的な活動をしています。脳波は、そのようなたくさんの神経の電気活動を頭皮の上からまとめて測定する方法

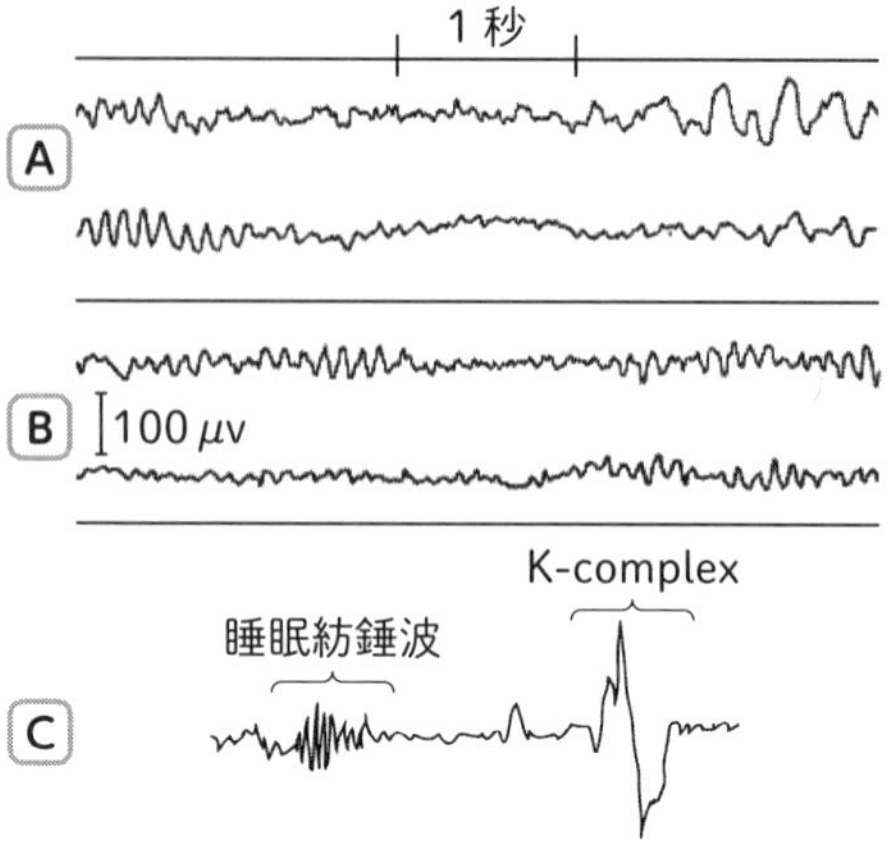

図2-3　ルーミスの脳波の図

A）安静閉眼覚醒時に認められるアルファ律動が入眠期に消失していく様子。

B）ほんの一瞬意識が遠のくような眠気の状態。

C）ルーミスは安定したノンレム睡眠で認められる睡眠紡錘波やK-complexという波形についても記載しました。

▶文献３より引用。

です。したがって、１つ１つの神経の活動を測っているわけではありません。しかし、このような脳の神経活動をまとめて測定する脳波の発見により、睡眠中にはこの脳波が大きく変化することがわかってきました。

このような睡眠中の脳波の変化を分類したのがアルフレッド・ルーミスです。彼らの研究により、睡眠中の脳波の変化がとても変化に富んだものであることがわかりました（**図2-3**）。ルーミスの分類からさらにレム睡眠の発見（後述）を経て、標準的な睡眠脳波の分類が行われるようになったのです。彼らの論文の図では、安静閉眼覚醒時に認められるアルファ律動が入眠期に消失していく様子（**図2-3-A**）や、ほんの一瞬意識が遠のくような眠気の状態（**図2-3-B**）が記載されています。

このように、脳波が発見されてからは、睡眠の研究は被検者を直接刺激せずに睡眠中の脳の活動を記録できるようになり、客観的に正確に何時に眠り、何時に起きたのかということがわかるようになりました。さらには、睡眠紡錘波やK-complex（**図2-3-C**）など睡眠中の特徴ある脳波の波形についても明らかになり、次第に脳波から睡眠の質を分類できるようになってきました。

③レム睡眠の発見

睡眠中に脳波が著しい変化をすることが発見されてから、脳波だけでなく睡眠中に変化する指標についての研究も進みました。その中で、シカゴ大学のナサニエル・クライトマン教授は大学院生のユージン・アゼリンスキーに、入眠期に認められるゆっくりした目の動き（眼球運動）が睡眠中にどのように変化するのかを観察するように指導しました。アゼリンスキーは自分の子どもであるアーモンド君を被検者にして、電極を装着し、睡眠中の脳波と眼球運動の観察を始めました。アーモンド君は眠り、お父さんは眠らず頑張っていました（**図2-4-A**）。

しばらくすると、脳波計に記録されている眼球運動の電極が動き始めました。覚醒している時にキョロキョロと周りを見渡すような動きです。アゼリンスキーは、子どもが覚醒した

A

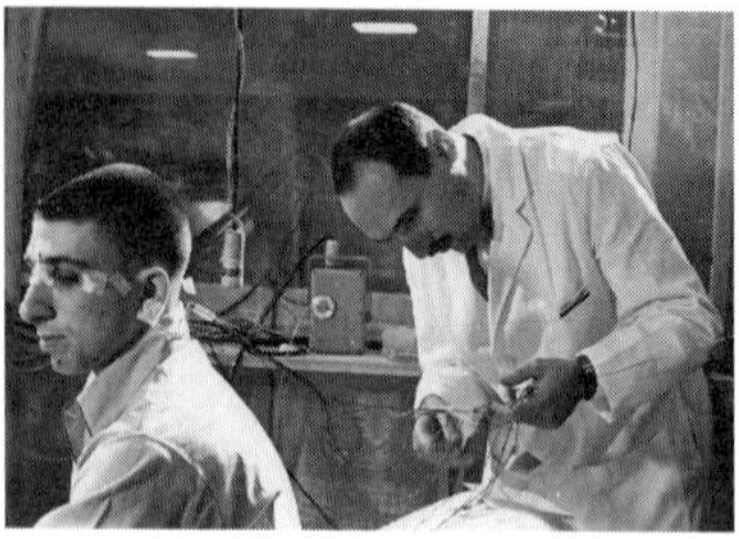

B

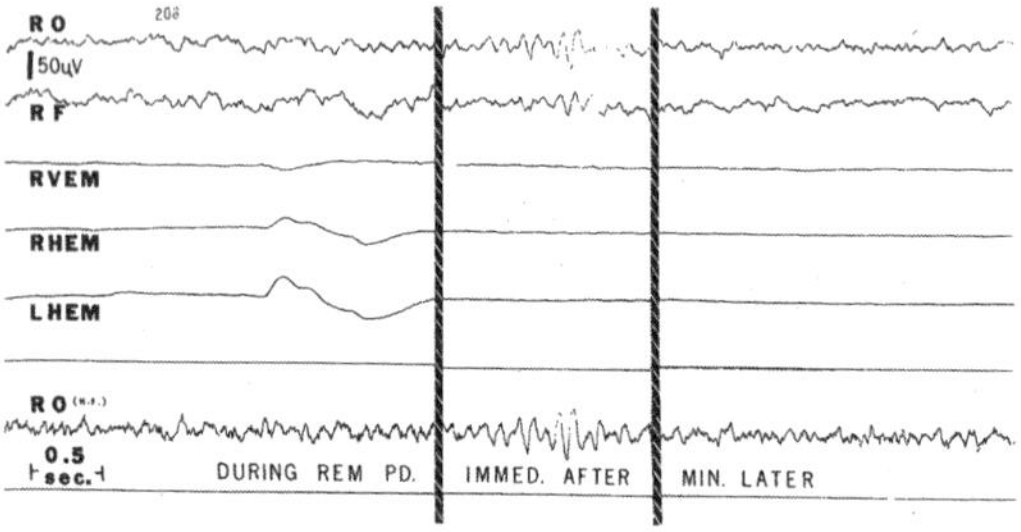

図2-4　レム睡眠の発見

A）息子に電極をつけているアゼリンスキー。レム睡眠の発見当時アーモンド君は8歳だったそうですが、この写真はもっと成長しているように見えます。

B）最初のレム睡眠記録。

▶A）画像はアゼリンスキー氏のご家族の提供。スミソニアン博物館のホームページより（https://www.smithsonianmag.com/science-nature/the-stubborn-scientist-who-unraveled-a-mystery-of-the-night-91514538/）
B）文献4より引用。

と思い記録室に入りました。しかし、アーモンド君はグッスリと眠っているのです。おかしいと思って脳波計をもう一度確認しましたが、やはり目がキョロキョロ動いている様子が記録されています（**図2-4-B**）。

眠っている間に目がキョロキョロ動く。これが**レム睡眠**の発見です。１９５１年12月の夜の出来事でした。ヒトのレム睡眠研究には初期の頃から、同じシカゴ大学に所属していたウィリアム・デメントも多くの貢献をしています。

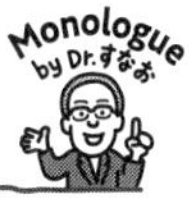

このエピソードを書きながら、自分も息子を被検者として睡眠記録をしたことを思い出しました。子どもが小学生低学年の頃、友人である小児科医の睡眠研究に協力するため東京医科歯科大学（現：東京科学大学）病院小児科に連れていき、小児の睡眠脳波研究の被検者としての睡眠記録に協力したわけです。その日は、昼間は息子と国立博物館に行き、夜は御茶ノ水のお寿司屋で協力のご褒美としてお寿司をごちそうし、一緒に病院の当直医用の風呂に入ってから睡眠記録のため病棟に行きました。懐かしい思い出です。

④睡眠段階の国際分類

　このように、睡眠中の脳波の変化についての研究が進み、さらにレム睡眠が発見され、脳波からヒトの睡眠の質が分類できるようになってきました。このような中で、１９５０年代以降ヒトを対象としたさまざまな睡眠研究が行われましたが、各研究施設でそれぞれ独自に睡眠についての分類を行っていたため、研究データの施設間での相互比較がしにくい状況が出てきました。この問題を補うため、睡眠段階の標準化が必要になってきました。

　そのため、各国の研究者が集まって標準的な睡眠段階の分け方を検討し、１９６４年にアメリカのアラン・レヒトシャッフェンとアンソニー・ケールスという2人の研究者が中心となって「A manual of standardized terminology, techniques and scoring system for sleep stages of human subjects」という本を発刊しました。これについては第5章の睡眠の構造についての章でくわしく説明しますが、この分類がその後長く使われることになります。

⑤睡眠脳波のコンピュータ分析

　一方で、睡眠脳波を用いた研究は別の方向にも進みました。これは、コンピュータ技術の発展とともにあったとも言えます。睡眠脳波のほか、眼球運動、筋電図、心電図などを含んだ睡眠記録である、終夜睡眠ポリグラフ記録（ＰＳＧ：第13章参照）は長さも8時間近くに及び、一人の1回の記録が膨大な分量になります。

このようなことから、１９８０年代頃からＰＳＧのデジタル化やデジタル化された信号のコンピュータを用いた解析が行われるようになりました。この頃はちょうど私が医者になり睡眠研究を始めた頃で、私はこの分野の研究をずいぶん行いました。ちょうど、ＮＥＣ ＰＣ-８００１という日本製のパソコンが発売された頃です。さらに進歩したＰＣ-９８０１を用いて、睡眠脳波の分析をしたのが私の初期の研究です。

■睡眠段階判定の自動化

このようなコンピュータを用いた研究は2つの方向性をもっていました。1つは、従来紙記録を用いて視察的に判定していた睡眠段階判定を、コンピュータを用いて自動化する研究です。視察判定は、アルファ律動、睡眠紡錘波、睡眠徐波、眼球運動、筋電図レベルの低下などさまざまな要素があり、それらを総合的に捉えながら睡眠段階を決定していきます。これには非常に時間がかかり、また判定者間でもまた同じ判定者でも一貫性を欠く傾向があります。これをコンピュータのアルゴリズムで行えば常に同じ結果が出るわけです。しかし、私もこれに関わった経験がありますが、実際にはそう簡単な作業ではありません。アルゴリズムの基準はすべての記録にうまく当てはまるわけではなく、またデータにはさまざまなノイズが入っており、なかなか完璧なものを作るのは難しかった経験があります。しかし、現在では多くのポリグラフソフトウェアにこの自動解析ソフトが入っており、いったん自動判定をしたものを、再度視察的に見直すという形で自動判定の短所を補完し、判定のスピードを上げるという、視察判定を補助する機能として多く使われるようになっています。今後はＡＩなども導入されてさらに精度が上がることでしょう。

■睡眠の連続的な変化を捉える

もう1つの方向は、視察判定よりもさらにくわしく睡眠記録を分析しようという視点です。睡眠段階の判定基準では、例えば睡眠段階2の定義は、アルファ律動がなくなり、安定した睡眠状態の中で睡眠紡錘波やK-complexが出現し、なおかつ睡眠徐波の占める割合が全体の20％以下になることです（くわしくは第5章を参照）。その条件を満たすところはすべて睡眠段階2になるわけですが、その中でも睡眠紡錘波の量は変化し、多い部分もあれば少ない部分もあります。また睡眠徐波が全く出ていない部分もあれば、20％に近い量が出現している部分もあります。そのような変化は連続的で自然な睡眠の流れを反映しているわけですが、睡眠段階に分類したことにより、これらの変化はすべて失われ段階的に睡眠が変化するような睡眠図ができあがります。したがって、これらの生理学的指標を連続的にコンピュータを用いて定量化し詳細に見ていこうというのがもう1つの流れになります。これによって、

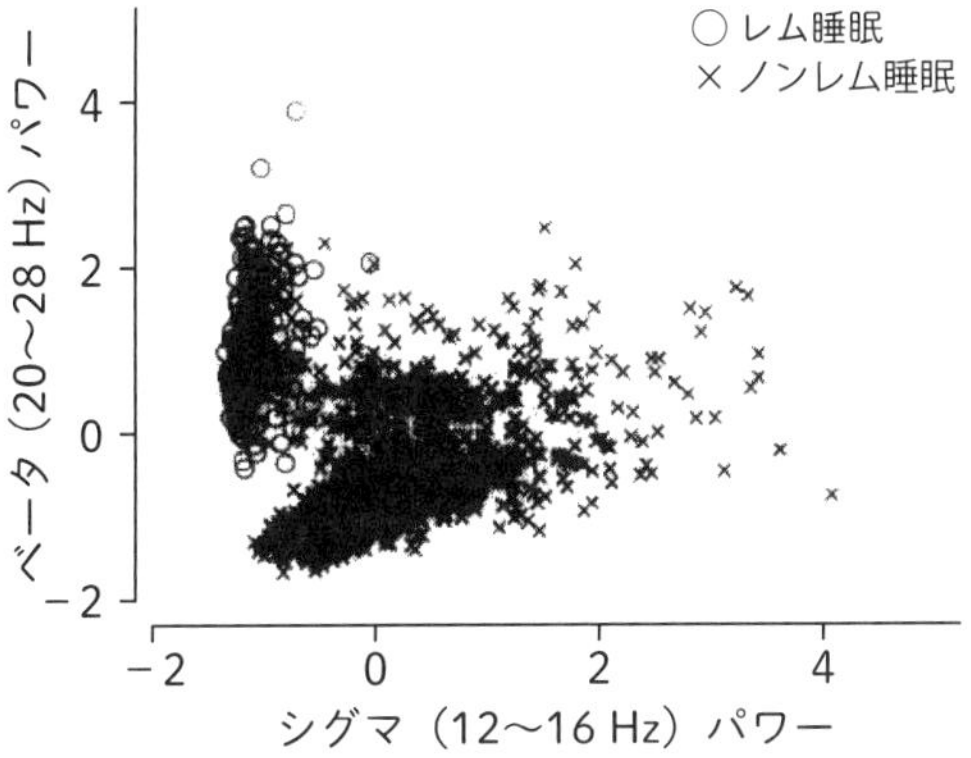

図2-5　脳波の２つの帯域からノンレム睡眠とレム睡眠が分離できることを示した研究結果

▶ 詳細は文献5を参照。

後で述べる睡眠徐波の分量や、睡眠紡錘波の変化などを詳細に記述することができます。国際分類発刊の25年以上も前である１９４２年にジョン・R・ノットらは手計算で紙記録の脳波のフーリエ解析を行っています。いみじくも彼らは「どのようなデータであれ、カテゴリー化してしまうと、データの次元性（dimentionality）が損なわれ、不完全なものになってしまう。脳波の場合には、その周期と振幅の連続した変化が見えなくなってしまう。」と記しています。

実際、私はこのような方法を用いて、ノンレム睡眠とレム睡眠が連続的に変化するのではなく、スイッチを切り替えるようにデジタルな変化をするということを生理学的なデータから示しました（**図2-5**）[5]。

このような方向性をもった脳波研究もコンピュータのデジタル技術の発達とともに１９９０年代には盛んに行われました。

⑥皮質脳波研究

脳波研究の最後に、多くの施設で行われたわけではありませんが、私が過去に行った皮質脳波研究についてもご紹介します。当時、東京都立神経病院の脳神経外科では、清水弘之、前原健寿、川合謙介らのグループがてんかんの外科手術を盛んに行っていました。てんかんの外科手術とは難治性のてんかんなどで、異常な脳の電気活動により痙攣などのてんかん発作が起こる、てんかんの焦点の部分を切除する手術です。脳を切除するので慎重にその部位を同定しなければなりません。そのために、事前に皮質脳波記録を行います。皮質脳波記録とは、開頭して脳の表面に電極を置き、頭皮上でなく、脳の表面から脳波を記録する方法です。普段記録できない側頭葉内側部からの脳波記録が得られる貴重な機会です。いったん電極を置くと、患者さんは病棟に戻って、通常の食事をとり、睡眠をとります。この2週間程度の間は、電極の接続部分が頭から出ている以外は、普通の生活をするわけです。私たちは、脳神経外科のグループとともに、側頭葉内側部の健常側の電極から、病棟で生活している患者さんの自然睡眠脳波を記録させていただき、これをコンピュータを用いて解析しました。

その頃の研究の1つとしては、ヒトの意思決定などの高次機能を担う眼窩前頭皮質に電極を留置し、睡眠覚醒を通じて記録を行い、これを解析したものがあります[6]。結果として、覚醒とレム睡眠で眼窩前頭皮質に脳波のベータ波が多く出現し、さらにはレム睡眠期の眼球運動が出現する時期には特に周波数の高いガンマ帯域の脳波が出現していることがわかりました。脳波活動とレム睡眠中の夢体験との関連などを明らかにすることはできませんでしたが、このような活動が関連している可能性が示唆されました。

2 ヒトの睡眠現象の液性機構の研究

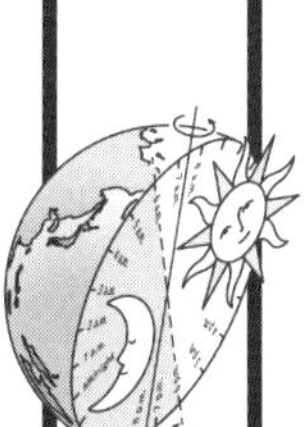

液性機構というのは、聞き慣れない言葉かと思います。実験室は大きくドライラボとウェットラボに分ける考え方があります。ドライラボというのは、水を使わない、つまり採血をしたり試験管などを使わず、電気や磁気、超音波などを用いる測定器具を使用してさまざまな生態現象を測定する実験室のことです。一方でウェットラボとは、生体から採取した血液や髄液などを検体とし、これを分析したりさまざまな試薬を用いてその変化を見る実験室のことです。今はさまざまな研究方法が普及していますので、明確にこの２つを分けられないかもしれませんが、考え方はおわかりいただけるのではないでしょうか。

液性機構の研究というのは、この中でウェットラボで行うような研究を示しています。私は、ずっとドライラボでの研究をしてきたので、このような研究は端から見ていたにすぎませんが、この分野も睡眠現象の理解にはとても大きな役割をもっていることは間違いありません。

①睡眠物質の発見

睡眠物質の研究も液性研究の１つです。睡眠物質とは、その物質によって自然な睡眠が誘導される、体の中で産生される物質です。睡眠物質は日本人の研究者とフランス人の研究者がほぼ同時にその存在を発見しています。一人は日本人の石森國臣博士です。愛知県立医学専門学校（現在：名古屋大学医学部）の石森博士は、長時間断眠した犬の脳脊髄液を抜き取り、別の犬に注入したところ、注入された別の犬が眠るということを発見しました。ほぼ同じ研究は、同時期にフランスのアンリ・ピエロン博士によってもなされています。この段階では、まだどのような物質が眠りに関与したのかはわかっていませんでした。

②ウリジンと酸化型グルタチオン

日本において睡眠物質の研究に大きな貢献をした一人は、東京医科歯科大学名誉教授の

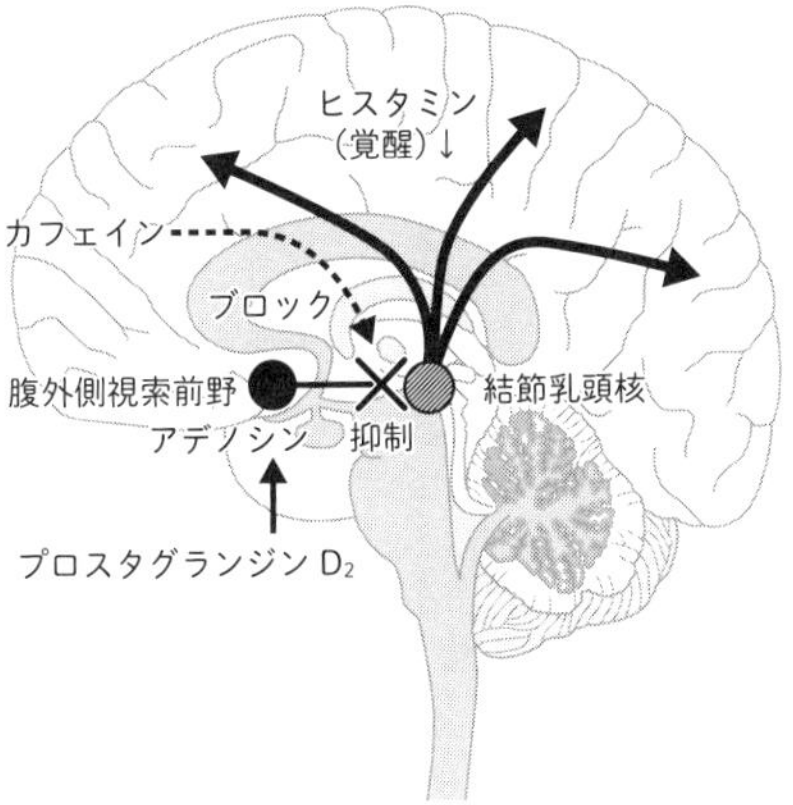

図2-6　睡眠物質（プロスタグランジンD_2とアデノシン）

井上昌次郎博士です。実は、私の博士論文審査者の一人です。井上は、**ウリジン**と**酸化型グルタチオン**という2つの物質が睡眠物質としての働きがあることを発見しました。ウリジンは、抑制性の神経伝達物質であるＧＡＢＡの働きを促進します。一方で、酸化型グルタチオンは興奮性の神経伝達物質であるグルタメートの働きを抑えます。このようなことから、脳の働きは抑制、つまり神経の興奮が抑えられて眠くなってくるというしくみです。

③プロスタグランジンとアデノシン

また、**プロスタグランジンD_2**が睡眠ホルモンであり、**アデノシン**などの働きを調節し睡眠発現に関わることも明らかになってきました。大阪バイオサイエンス研究所の早石修らの研究により、プロスタグランジンD_2が腹外側視索前野（ＶＬＰＯ）に働き、アデノシンを分泌し、アデノシンは、結節乳頭核から分泌される覚醒系の神経伝達物質であるヒスタミンの活動を抑制することで、睡眠が誘発されることが明らかになってきました（**図2-6**）[7]。なお、コーヒーに含まれるカフェインはアデノシンの受容体であるアデノシンＡ２Ａ受容体の働きをブロックし、そのために眠気が抑えられると考えられています。

④睡眠物質研究のその後

睡眠物質は、研究の始まりとしては、石森博士の研究のように、何らかの物質が睡眠を誘発するので、その物質が何かを突き止めるところから始まっています。しかし現在では、さまざまな物質が睡眠と関連することがわかってきており、その物質を睡眠物質と呼ぶかどうかよりも、その物質の働きが睡眠覚醒やその他の体の働きにどのような影響を与えているのかを総合的に明らかにしていく研究にシフトしていると言ってもよいと思います。

3 睡眠現象と脳の部位に関する研究

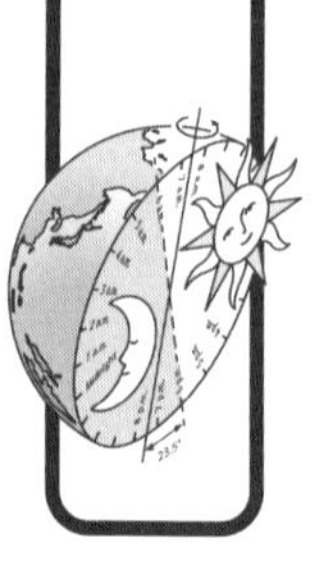

脳波を用いたヒトの睡眠研究や物質研究と同時並行で、睡眠に関わる脳の部位の研究も行われてきました。

①エコノモ脳炎

こういった研究の先人とされるのが、フォン・エコノモの研究です。彼は１９１５年から約10年にわたって全世界で流行した脳炎について詳細な観察を行いました。この脳炎は、嗜眠性脳炎とも呼ばれ、覚醒を維持できずに眠り込んでしまう症状を呈するのが特徴です。しかし、患者によっては不眠状態を呈するものもいました。

そこでエコノモは嗜眠状態になり亡くなった患者の脳を調べて、脳炎によって侵された部位と生前の症状の関係について分析しました。その結果、①覚醒に関連したシステムは脳幹部にあり、覚醒を維持する信号を前脳に送っている、②睡眠に関わるセンターは大脳基底核あるいは視床下部前部にある、③ナルコレプシーと類似した症状に関わる部位は視床下部後部にある、という3つのことを示しました[8][9]。

この研究が、現在に至る睡眠研究の重要な礎となる正確な研究であったのは驚きです。エコノモの研究は、患者の症状と関連した病巣を詳細に観察し、その関連から病態を明らかにする取り組みがヒトの体のしくみについての理解を深め、そして疾患の治療法の発展を促進

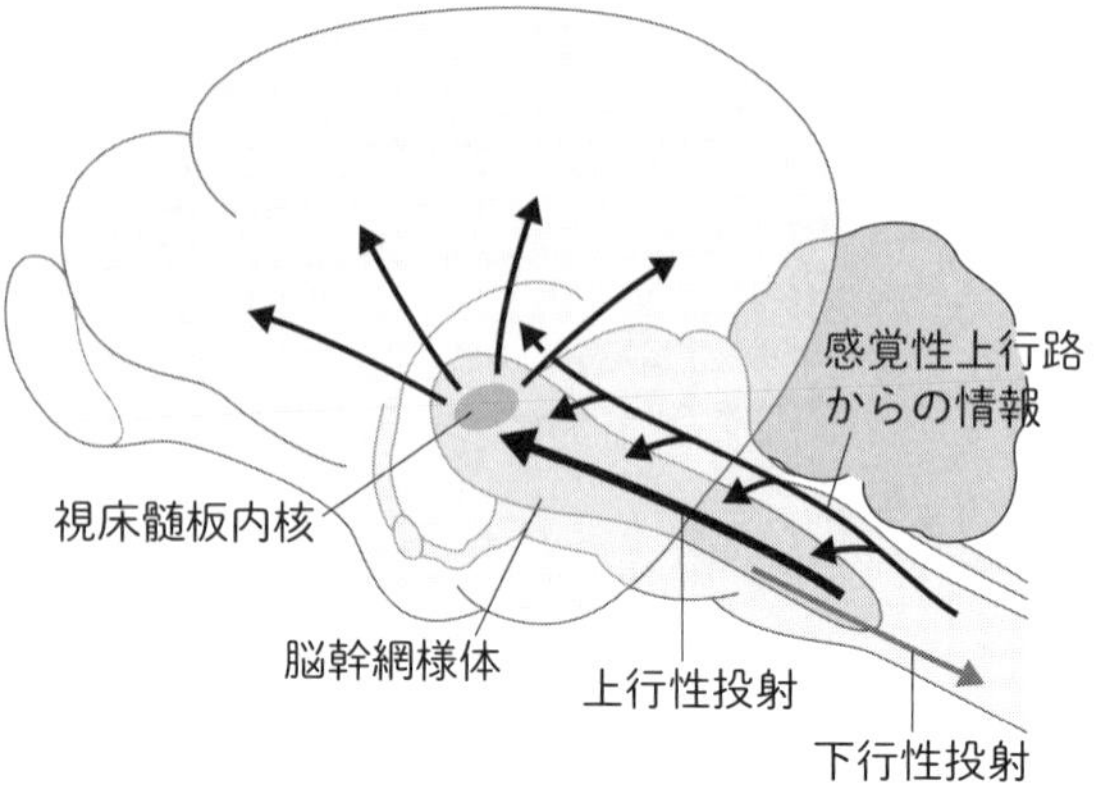

図2-7　上行性網様体賦活系

することを示すよい例になっていると思います。また
エコノモが、睡眠覚醒の異常という症状に注目して研
究を進めたことも驚嘆に値すると思います。

事実、上記の３つのポイントは上行性網様体賦活系の研究を経て脳幹部の覚醒系神経細胞、腹外側視索前野（ＶＬＰＯ）の覚醒系、そして視床下部外側野のオレキシン産生細胞などの研究につながっていったのです[8]。

②上行性網様体賦活系

上行性網様体賦活系（**図2-7**）は、ジュゼッペ・モルッツィとホレイス・マグーンという二人の研究者によって確立された概念です。この頃の実験は、切断あるいは破壊実験といって、脳のある部位に損傷を与えてそれによって生じる変化（不都合な変化）を観察することによって、その部位の役割を明らかにする方

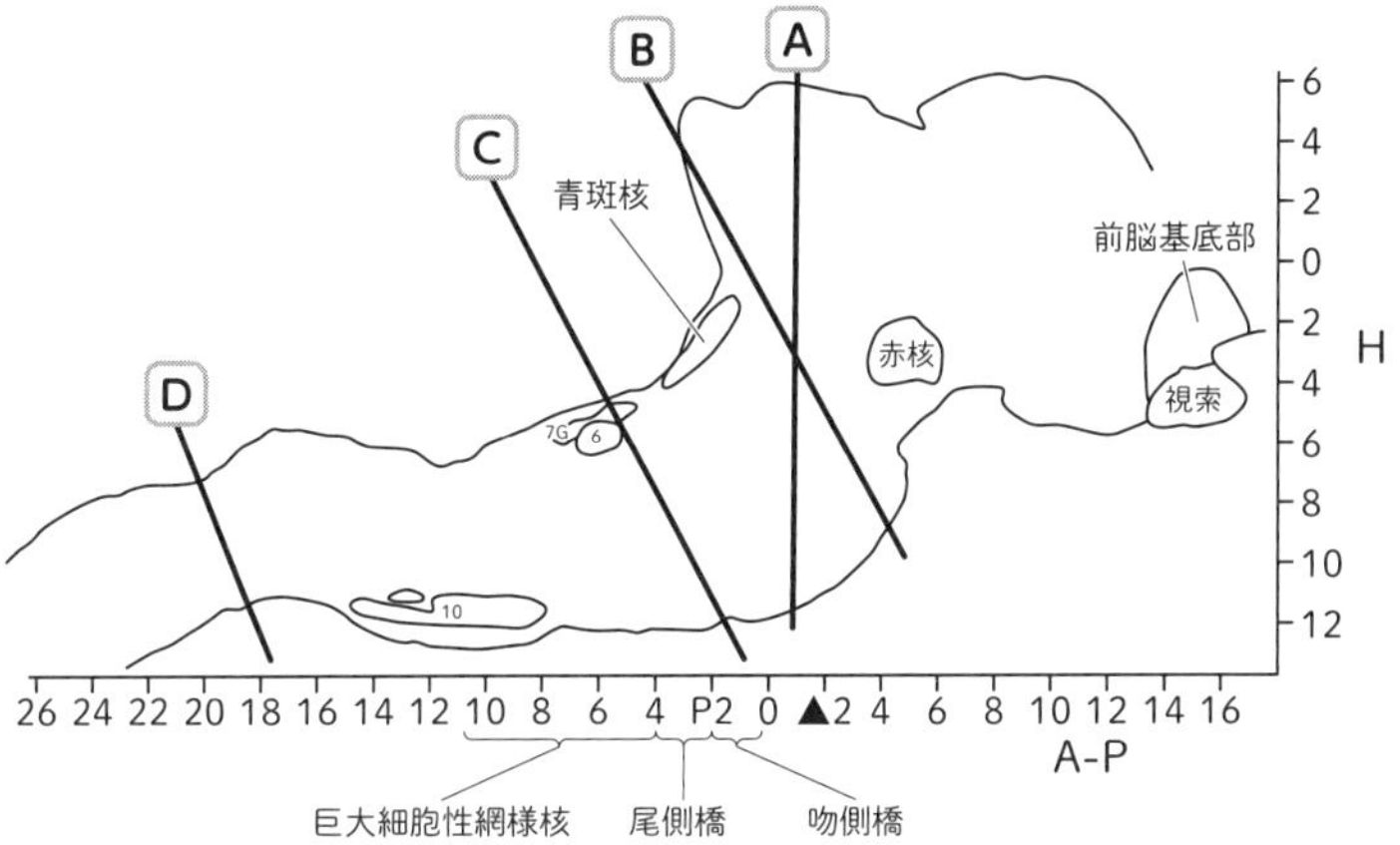

図2-8　脳の切断実験

ネコ脳幹部の矢状断面図（線は切断部位）
▶文献10より引用。

法が用いられていました。このような方法によって、脳幹部にある網様体と呼ばれる部位が、覚醒の維持に重要な役割を果たしているという仮説を提出しました。

当初はこの部位の細胞が覚醒の維持に関連していると考えられていましたが、その後の研究でこの部位は覚醒の維持に関わる細胞が存在するのではなく、他の覚醒に関わる部位の細胞からの神経線維が通過していることが明らかになりました。

③レム睡眠発現に関わる切断実験

脳幹部のメカニズムは、レム睡眠発現のメカニズムの研究とも関連して進みました。１つは、切断実験により脳のさまざまな部位の機能が明らかになりました。切断実験とは、

図2-8に示されているようなさまざまな部位を切断し、それによってどのような機能が失われるのか、あるいは残るのかを観察し、切断した間の部位にある脳の機能を推測する方法です。

図のAの部分での切断は、動物に除脳硬直を起こしますが、フィリップ・バードは周期的にこの硬直が緩和することを見つけ、これは後にレム睡眠時の筋弛緩に相当すると考えられました。また、この研究を受けてミッシェル・ジュヴェは、睡眠に関わる指標がAまたはBで切断した場合どのように変化するのかを観察し、切断部分より胴体側（尾側）にレム睡眠の特徴が現れることを報告しました。このことより、切断部分よりも尾側にレム睡眠の発現機構があることが強く示唆されました[10]。

④単一神経細胞記録

単一神経細胞記録は、とても細い電極を脳の部位に突き刺して、その部分の1つの神経細胞の活動を記録するものです。動物の脳を露出して細い電極を挿入する必要がありますが、電極を留置するための手術のときに麻酔をかけるだけで、手術が終わり麻酔が解ければ、自然な状況で飼育される状態になります。あとは頭から電極の接続部位が露出しているだけで、基本的には自由に行動できる状態になっています。このように、睡眠覚醒を通じてある部位の神経細胞がどのように活動したり休止したりするのかを観察できるのが、単一神経細胞記録の利点です。

この方法を用いた睡眠研究では、リオン（フランス）のグループの研究がよく知られています。ここには日本人の酒井一弥先生がいて、２０２０年にこの分野の総説を出版しておられます[11]。この総説の中でレム睡眠は逆説睡眠（pardoxical sleep：ＰＳ）と表現されています。逆説睡眠とは、動物実験のグループがよく使用する用語ですが、眠っているのに脳が活動しているという逆説的な睡眠だというのがその意味です。

観察された現象をまとめると、結節乳頭体のヒスタミン神経細胞と考えられる細胞からの記録では、Ｗ（覚醒）で多く発火。縫線核のセロトニン神経細胞からの記録では、レム睡眠期（ＰＳ）では全く発火が見られず、徐波睡眠期（ＳＷＳ）で発火が見られる、青斑核のノルアドレナリン神経細胞からの記録では、覚醒時に発火が見られ、徐波睡眠期、レム睡眠期では発火が認められない、などです。

このような記録を多数の細胞で行い、それぞれの部位の機能を定めていきます。そして、それらのデータを集積して、後述するような、脳の各部位の役割を明らかにしていく研究方法です[12]。

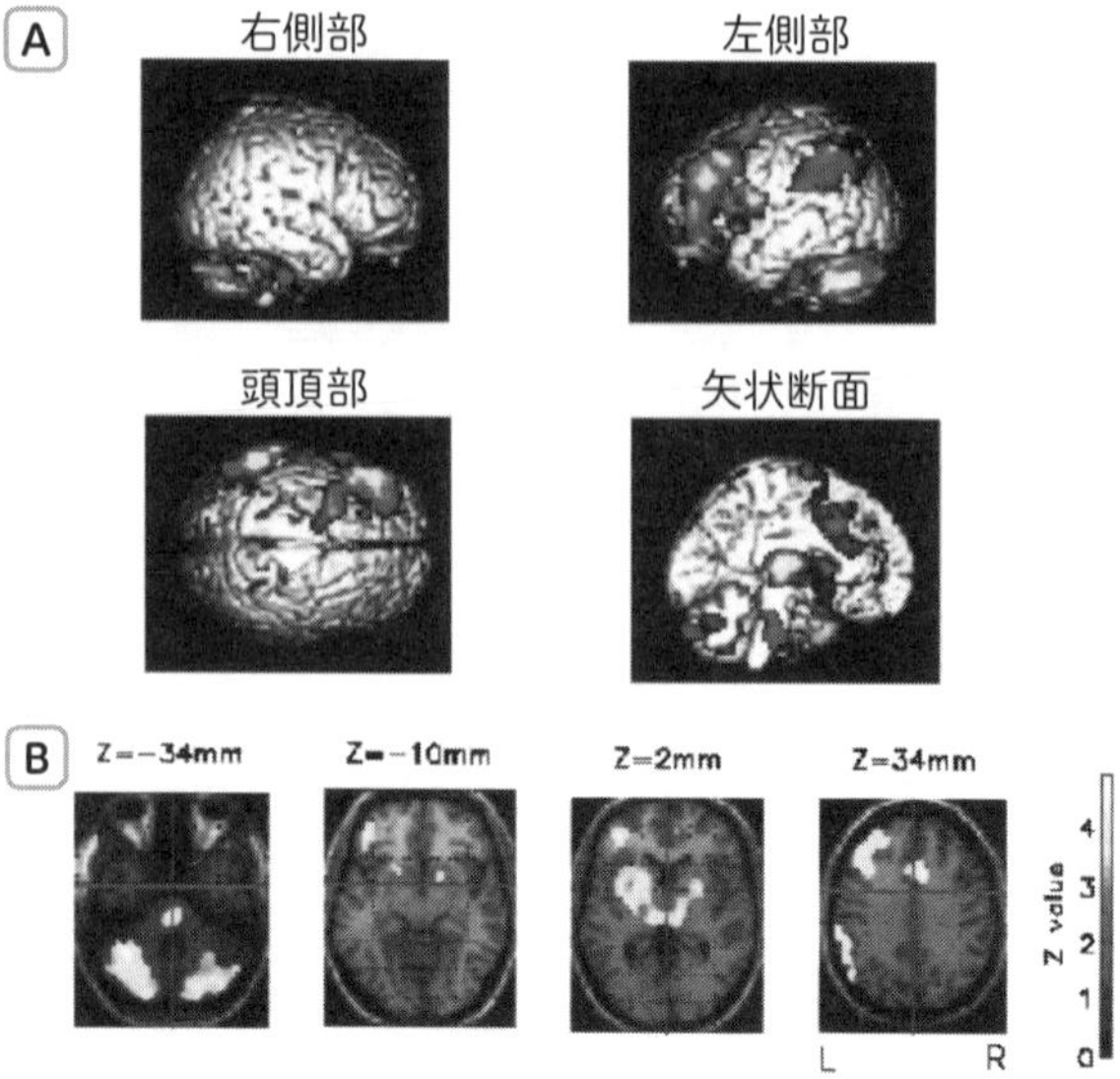

図2-9　PET研究の例

図は、われわれの研究論文から引用したもの。この論文の結果は、ノンレム睡眠が深まるにつれて、脳の部位の活動の低下は全体的に起こるのではなく、さまざまな部位が個別に低下していくということを示している。

▶文献14より引用。

⑤PET研究

ＰＥＴは、positron emission tomography の略で、放射性同位元素でラベルした物質を微量静注し、その分布を見ることによって、ある状態の脳の活動状態を推定する研究です。この方法の優れた点は、ヒトの睡眠をほぼ侵襲なしに測定できる点です。

ＰＥＴを用いた睡眠研究は、ベルギーの研究者ピエール・マケが第一人者であると言ってよいのではないでしょうか。１９９０年代に入って、彼らのグループがＰＥＴを用いて行った研究は新しいヒトの睡眠研究の方法論として衝撃的でした。

彼らの総説を文献[13]に紹介しますが、睡眠紡錘波や睡眠徐波などの脳波活動を分析した値と脳の活動との間に相関のある部分を脳の画像上にプロットしてヒトの脳の部位と睡眠の関係が目に見えるようになったという大きな前進があったと思います（**図2-9**）。なお、私たちも睡眠のPET研究を行いました。図は私たちの研究論文から引用したものです。くわしくは章末のコラムをご覧ください。

4 現在の研究

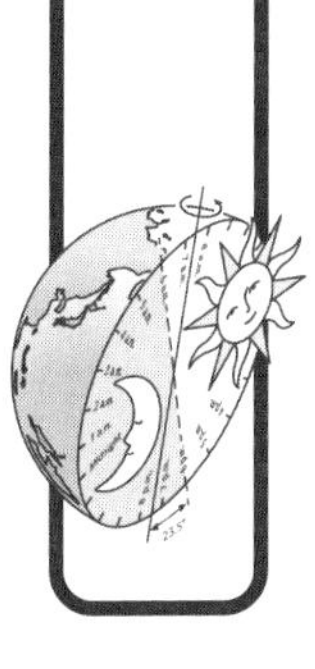

睡眠研究の歴史を書き連ねてきましたが、やはり睡眠研究の歴史を１つの章で説明するのは、無理があります。さらに思うことは、どこまでが歴史なのかということです。ご紹介した研究は、大きな意味での歴史的な流れはありますが、部分的には以前の研究が現在の研究につながるということもあり、この時点から先が現在の研究だとも言えません。実際、私は１９８０年代の後半に研究を始めたのですが、私にとってはその頃の研究自体が現在の研究でもあり、一方で自分の研究をここで紹介したりしているところをみると、どうも自分も過

去の研究者になったような気もします。

この本は必ずしも睡眠の基礎研究を詳細に説明するものではないので、網羅的に説明できていませんが、まずはここまでの説明を歴史として、21世紀に入ってからの研究を、現在の睡眠研究として次章にまとめたいと思います。

コラム

睡眠のPET研究　苦労話

図2-9の論文[14]は梶村尚史先生が第一著者として書きましたが、このような研究はチームでなければ行うことはできず、私も実験を行った国立精神・神経医療研究センターに何日も通いました。実験は夜間ですので、その間家庭を守ってくれた妻には今さらながら感謝の気持ちを伝えないといけないと思います。このPET研究は先に書いたように、ほぼ侵襲がないという点ではよいのですが、正確な脳活動の変化の位置を同定するために、被検者の頭の位置を固定しなければなりません。ちょうどMRIを撮るときに頭を固定するのと同じ感じです。さらに、この研究ではポリグラフ記録のための電極を装着します。また、頭の位置を固定するために万が一寝返りを打ってベッドから体だけ落ちるようなことがあれば、首がねじれ宙吊りになってしまう可能性もあるため、体もベッドに拘束します。さらには、PETを撮るためには、静脈から放射性同位元素を微量含んだ試薬を注入するため、静脈に針を留置します。また、動脈にも採血用の針を留置します。要するに、頭も体もがんじがらめにして眠るわけです。

　これでは、眠れるわけはありません。そのため、私たちが行ったのは前日に断眠をしてもらい、睡眠圧を高め、眠くて眠くてしょうがないという状態で記録を行うということです。それでも、眠れず夜の途中で帰っていく大学生被検者もいました。非常に苦労の多い研究でしたが、多施設のチームで行う楽しさもあったと思います。

第3章 睡眠の神経メカニズム

これまでにお話したように、睡眠研究はさまざまな方法論を用いて、研究が進んできました。しかし、現在でも睡眠中の脳の働きについての全貌が明らかになったとは言えません。一つひとつの研究は、睡眠のある側面の点としての事実を明らかにしており、現在もそれらをつなぎ合わせながら睡眠の全貌を少しずつ解明するプロセスの途中にあります。言い換えると、睡眠の研究はさまざまな角度から行われており、それらを統合的に解釈して睡眠中の脳の働きを少しずつ明らかにしていくという状況が、現在でも続いています。つまり、まだ睡眠研究には面白みがあるわけです。

ここでは、神経伝達物質と神経の活動という視点と、それらの神経が存在する脳部位、ならびに神経の相互作用という視点から、現在の睡眠研究の概要について説明しようと思います。

1 神経伝達物質とその脳部位、活動期

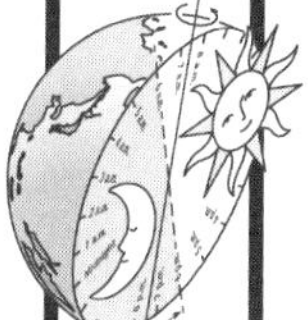

単一神経細胞記録については前章で説明しました。これは微小電極を脳内に刺入し、単一神経活動を細胞外記録によって記録するものです。その際に、覚醒、ノンレム睡眠、レム睡眠の各時期を通じてその記録を見ていけば、ある神経伝達物質を含む神経細胞が、どのような睡眠および覚醒の状態に関わっているのかを推し量ることができます。例えば、レム睡眠のときに活動する神経細胞は、レム睡眠の発現と何らかの関わり合いがあるということが想像できます。このような方法で、どのような神経伝達物質が睡眠と関わっているのかが調べられました。その後も、さまざまな方法で、睡眠覚醒の各時期と、神経の活動についての研究が行われました。このような睡眠覚醒の知見について、神経伝達物質、神経細胞の部位、活動の時期を、**表3-1**と**図3-1**にまとめました（54～55ページ）。

さまざまな神経伝達物質とその役割が書かれていますが、これらは一部にすぎません。網羅的に示すとかえってわかりにくくなり、さらに最近の知見を交えると複雑になります。また、神経伝達物質にはさまざまな役割があり、ここでは睡眠覚醒という視点だけで取り上げていることを銘記しておいてください。

基本的には、表の上のほうにある、覚醒時に活動性の高い神経伝達物質は、覚醒系の神経伝達物質であり、その要となっているのが**オレキシン**です。ですので、オレキシンを一番上に記載しました。オレキシンが制御するヒスタミン、ノルアドレナリン、セロトニンなどは、主たる覚醒の神経伝達物質と言えると思います。

グルタミン酸は、中枢神経系において主要な興奮性神経伝達物質として働き、記憶や学習などの脳高次機能に重要な役割を果たしています。こういった脳の働きは、深い眠りでは覚醒時に比べて抑制されるので、覚醒時に活動が盛んです。このような働きのほかに、覚醒やレム睡眠という大脳皮質が比較的活動している意識の状態を作るための働きもあるとされています。

ドパミンは、覚醒に関連した神経伝達物質である印象があります。それは、例えばナルコレプシーの強い眠気に効果のあるメチルフェニデートという薬物が、ドパミンの働きを促進する強い作用をもっているなどの理由からです。しかし、ドパミン神経の活動は、必ずしも覚醒の時期だけではないので、睡眠覚醒という視点から睡眠生理学者からはやや曖昧な位置づけになっているように思われます。しかし、最近新しい発見がありました。オレキシンを発見した櫻井武らのグループが、ノンレム睡眠中の扁桃体のドパミン濃度の上昇が、扁桃体の活動を促進し、これがレム睡眠を開始させるということを発表しました。まだ、ドパミンがどのように睡眠覚醒に関与しているのかは、十分に明らかとも言えませんが、このような研究の蓄積でさらに睡眠の謎が解かれていくのだと思います。

このような例を見ても、特定の神経伝達物質を睡眠覚醒の機能に割り当てることは適当でないことは明らかです。脳のどの部分でどのようなことが起こり、そこを担う神経伝達物質は何か、これを制御するものは何かなどを理解することが大切です。

抑制性の神経伝達物質の代表格はγ-アミノ酪酸（GABA）ですが、これは覚醒系の神経を抑制する形で働くため、睡眠に関連した神経伝達物質という側面があります。ただし、ＧＡＢＡは、睡眠に特化した働きをもっているわけではありませんので、睡眠だけの物質でないことは銘記しましょう。

表3-1　睡眠覚醒に関わる主な神経伝達物質

神経伝達物質	神経細胞の部位	覚醒時の活動性	ノンレム睡眠時の活動性	レム睡眠時の活動性	役割
オレキシン	外側視床下部（LHA）	高い	やや低下	消失	覚醒系の要
ヒスタミン	乳頭結節（TM）	高い	やや低下	消失	覚醒
ノルアドレナリン	青斑核（LC）	高い	やや低下	消失	覚醒・注意
セロトニン	背側縫線核（DR）	高い	低下	消失	覚醒・恒常性制御・レム睡眠抑制
アセチルコリン	外側被蓋核・脚橋被蓋核（LDT/PPT）	高い		高い	レム睡眠の発現に関与
グルタミン酸	脚傍核（PB）	高い			覚醒
	periLC α			高い	レム睡眠の発現に関与
ドパミン	腹側被蓋野（VTA）	報酬系と関連して活動			覚醒の促進報酬
GABA	腹外側視索前野（VLPO）		高い		ノンレム睡眠促進
	前脳基底部（BF）				ノンレム睡眠促進
	脳幹、側坐核など		高い		ノンレム睡眠促進
ガラニン	腹外側視索前野（VLPO）		高い		ノンレム睡眠促進
アセチルコリン	前脳基底部（BF）		高い		ノンレム睡眠→覚醒

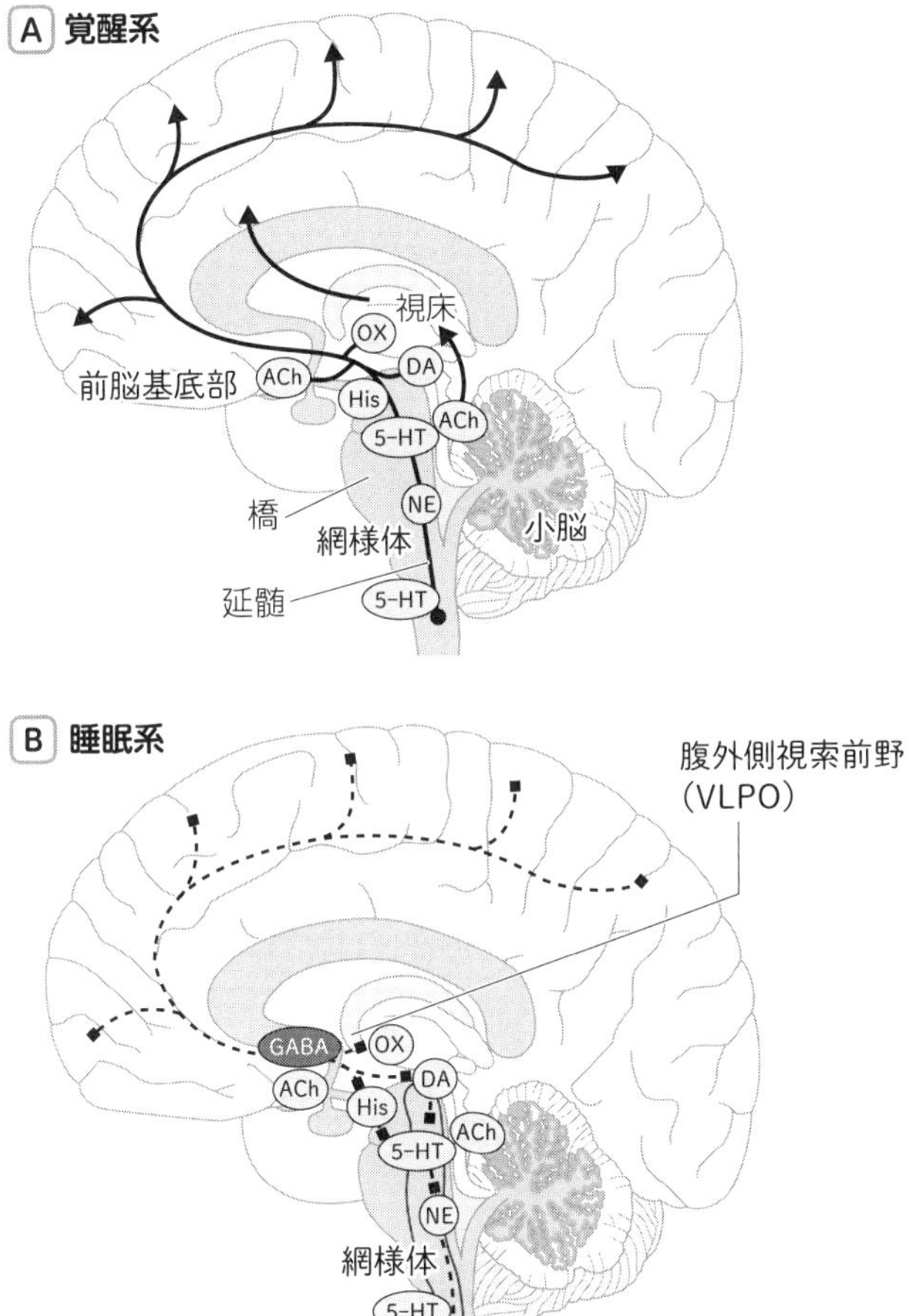

図3-1　覚醒と睡眠を制御する主な神経系

脳の矢状断面に主要な覚醒系と睡眠系を示す．覚醒時には，アセチルコリン（ACh），オレキシン（OX），ヒスタミン（His），ドパミン（DA），セロトニン（5-HT），ノルアドレナリン（NE）を含むニューロン群が脳の覚醒に寄与する（➜）．この上行性覚醒系は，睡眠時には腹外側視索前野（LVPO）ニューロンからのγ-アミノ酪酸（GABA）含有ニューロン（- ■）によって抑制される．

▶文献1より引用．

2 レム睡眠のメカニズム

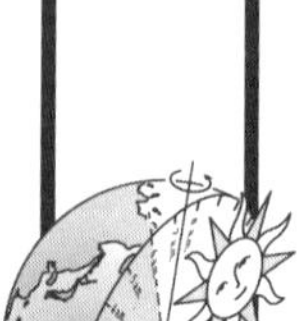

レム睡眠をノンレム睡眠よりも先に説明する理由は、レム睡眠研究がノンレム睡眠研究よりも早い時代から詳細になされていたからです。おそらく、多くの研究者は、目がキョロキョロ動く、筋緊張が低下する、夢を見ているなどさまざまな特徴のあるレム睡眠のほうにより研究の魅力を感じたのだと思われます。

前述のように、ヒトのレム睡眠を発見したのはアゼリンスキーとクライトマンですが、一方で、神経生理学的なレム睡眠のメカニズムについては、リオン（フランス）のグループが大きな貢献をしています。彼らは、ネコなどの実験動物を用いて、脳幹部の外側被蓋核・脚橋被蓋核（ＬＤＴ／ＰＰＴ）のアセチルコリン神経細胞がレム睡眠の発現に関与していることを明らかにしました。

その後の研究では、これらのレム睡眠に関連する神経細胞が、覚醒系のシステムなどからの抑制を受けていることなども明らかになってきています。また、オレキシンもレム睡眠の抑制には重要な役割を果たしていると考えられています。これは、オレキシンが欠如（あるいは著しい低下）しているナルコレプシーの患者で、通常睡眠の開始には出現しないレム睡眠から睡眠が始まる様子などが観察されることなどとも関係があると考えられています。さらに、periLC α のグルタミン酸神経細胞もレム睡眠の発現に関与していることがわかってきました。

3 ノンレム睡眠のメカニズム

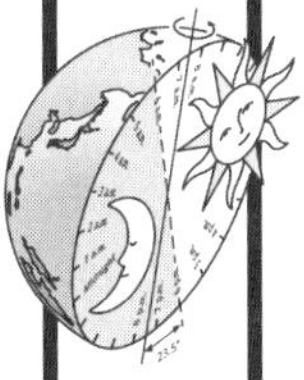

睡眠の開始時点に出現するノンレム睡眠は、疲れたから細胞の働きがだんだん静かになるというような受動的なものではなく、睡眠を導入するために積極的に働いている細胞がある、能動的なものであることが、１９９０年代から明らかになりました。この研究を行っていたグループは、後述のフリップ・フロップスイッチモデルを後に発表するクリフォード・セイバーらでした。これは、視索前野にあるＧＡＢＡやガラニンを神経伝達物質とする細胞群で、これらの細胞は、覚醒やレム睡眠に関するシステムに抑制をかけていることも明らかになりました[2]。

4 オレキシン系

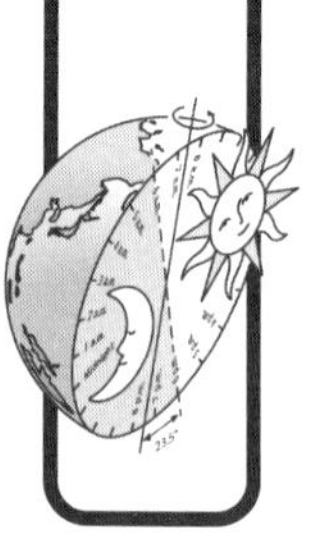

オレキシンは、１９９８年に日本人の櫻井と柳沢正史によって発見され、その後の研究で覚醒の維持に大きな役割を果たしていると考えられています。この研究は非常に重要な研究で、覚醒系全般にわたって影響を及ぼすオレキシンの発見によって、次に説明するフリップ・フロップスイッチモデルなども、より明確なモデルとなったと思います。

オレキシンについての、もう1つの功績はナルコレプシーの原因を明らかにする大きな一歩となったことです。実験的にオレキシンが欠損しているマウスを作成し、その行動を観察したところ、ナルコレプシーに類似した行動が見られたということです。ここから、ヒトのナルコレプシーにおいて髄液のオレキシン濃度が低下していることを明らかにしたのは、スタンフォード大学のグループで、これには永くアメリカで研究を継続してきた日本人の西野精治が大きな貢献をしています。

オレキシンの役割は覚醒と大きく関連していますが、これが働かないと必ずしも覚醒が全く起こらないわけではなく、覚醒の維持に関連していると考えられます。これは、ナルコレプシーの患者でも、覚醒がないわけではなく、覚醒を維持することが困難だということからもわかります。

コラム

オレキシンサブタイプと受容体

オレキシンには、オレキシンA（OX-A）とオレキシンB（OX-B）があり、これらがオレキシン1受容体（OX1R）と、オレキシン2受容体（OX2R）に作用します。OX-Aは、両方の受容体への親和性があり、OX-BはOX2Rへの特異的親和性があると知られています[3]。OX1RとOX2Rは分布が異なっています。

OX1Rは、海馬、視床室傍核、視床下部腹内側核、縫線核、青斑核などに、OX2Rは、乳頭視床下核、大脳皮質、および大脳基底核を含むより広範な脳部位に分布しています[4]。このような分布から、オレキシンは睡眠覚醒だけでなく、食欲、さらには情動などの高次機能に関連していると考えられています。この中で、睡眠覚醒に関連があるのは、縫線核、青斑核、乳頭視床下核などです。

5 ノンレム・覚醒の切り替え（フリップ・フロップスイッチモデル）

これらのシステムを統合的に捉えられるモデルとして、フリップ・フロップスイッチモデルがあります。このモデルは、視索前野の一部である腹外側視索前野（ＶＬＰＯ）と呼ばれる部分にある、ＧＡＢＡやガラニンを神経伝達物質とする抑制性の神経細胞が活動しだすと、これがＶＬＰＯからオレキシンへの直接的な神経接続によって、覚醒を維持するオレキシン細胞システムに抑制をかけ、これによって睡眠が起こりＶＬＰＯの睡眠システムが活動する中で睡眠が維持されるというものです（**図3-2-A**）。

もう1つは、抑制をかけられる覚醒を司るシステム、特にヒスタミン、ノルアドレナリン、セロトニンなどは、ＶＬＰＯの睡眠システムに抑制をかけ、覚醒が維持されやすい状態を作ります（**図3-2-B**）。これらによって、睡眠や覚醒が頻繁に行き来することなく、安定して継続することができると考えられています。

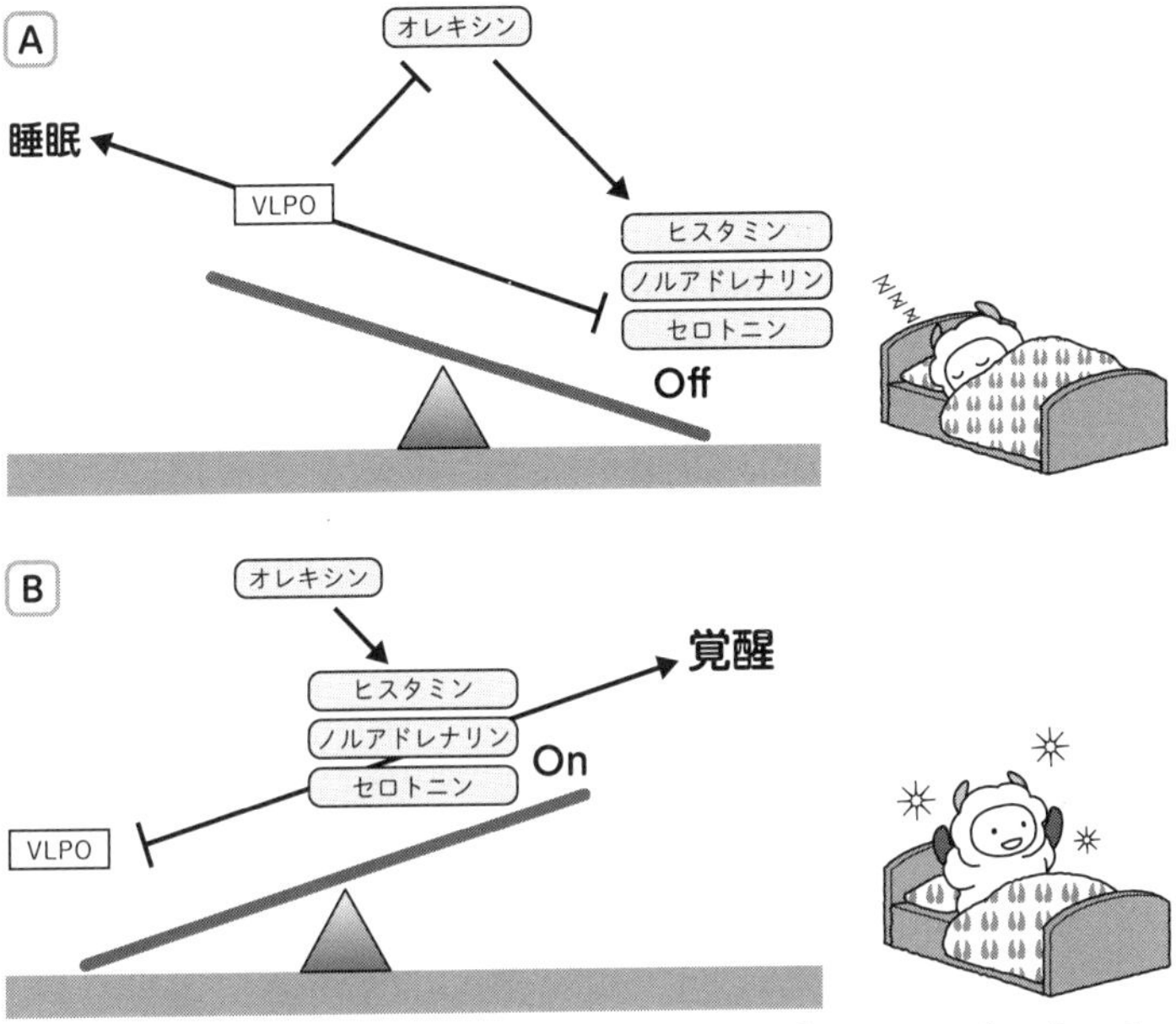

図3-2　睡眠と覚醒の切り替えモデル（フリップ・フロップスイッチモデル）

▶文献5より引用。

6 ノンレム・レムのスイッチモデル

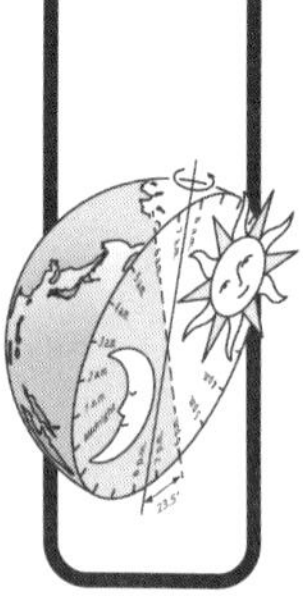

「眠り始めにはノンレム睡眠が出現し、1時間から1時間半経つとレム睡眠が出現してくる。このノンレム睡眠とレム睡眠の1つの組は睡眠周期と呼ばれて、一晩で3～5回くらいの睡眠周期を経て覚醒が起こる。」これが、ヒトの正常な睡眠の概要として教科書に書かれていることです（第5章でくわしく説明します）。

では、このようなノンレム睡眠とレム睡眠の交替性の変化は、どのようなメカニズムによってなされているのでしょうか。古いものですが睡眠研究の大御所である、アラン・ホブソンとロバート・マッカーレーが、捕食者（プレデター）と被捕食者（プレイ）のモデルとして、１９７５年に提出したものがあります。これは、捕食者が増えれば、食べられるほうの被捕食者が減り、そうなると餌がなくなり捕食者も減ってしまう。そうなると、今度は食べられる側（被捕食者）が増えるというシーソーが起こるというモデルです。レム睡眠中に活動するＬＤＴ／ＰＰＴのコリン作動性ニューロンは被捕食者の役割を果たし、これがモノアミン細胞を興奮させ捕食者を増やしていく。そうなるとモノアミンがレム睡眠の担い手であるコリン作動性ニューロンを抑制してレム睡眠が終わるというものです。しかし、このモデルを裏付ける神経科学的な知見は、必ずしも十分ではなく現在でも証明されていません。現在の研究では、ＬＤＴの腹側および尾側にある亜側背核（ＳＬＤ）および外側腹側水道周囲灰白質（vlPAG）と隣接する側方橋被蓋（ＬＰＴ）との関係も注目されていて、この相互の関係がノンレムとレム睡眠のスイッチに関与しているのではないかとも考えられています。

7 眠気と蛋白質のリン酸化

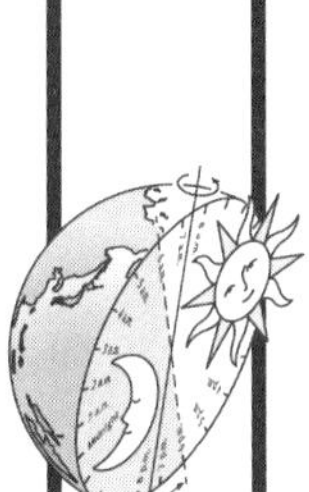

さらに新しい研究として、筑波大学国際統合睡眠医科学研究機構長の柳沢正史らのグループの研究で、フォワードジェネティックスという新しい手法を使った研究があります。これは、たくさんの、ランダムに遺伝子を壊したマウスを用いて、どのような行動の特徴が現れるのかを観察し、睡眠に特徴のある行動をしているマウスの遺伝子を調べるという方法です。この方法で発見されたリン酸化酵素（ＳＩＫ３）の研究[6]によって、睡眠に関連した蛋白質が覚醒中にリン酸化し、睡眠中にこのリン酸化が戻るという変化が明らかになりました。また、この蛋白はシナプスに多く見られ、シナプスの働きの変化が眠気と関連している可能性も示

唆されています。[7] このような新しい研究により、睡眠の機能がさらに明らかになろうとしています。

8 睡眠科学はまだ道半ば

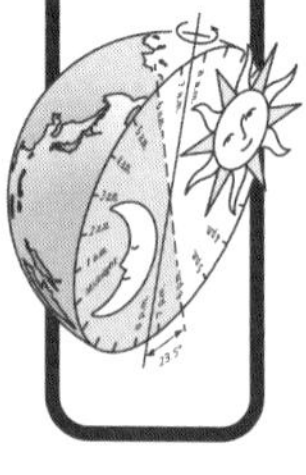

本書は、睡眠科学の基礎について詳細に述べることが目的ではないので、本章では睡眠の神経メカニズムの概要について、簡単に述べるに留めました。私自身も、動物を用いたこのような詳細な研究をやっていたことはなく、脳波の研究をしていた頃も基礎的な論文を苦労しながら読んでいました。

しかし、睡眠の臨床を行う中でさまざまな症状の背景について考えるときに、行き着くのはやはりこのような基礎的な研究の知見です。大学で習った生理学や生化学の基礎は、臨床と関係のないものではなく、何かわからなくなったときに遡って考える場所になると思いますが、それと通じます。

このような研究の積み重ねが、次第にヒトの睡眠覚醒のメカニズムが明らかになることにつながり、そして、それがより健康的な生活や睡眠障害で苦しんでいる人たちへの助けになっていくことは、疑う余地がないと考えています。

第4章 生物時計とサーカディアンリズム

1 時計遺伝子が刻むサーカディアンリズム

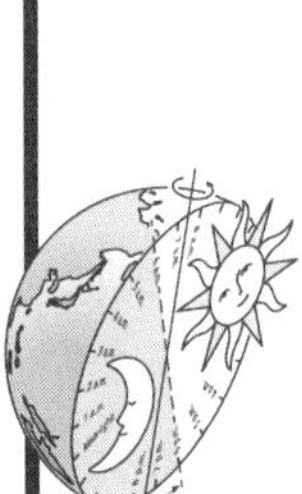

ヒトの睡眠が24時間ごとに起こることについて、天体の動きと関係があることは第1章ですでに述べました。このような進化の過程の中で、脳の中に時間を刻む生物時計が備わるようになりました。生物時計のメカニズムは、現在解明されつつありますが、ジェフリー・ホール、マイケル・ロスバッシュ、マイケル・ヤングの3名の研究者の行ったこの業績に対して、2017年にノーベル生理学・医学賞が与えられました。

彼らは、生物時計が24時間を刻むメカニズムとして、*period*という時計遺伝子からのｍＲＮＡによる転写により**PER蛋白**が作られることが関連していることを明らかにしました。ＰＥＲ蛋白は夜間に細胞質に蓄積し、日中に減少する24時間のリズムをもっています。さらにＰＥＲ蛋白は核の中でｍＲＮＡの合成を阻害して*period* 遺伝子の活性化をコントロールしていることが、ホールとロスバッシュの２人によって明らかにされました。

しかしながら、このメカニズムだけではどうして細胞質にあるＰＥＲ蛋白が夜間に核内に入り込むのかが明らかではありませんでした。ヤングはこの問題について、*timeless* という遺伝子の発現がＴＩＭ蛋白を作り、ＰＥＲ-ＴＩＭ複合体になると核に入って行きやすくなることを明らかにしました（**図４-１**）。

さらに、24時間の周期に光が関連していることも明らかになってきました。朝になって光が当たると光による修正で、ＰＥＲ-ＴＩＭ複合体が分解されます。分解によって遺伝子を抑制することができなくなると、*period* 遺伝子と *timeless* 遺伝子はふたたび活性化して、ＰＥＲ、ＴＩＭ蛋白を合成し、細胞質に蓄積させます。夕方になると光による抑制が取れて２つの蛋白は結合し、核に移動し合成を抑制するというサイクルができます。ここには、自律的なサイクルと光による修正があると考えられています。さらにヤングは、ＰＥＲ蛋白質の蓄積を遅らせるＤＢＴ蛋白質を作る *doubletime* 遺伝子を見つけるなど、研究は進展しています。

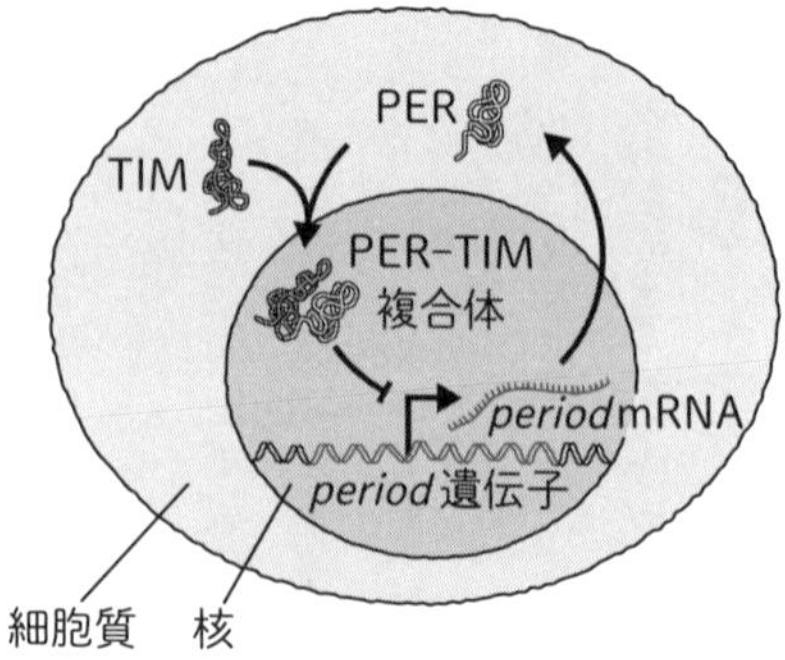

図4-1　PER−TIM複合体

PER−TIM複合体が核内に入り、*period*遺伝子の活性化をブロックする。

▶文献1より引用。

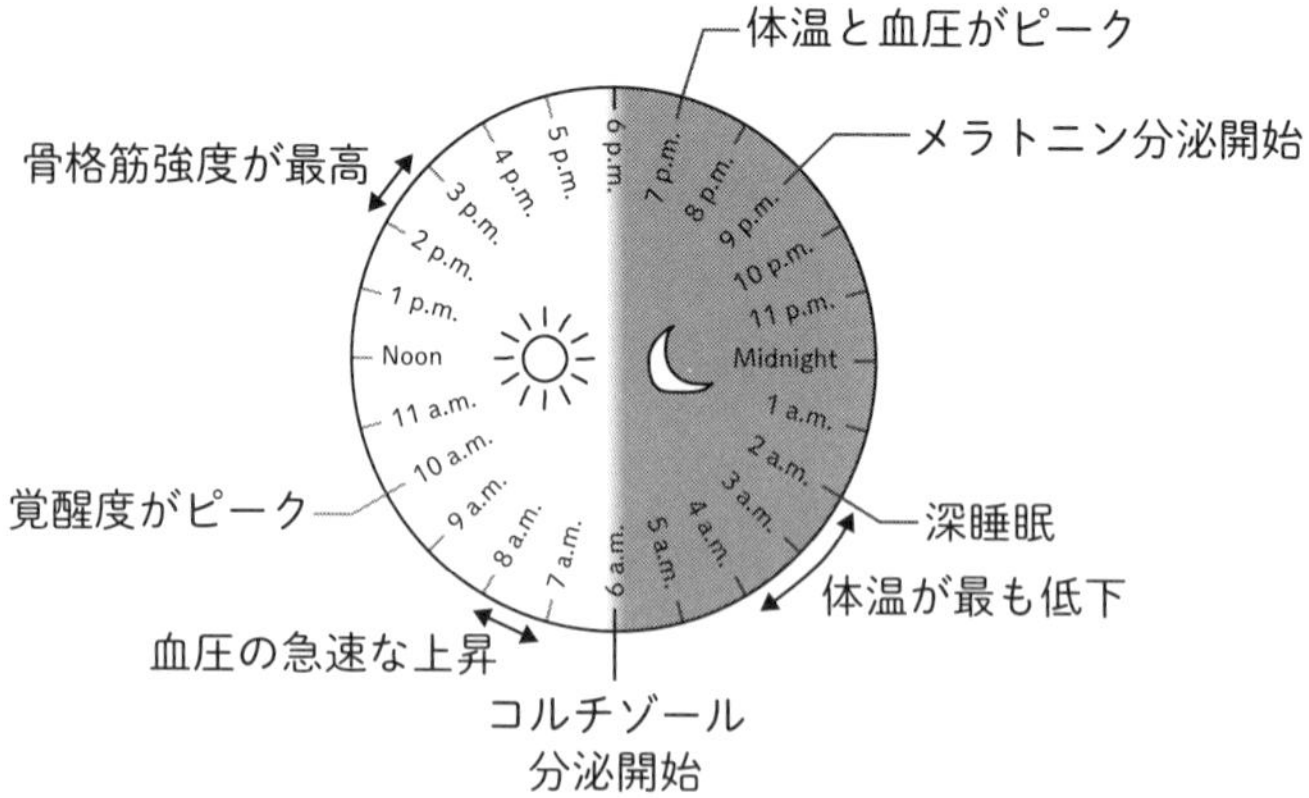

図4-2　サーカディアンリズムと生物リズム

▶文献1より引用。

なお、研究の対象となったＴＩＭはショウジョウバエの遺伝子ですが、ヒトではＣＲＹという蛋白がその役割を果たしており、ＰＥＲ-ＣＲＹ複合体が核に入り*period* 遺伝子の活性化を抑制しています。

このような24時間のリズムを**サーカディアンリズム**と呼んでいます（**図4-2**）。ヒトは各個人が微妙に周期の異なる固有のサーカディアンリズムをもっていて、光の修正がないとその長さは、ほとんどの場合は24時間より長く設定されています。しかし、その中でもそれぞれのヒトの体質で多少の長短があります。おそらく上記の蛋白合成の効率などが関係していると思います。このような長短は、朝型・夜型の生活パターンとも関連していると考えられています。

2 サーカディアンリズムの中枢・視交叉上核（SCN）

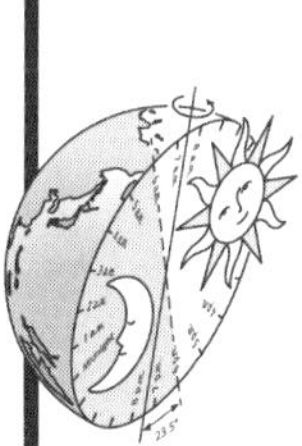

さて、ヤングらの研究はショウジョウバエを用いて行われましたが、このような体内時計の中枢はヒトでは脳の視交叉上核にあると考えられています。**視交叉上核**はその名の通り、

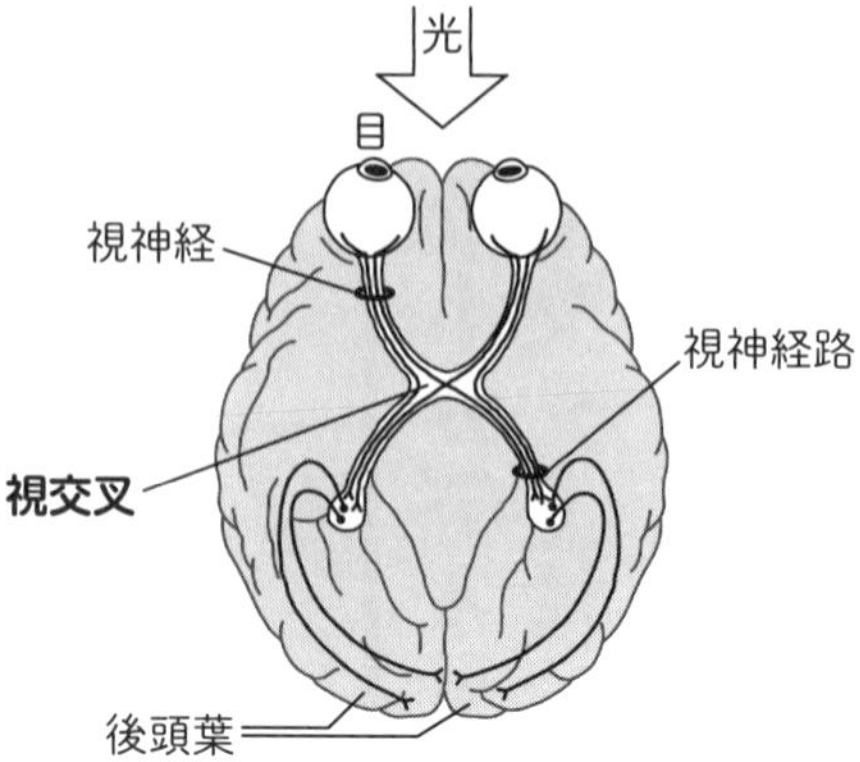

図4-3　視交叉

視交叉の上にある神経核です。図4-3のように、視神経が交差しているところで左右の眼球の網膜に写った映像は脳の後頭部にある視覚野に送られますが、これは左右の眼球から出た視神経がまず交叉してから後頭部に送られるしくみになっています。このときに右の目からの映像も左の目からの映像も後頭部に統合されて送られるようになっています。このために、視神経は一度交叉します（図4-3）。その真上にあるのが視交叉上核です。

　視交叉上核は視神経からの投射を受けており[2]、上記に述べたような明暗サイクルの影響を受けるしくみになっています。これによって、固有のサーカディアンリズムが光の24時間周期に修正されやすくなっています。

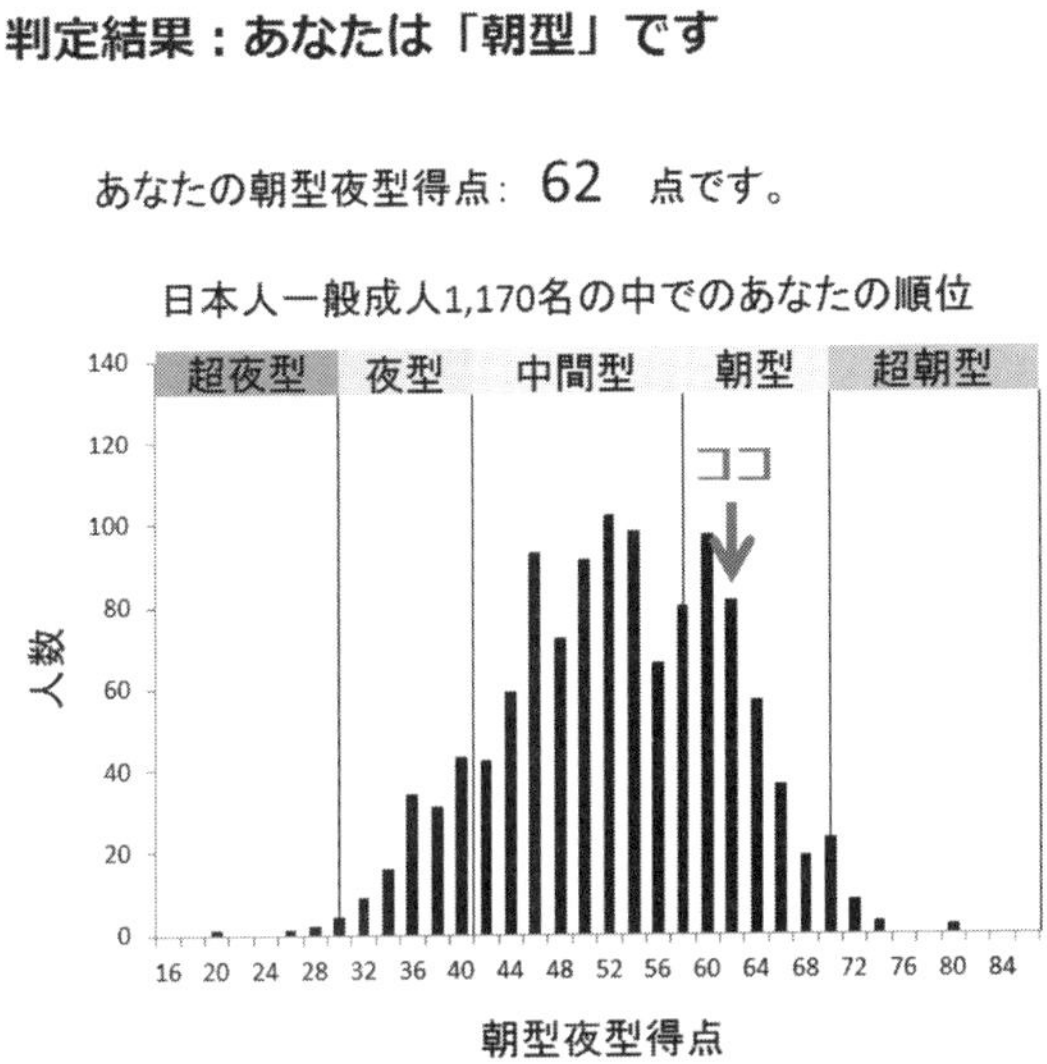

図4-4　朝型夜型質問紙による判定例
▶国立精神・神経医療研究センターのホームページ（QRコード：文献3）より。

遺伝子や蛋白合成など分子生物学的な研究によって、サーカディアンリズムのメカニズムが明らかになり、体質として固有のサーカディアンリズムが長めの人と短めの人がいる理由がわかってきました。

そしてこのような体質は朝型・夜型という生活のパターンとも関係していることがわかってきました。朝型・夜型は、**朝型夜型質問紙**（ＭＥＱ）で数値化することが研究でも非常によく行われています。国立精神・神経医療研究センターのホームページにそのサンプルが出ていますのでぜひお試しください[3]。

この質問紙はかなり再現性があるように思います。私自身も朝型・夜型の話をするときに、自分自身の結果をスライドとして示していたのですが（**図4-4**）、あるとき

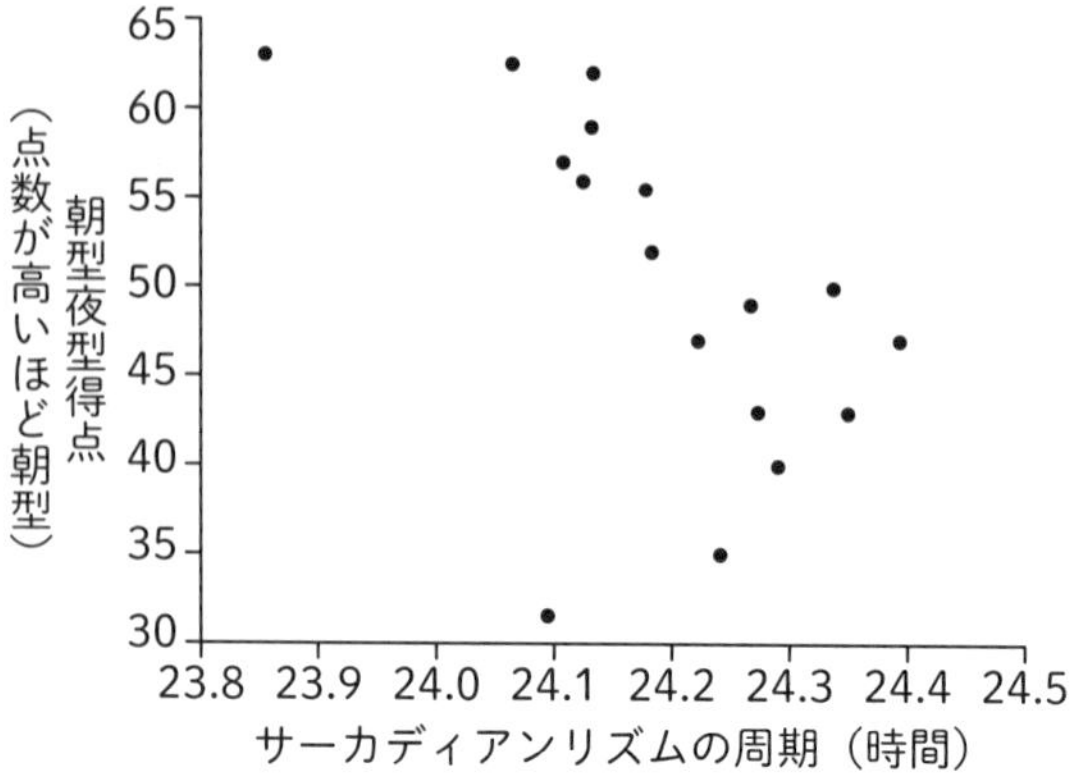

図4-5　サーカディアンリズムと朝型・夜型との関係

▶文献４より引用。

英語で話をすることになり、英語の結果サンプルもあったほうがよいと思って、もう一度何も参照せず英語版をやってみましたところ、全く同じ点数だったので驚きました。

このような朝型・夜型が、人それぞれの固有のサーカディアンリズムとどのように関係しているのか、ここでは、ジャンヌ・ダフィーらの研究をご紹介します[4]。彼らは、固有のサーカディアンリズムを測定するために、外界の時間が全くわからない部屋（アイソレーションユニット）に被検者を閉じ込め、深部体温を経時的に測定することによって、各被検者の固有のサーカディアンリズムを明らかにしました。また、それぞれの被検者には朝型夜型質問紙を行いました。その結果が**図4-5**のグラフです。

このグラフは横軸に固有のサーカディアン周期の長さが、縦軸には朝型夜型質問紙の点数が示され、両者によるポイントが被検者ごとに示されています。これを見ると、ほとんどの被検者は24時間以上の固有のサーカディアンリズムをもっていることがわかります。縦軸の朝型夜型質問紙の点数（高いほど朝型）との関係を見ると、固有のサーカディアンリズムが短いほど朝型になるという、グラフの上ではかなりはっきりした負の相関があります。

　これはどういうことでしょうか。わかりやすい例として、23時間という極端に短い固有のサーカディアンリズムの人の行動を考えます。この人は、前日に23時に寝ると、次の日には22時頃に同じような眠気が来ます。もちろん、日中の光の影響や、社会的な要因などの影響を受けるので正確にはなりませんが、体質が朝型・夜型に及ぼす影響として理解できると思います。そうするとこういう体質の人は、社会的要因によって極端にリズムが乱れることはないのですが、生活は早寝早起きに傾いていきます。

　一方で、25時間という極端に長い人の場合はその逆です。前日に23時に寝たとすると同じように眠くなるのは24時になります。そのような中で、だんだん夜ふかしになっていきやすいわけです。このように、朝型と夜型の生活上の行動の傾向は、体質的な固有のサーカディアンリズムの影響をかなり強く受けるのだということがわかると思います。

4 メラトニンと視交叉上核

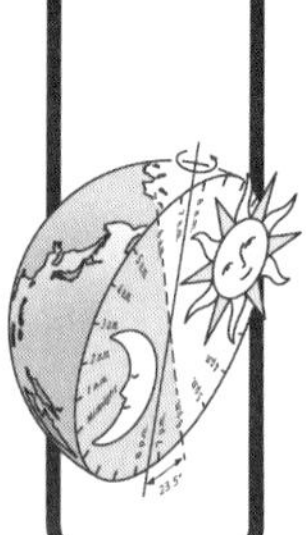

視交叉上核は生物時計の中枢ですが、視交叉上核は松果体からのメラトニン分泌を直接コントロールしています（図4-6、図4-7）。メラトニンは、体内時計が関わる疾患（概日リズム睡眠・覚醒障害）の治療にも用いられる物質です。メラトニンは、現在は16歳以下の小児患者に限定して日本では処方可能になっていますが、成人にも使用するべき物質です。海外では、植物由来のメラトニンがサプリメントとしてスーパーマーケットで販売されています（後述のTips by Dr. すなお参照）。

メラトニンを分泌する松果体は視交叉上核の比較的近い場所にあるので、直接的に連結しているかと思うとそうではなく、ニューロンがいったん上頸部神経節まで下行し、そこでニューロンを変えてまた上行して松果体に達します。分泌されたメラトニンは液性機構（血液などによって運ばれ遠隔の臓器に影響を与えるメカニズム）によって、視交叉上核に負のフィードバックをします。

疾患の治療のところでくわしく説明しますが、内服したメラトニンも脳内で分泌された場合と同じように吸収されたあと、液性機構によって視交叉上核に作用します。

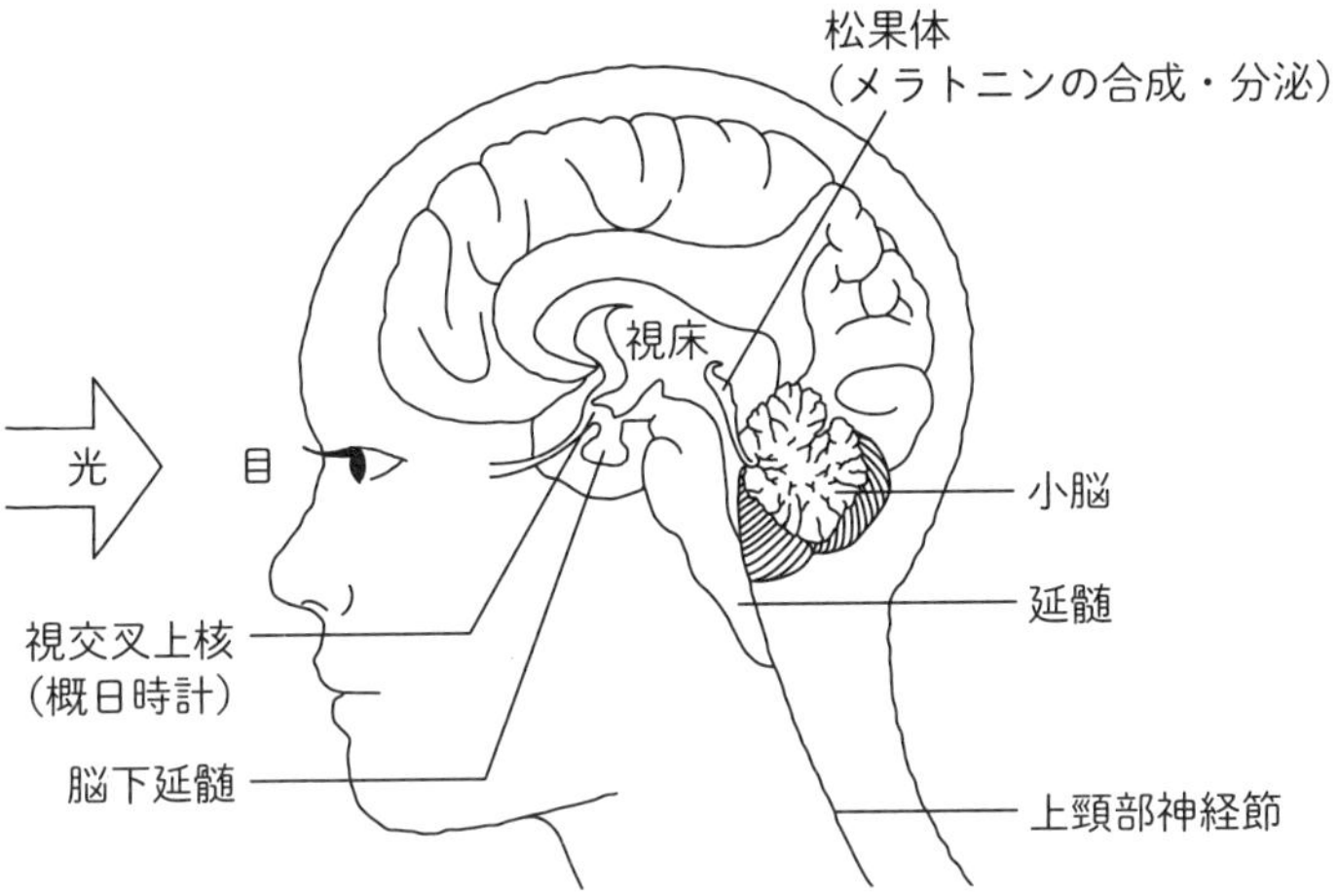

図4-6　視交叉上核と松果体

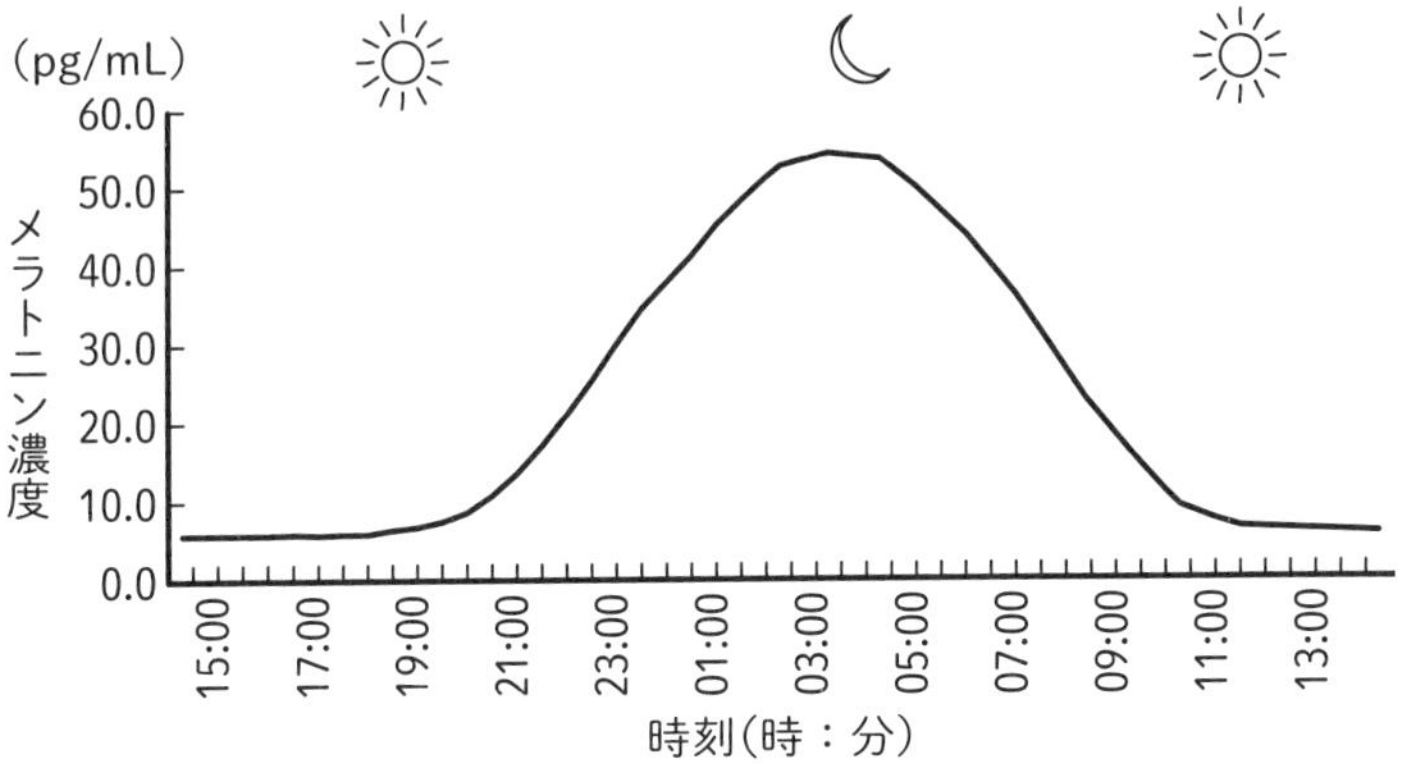

図4-7　メラトニンの分泌曲線

メラトニンの分泌量は夜間に多くなり、深夜にピークを迎える。

▶文献5より引用。

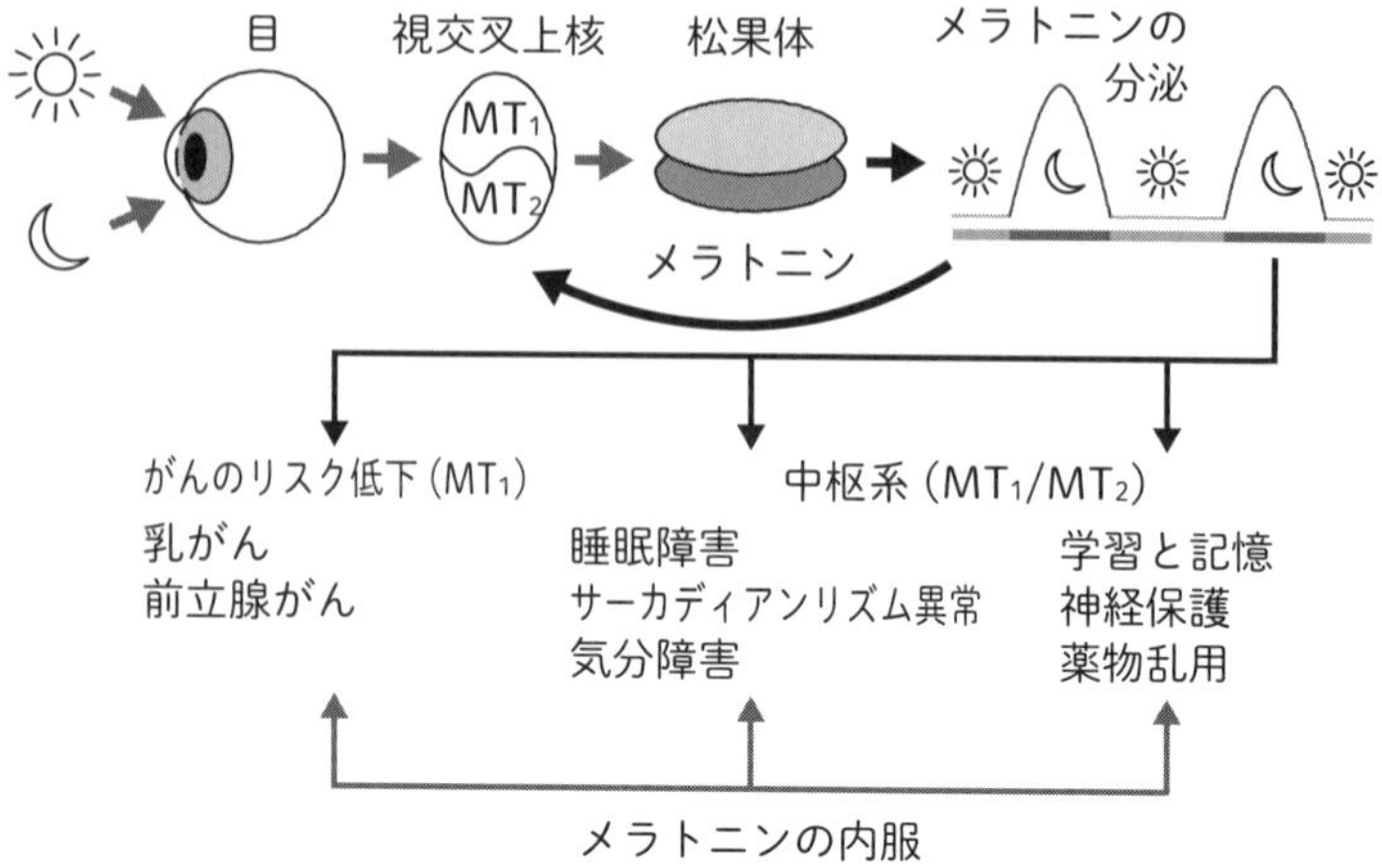

図4-8　メラトニンの働き
▶文献6を参考に作成。

5 メラトニンの働き

メラトニンには**図4-8**に示すようにさまざまな働きがありますが、睡眠覚醒に対する働きには大きく分けて以下の2つがあると考えられています。

①1つは、睡眠の質を向上させる働き。すなわち、寝付きをよくし、中途覚醒を減らし、長く眠れるようになる働きです。

②もう1つは、服用のタイミングによって、早寝早起き（あるいは夜ふかし朝寝坊）の傾向に、睡眠の時間帯をずらす位相操作の働きです。位相操作については、後ろの**8**でくわしく説明いたします。

また、メラトニンの作用点である中枢のメラ

トニン受容体には MT_1 と MT_2 という2種類があります。MT_1 には、①、②両方の働きがあるという報告があり、MT_2 は、②の位相操作と関係していると考えられています。睡眠にはレム睡眠とノンレム睡眠がありますが、MT_1 はレム睡眠に、MT_2 はノンレム睡眠に対する影響があるという報告[6]もあります。

6 視交叉上核から末梢の臓器への時計の制御

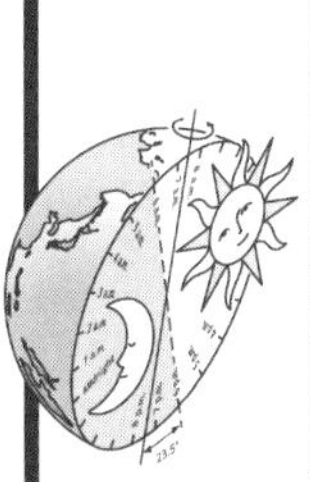

さて、視交叉上核に体内時計の中枢があることを説明いたしましたが、体のさまざまな臓器にも時計はあり、これらはバラバラに動いているわけではなく、視交叉上核によって制御され全体としてハーモニーをもって活動していると考えられています。この体内時計の中枢から末梢への制御の仕方については、まだ十分には明らかになっていないようです。

研究報告としては、光による視交叉上核への制御が交感神経系を介して末梢の臓器である副腎に伝わり、副腎皮質ホルモンのレベルが上がり、これが末梢の体内時計のリズムを制御する結果となっているという論文があります[7][8]（**図4-9**）。

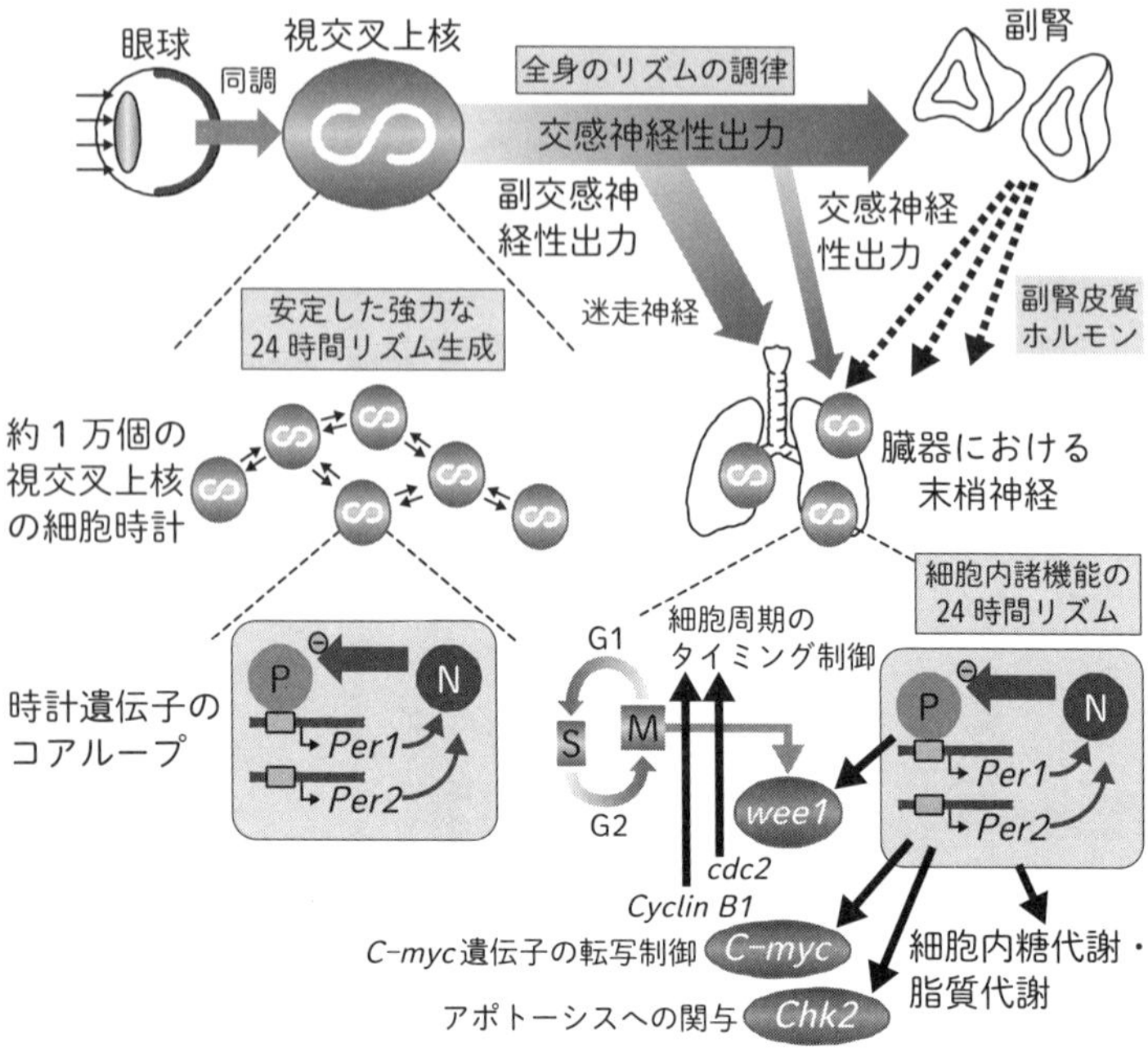

図4-9　生体の時間システムの概念図
▶文献7より引用。

また、マウスなどのげっ歯類では、食事のタイミングを司る、空腹と満腹のリズムも視交叉上核で制御されており、このような行動が末梢のリズムを制御して1つになっているとも考えられています[9]。

いずれにせよ、まだ十分に明らかになっていない分野ではありますが、概日リズム睡眠・覚醒障害などの治療にはとても重要な基礎研究となると思われ、さらにこの分野の研究が進んでいくことが期待されるところです。

7 体温のサーカディアンリズム

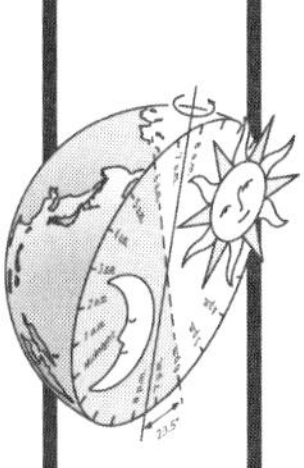

サーカディアンリズムを実際に測定するには、何らかの指標を用いなければなりません。その場合に、最もよく用いられるのが体温です。体温のサーカディアンリズムは脇の下で測定するような体表の温度でなく、深部体温と呼ばれる体の深部の体温を用います。深部体温の測定でよく用いられるのは直腸温です。これは**図4-10**のようなプローブ（センサー）を肛門から差し込んで留置するものです。センサーにはゴムのカバーをつけてセンサーが汚れないような工夫をしています。24時間以上留置して体温の変化を計測します。また、トイレや風呂シャワーの際にはいったん外すことが可能です。このようなものですので、中には、装着を拒否する方もいます。

もう1つの方法は、カプセル型の温度計を呑み込むものです。カプセルは、24時間くらい体内に滞留して、最終的には便と一緒に体外に排出されます。滞留中は、体内から体外に信号を発して、体外にある受信機に体温の測定値を送ります。このタイ

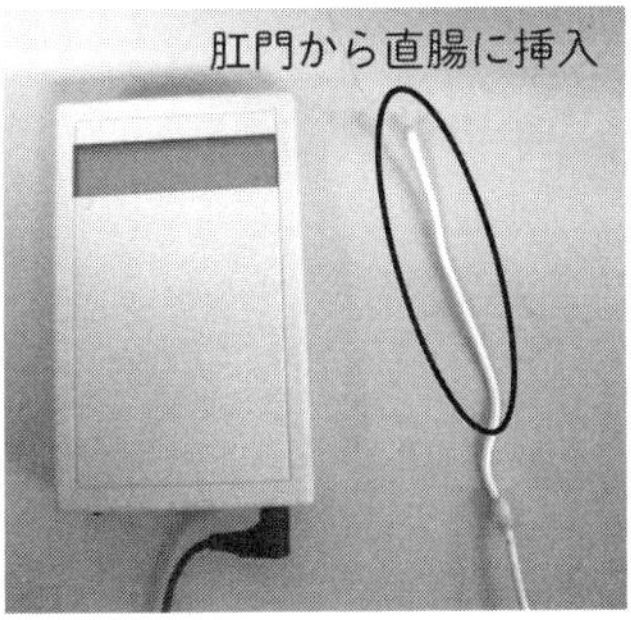

図4-10　直腸温の測定

プは、また洗って再利用することはありません。したがって、コストが非常にかかるのが難点です。しかし、最近日本で胃酸電池で駆動する比較的低コストのものが開発されたようです。このようなものは、直腸温によるものに比べて、負担が少ないと思われ期待できます[10]。

さて、私たちはこの体温のリズムを実際に測定し、光とメラトニンを用いた位相操作の実験もしてみました。これは、次の項目で解説しますが、後述する**図４-14**の１日目のグラフが、直腸温を用いた深部体温の24時間リズムの一例です。この図では、変動をもちながら24時間のリズムが存在しているのが読み取れると思います。この中で、注意して見ていただきたいのは、体温のリズムはきれいなコサインカーブを描くものではなく、午後の時間帯は比較的高い温度で推移し、夜の０時頃から朝６時頃に向けて低下し、それから、昼の12時頃に向けて上昇というＶ字形の変化をするところです。また、午後は比較的高い体温が維持されます。図の中の９時すぎに測定値が抜けているところがありますが、これはシャワーを浴びた時間帯です。シャワーの際は、直腸の温度計は外します（また短時間抜けているところはおそらくトイレです）。図からわかるようにシャワーの後は、一過性に深部体温も上がっていますが、30分くらいでもとのレベルに戻っています。このように、シャワーなどで深部体温に根本的な変化を与えることはできていません。一方で、シャワーなどの外部からの体温変化と入眠速度に関連があるという報告もあります。これは、次章の「正常の睡眠・睡眠構築と睡眠生理学」の章で説明いたします。

8 光とメラトニンによる位相の操作

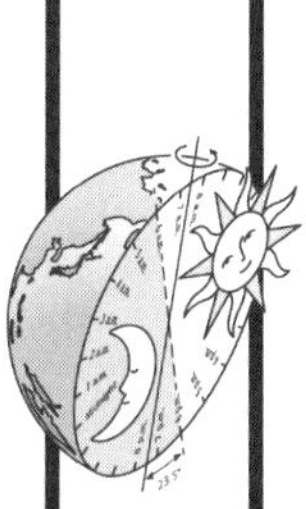

①位相反応曲線

光とメラトニンによる位相の操作について説明しますが、その前提の知識として位相反応曲線について理解することが大切です。位相反応曲線は、やや理解しにくい概念ではありますが、まず、時間生物学の約束事を覚えましょう。

生物リズムを意図的にずらすことを**位相操作**と呼びます。そして、位相操作には、普段の睡眠をとっている人を、早寝早起きにする方向への操作と、夜ふかし朝寝坊方向へずらす操作があります。ここからが重要です。このうち、早寝早起き方向への移動は、前進（advance）と呼ばれ、プラスの値で示されます。例えば、1時間早寝早起きの習慣になったとしたら、「プラス1時間位相が変化した」あるいは「1時間位相が前進した」と言い、これは同じことを表しています。逆に、夜ふかし朝寝坊方向への移動は、後退（delay）と呼ばれ、マイナスの値で示されます。1時間夜ふかし朝寝坊になったとしたら、「マイナス1時間位相が変化した」あるいは「1時間位相が後退した」と言います（**図4-11**）。

この概念を使ってグラフを示したものが位相反応曲線です（**図4-12**）。

位相反応曲線は、24時間の中でいろいろな刺激を与えたときに、どのくらいどちらの方向に位相の移動が起きるのかをグラフで示したものです。刺激はさまざまなものが研究されていて、光やメラトニンが大きな効果をもっていますが、ほかにも運動を何時にすれば、早寝早起きのリズムが作れるのかなども研究されています[11]。このような研究をみると、朝運動することが早寝早起きに貢献するようです。

ここでは、治療で主に使われる、光とメラトニンの位相反応曲線をお示ししましょう（**図4-12**）。このグラフは複数の被検者にさまざまな時刻に刺激を加えて、どのような位相の変化が起こったのかを調べ、平均化した曲線を示したものです。これを見ると、横軸に2つの軸があります。いわゆるClock Timeというもので私たちが使う時計が示す時刻です。その下は、それぞれの被検者のメラトニンの分泌開始時刻を基準にした値が書かれています。曲線の形を見ますと、高照度光は、朝6時頃に光を浴びるのが最も早寝早起き効果が大きく、明け方3時頃浴びると最も夜ふかし朝寝坊効果が大きいことがわかります。一方で、メラトニンは16時から17時頃に投与するのが、最も早寝早起き効果が大きく、朝8時頃投与すると最も夜ふかし朝寝坊効果が大きいことがわかります。

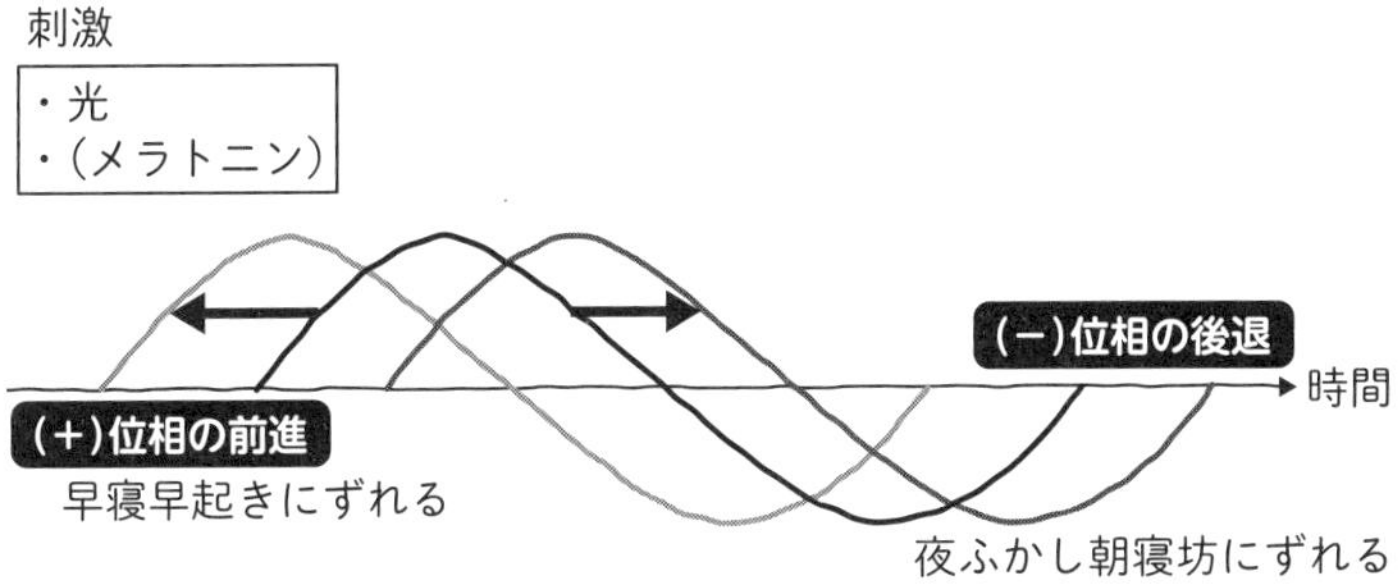

図4-11　位相操作

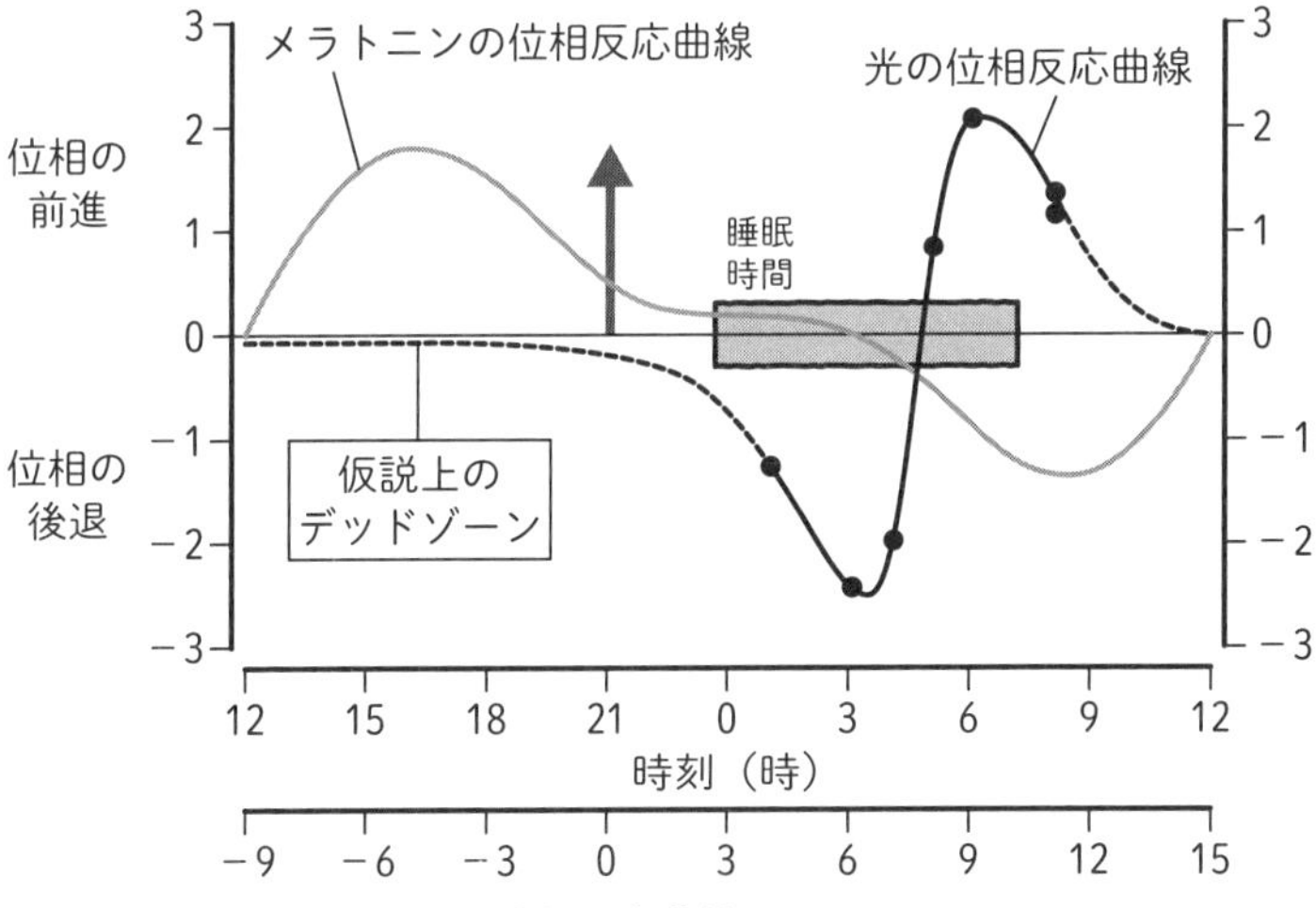

図4-12　光とメラトニンの位相反応曲線

▶文献12より引用。

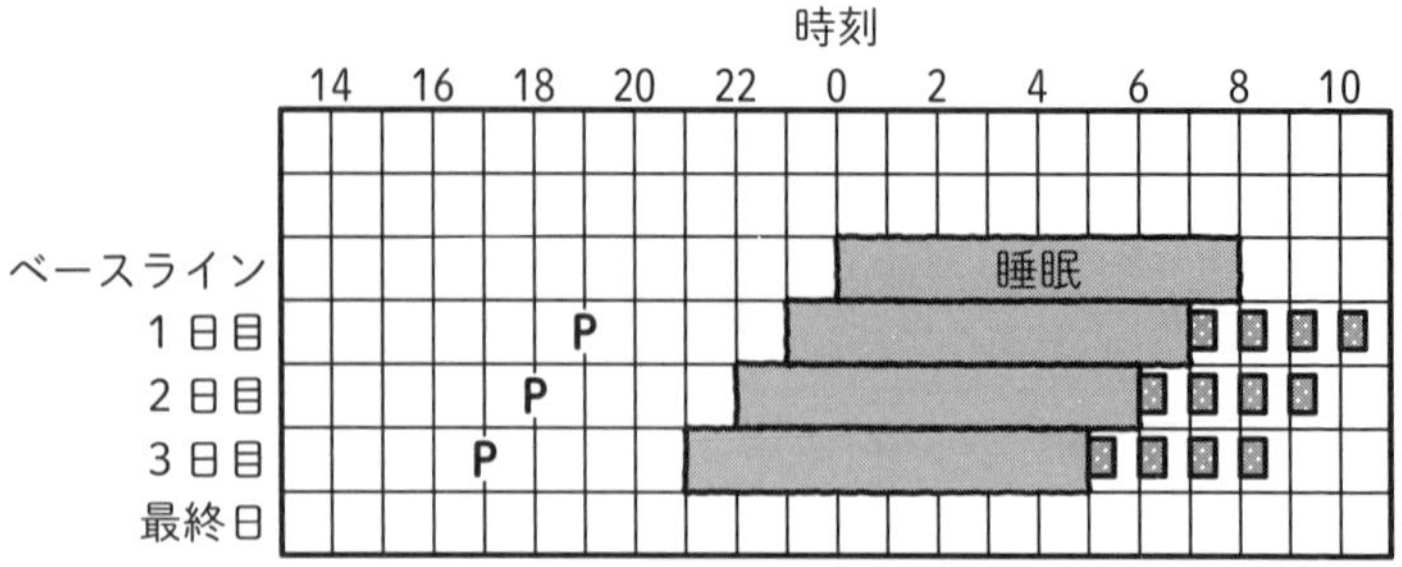

図4-13　光とメラトニンによる位相の前進操作実験

P：メラトニン0.5 mg投与

▨：高照度光照射（3,160～6,880ルクスを30分間×4回）

▶自験例。

②光とメラトニンによる位相の前進操作

サーカディアンリズムを操作するときに、光とメラトニンに効果があることは述べましたが、私たちは実験的に自然光のもとで、どの程度位相が前進できるのかを調べてみました（**図4-13**、**図4-14**）。このようなわれわれの研究は、アスリートを対象にしたものです[13]。というのも、環境隔離室という時間や光など外の様子が全くわからなくした部屋の中で、少しずつ時間をずらしていくことは比較的容易にでき、12時間の昼夜逆転のリズムを作ることもできると思います。しかし、アスリートはそれでは練習ができません。そのため、時差対策のためには自然光の中でトレーニングしながらも、サーカディアンリズムをずらしていくことが重要になります。

図4-13に示したように1時間ずつ睡眠時間を前進させ、同時にメラトニン0・5㎎投与と光照射を行いました。その結果、**図4-14**に示したように体温の変化をコ

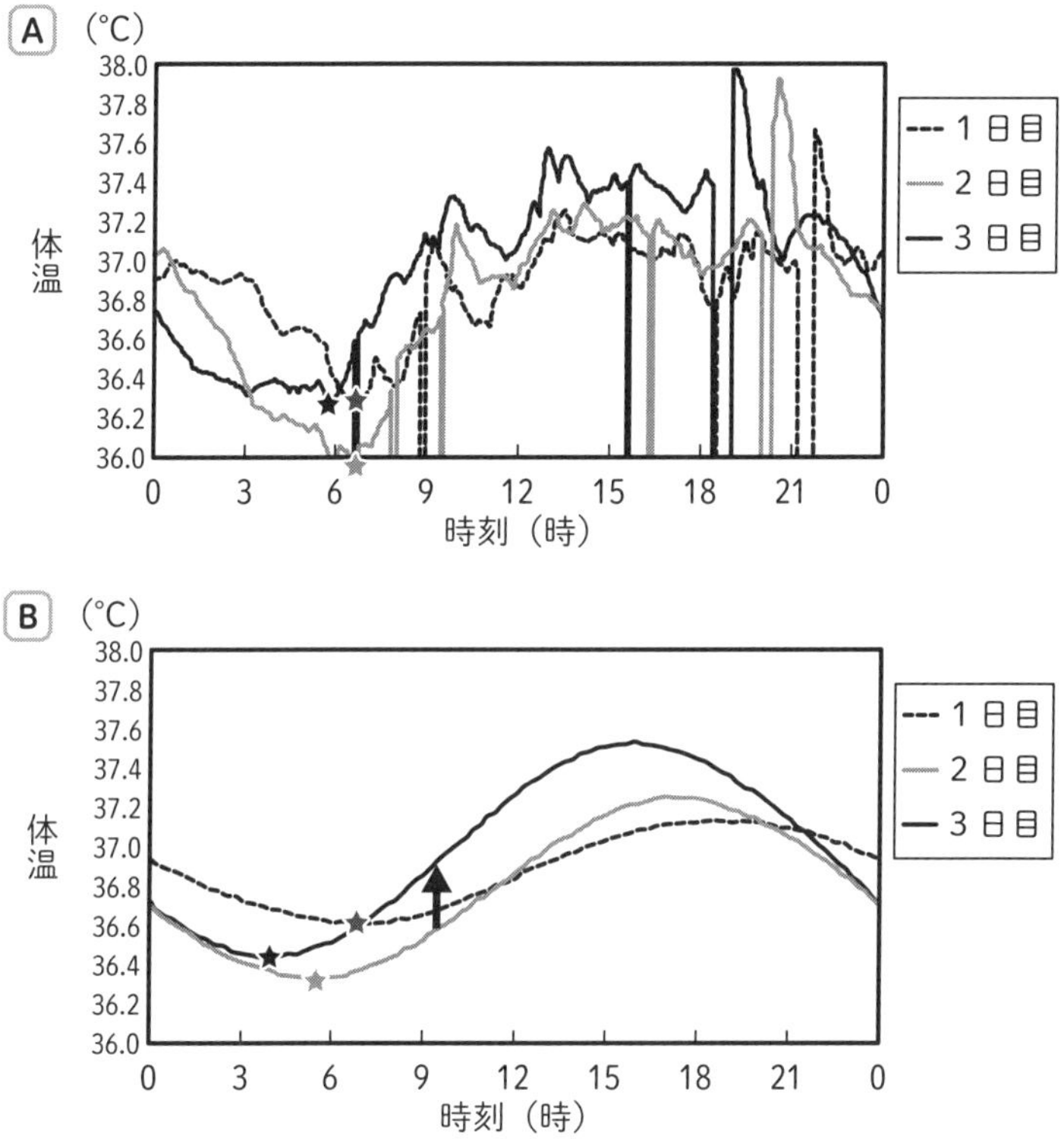

図4-14　24時間を通じた体温のリズム

A) 著者データ実測値。

B) Ａをもとに平均化したグラフ。

★★★：光照射

▶自験例。

サインカーブで近似させると、深部体温のリズムが約3時間前進したことがわかりました。

このように、自然光のもとでも生物リズムをある程度操作できることがわかりました。この研究も、アスリートの研究が、一般の人たちが普段の生活の中で生物リズムを操作できるという、実証的な情報を提供する例となっています。

メラトニンサプリメントの選び方

メラトニンのサプリメントは、日本では発売されていません。おそらく以前動物の脳から抽出したメラトニンが、プリオン病の原因になるリスクがあったためであろうと思いますが、アメリカではサプリメントとして販売されており、スーパーマーケットのサプリメントコーナーにも置いてあります。最近は植物から抽出されたものも多く出回っていて、厚生労働省も海外からの購入に関して「積極的に注意喚起を行う必要性はないと判断」しています[14]。

実際に患者さんがアメリカに行く、あるいは並行輸入で購入するときなどに相談を受けることがあり、どの製品がよいのかということを調べていくうちに、さまざまな市販のメラトニンサプリメントを成分分析した結果を比較した論文[15]に出会いました。この論文を読むと、メラトニンの含有量は、ラベルに示された数字より、83％も低いもの（5分の1以下）から、478％（5倍近い）も多いものまでさまざまであったと書かれています。残念ながら、この論文には会社名は書かれておらず、どこの製品がよいものなのかはわかりません。また、26％の製品にはセロトニンが含まれていたという記載もありました。

私自身は、ずいぶん以前からアメリカに行ったときにスーパーマーケットで購入したり、個人で輸入したりして、使うことも多くありました。したがって、個人輸入して服用しておられる方に、にわかに健康被害が出るというようなことはないと思います。また、実際、多くのアメリカ人が使用しているので、過剰な心配はいらないと思います。

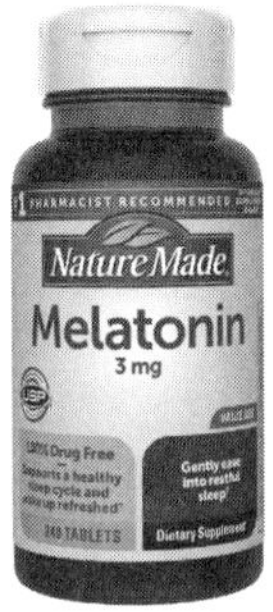

図4-15　アメリカで販売されているメラトニンサプリメント

では、どこの製品を買ったらよいのかということになりますが、米国薬局方標準を選ぶべきであろうと、この論文には書かれています[15]。実際に、米国薬局方協議会のサイトを見ると、Nature Madeのメラトニンのみがリストされています。他の製品が悪いのかどうかはわかりませんが、この製品の品質が保証されていて安心であろうと考え、患者さんにはNature Madeのものを推奨しています（**図4-15**）。

9 ポストランチディップとフォービドンゾーン

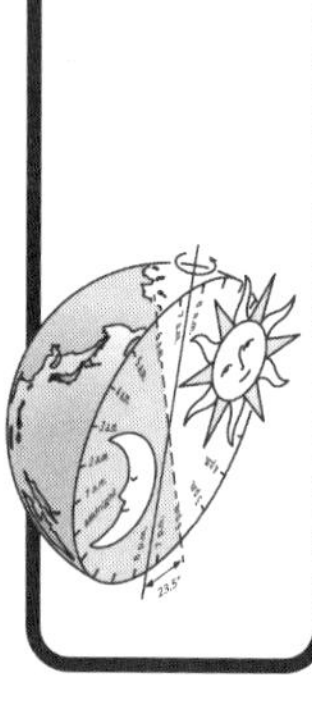

睡眠覚醒は24時間のサーカディアンリズムによって制御されていることは、すでにお話ししました。しかしながら、眠気についての24時間のリズムをさらにくわしく見るとスムーズなカーブでないことがわかっています。これは、サーカディアンリズムから説明すれば日中の眠くない時間帯のはずなのに眠くなる時間帯や、夜間の眠くなる時間帯なのに、眠気がないというような時間帯があるということです。

1つは、午後2時から4時頃の眠気の強くなる時間帯です。この時間帯は**ポストランチディップ**と名付けられています。ポストランチディップは、昼食を食べてお腹いっぱいになるので眠くなると思われがちですが、昼食を食べなくてもこの時間帯は眠気が来ます。昼食を食べるとこの眠気はさらに強くなるということはあります。

もう1つは、**フォービドンゾーン**という時間帯です。18時以降、特に20時から22時の間に非常に睡眠が起こりにくい時間帯があり、これをフォービドンゾーンと呼んでいます。

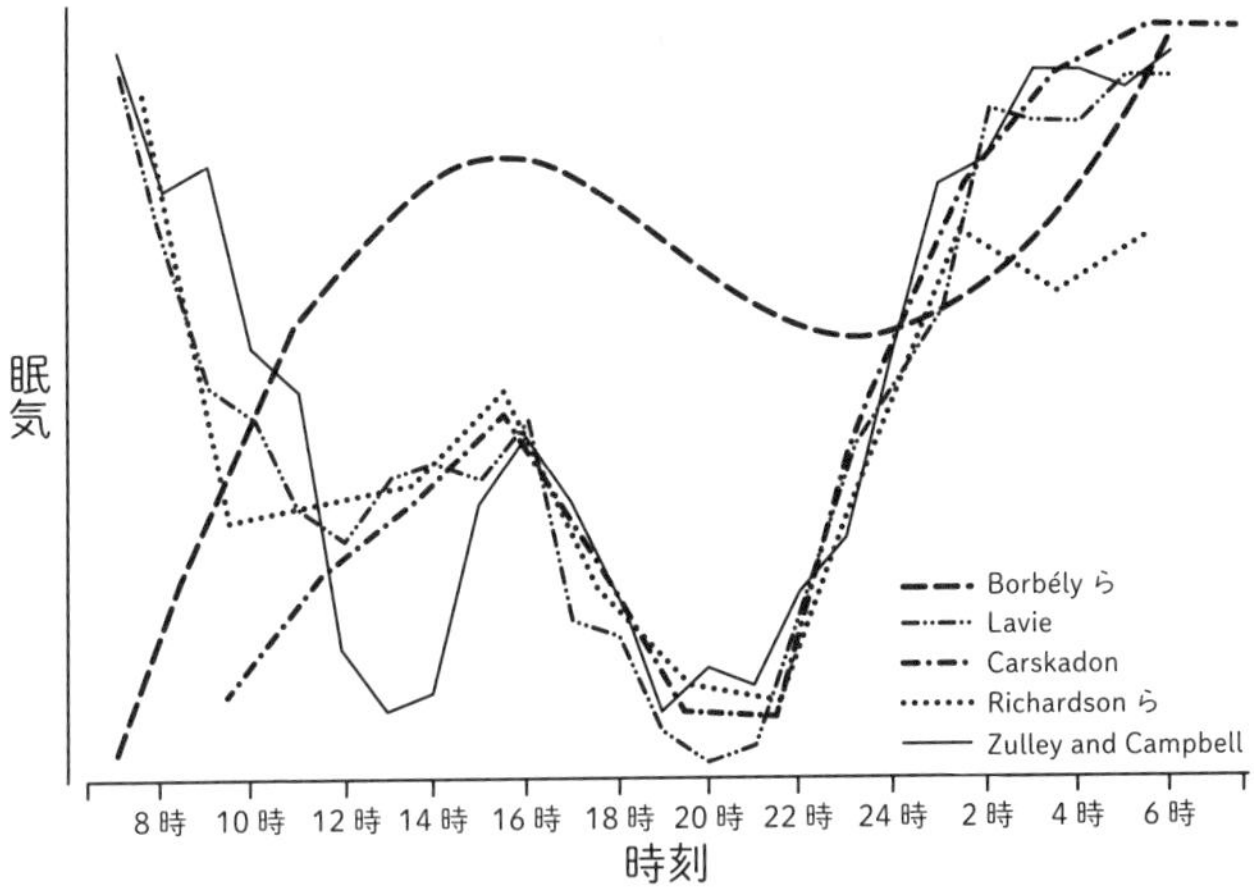

図4-16　複数の研究者による眠気の変化を調べたグラフ

グラフが上にあるほど眠気が強い状態を示す。
▶文献16より引用。

①ポストランチディップ

昼過ぎに眠くなることは、私たちも普段の生活でよく経験します。昼食をとらなければ、眠気は軽くなりますが、出現すると考えられています。ロジャー・ブロートンらは、24時間の生物リズムとともに12時間のリズムもあり、これが24時間のリズムに影響を与えているのではないかと考えています[16]。

図4-16は、ロジャー・ブロートンらによるものです。さまざまな研究者が24時間の眠気の変化について調べていますが、24時頃から朝までは眠気が強いというのは夜は眠気が強い、よく眠れるということを示しています。しかし、昼間にも14時から17時頃の時間帯に眠気が出ます。ポストラン

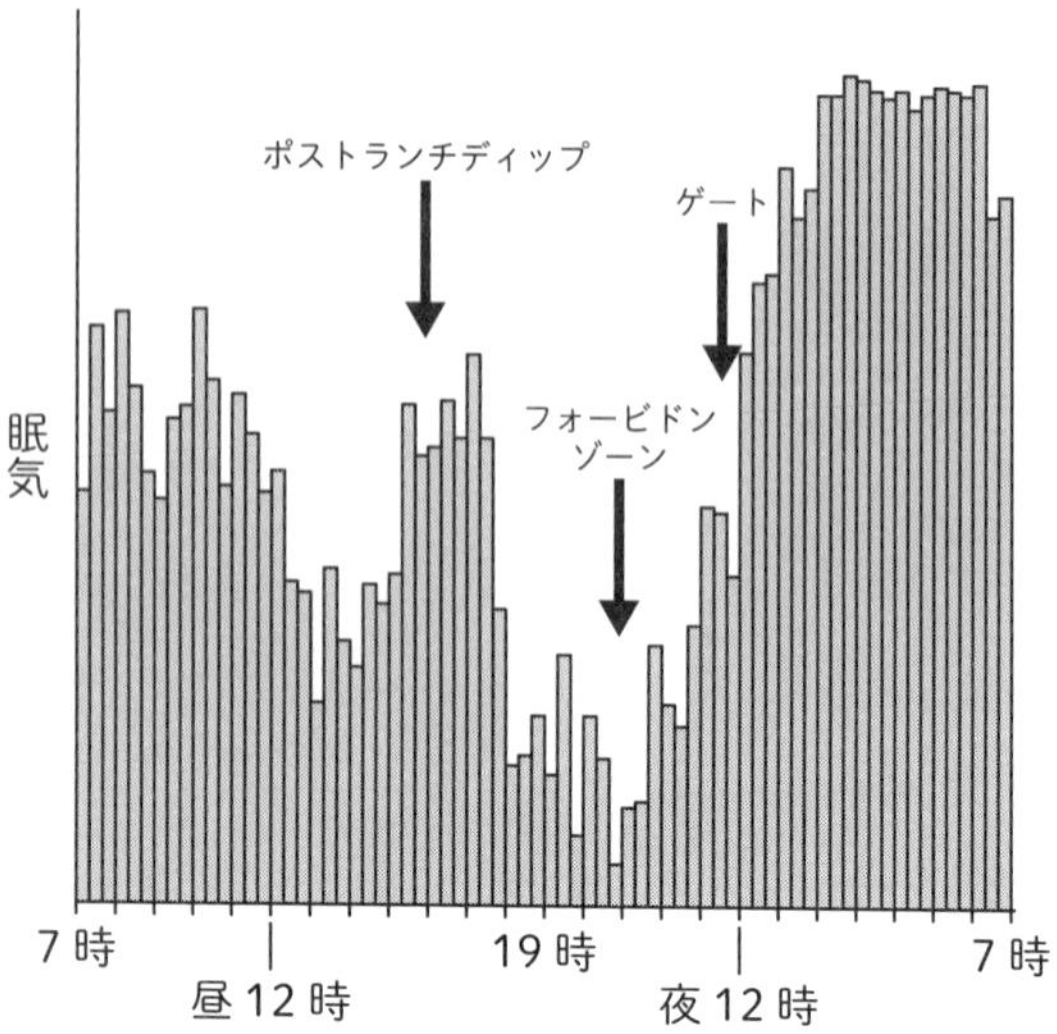

図4-17　ポストランチディップとフォービドンゾーン
▶文献17より引用。

チディップはこの部分を示しています。

この時間帯は、眠気から事故なども起こりやすいと思います。可能であれば、短時間の午睡をとることで、頭がスッキリするということもあり、正確を要する仕事をする場合はこういった工夫もよいと思います。

②フォービドンゾーン

もう1つは、フォービドンゾーンという時間帯です。上記のブロートンらのグラフ（**図4-16**）でも、20時頃に眠気が出ない時間帯があります。イスラエルの睡眠研究者ペレッ・ラヴィーらは、超短時間睡眠覚醒サイクルという実験を行い、24時間のさまざまな時間帯に短時間の睡眠をとらせて、そのときの眠りやすさや、睡眠の質を検討しました[17]。この実験でも午後の時間帯は眠気が強くなることがわかりました。また、午後8時から10時という夜間の時間帯に、眠気が弱くなる現象が観察されています。この時間帯のことを彼らは、フォービドンゾーンという名前で呼びました。睡眠の立ち入り禁止区域というような意味です。そしてその後、急激に睡眠が起こりやすくなっています。ラヴィーらはこの時間帯をゲートと呼んでいて、睡眠への門がそこで開くというような文学的な表現をしています（**図4-17**）。

第5章 正常の睡眠：睡眠構築と睡眠生理学

1 睡眠構築とは

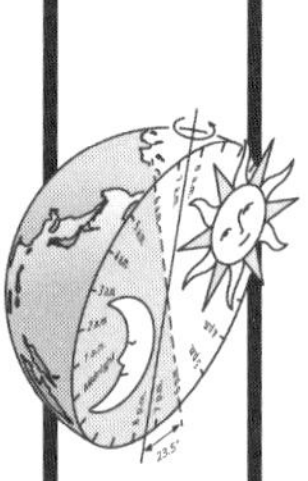

睡眠構築という言葉は、sleep architecture の和訳で、睡眠構造（sleep structure）とほぼ同義に使われることもありますが、睡眠構築がより使用される用語になっています。

書物による定義は次のようなものです。「睡眠構築とは、正常な睡眠の基本的な構造的組織を指します。睡眠には、ノンレム睡眠（NREM）とレム睡眠（REM）の2種類があります。ノンレム睡眠は、ステージ1、2、3、4に分かれており、睡眠の深さを表しています。各ステージには、脳波パターン、眼球運動、筋緊張の変化などそれぞれの特徴があります。睡眠サイクルとステージは、脳活動の電気パターンを追跡する脳波（ＥＥＧ）記録の使用により明らかにされました[1]（著者和訳）」。

2 正常若年者の睡眠構築

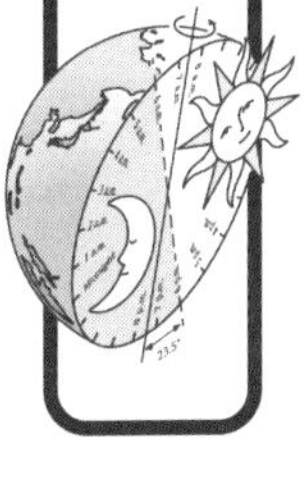

① 睡眠段階

アメリカ睡眠医学会の現在の睡眠段階判定基準（２００７年）では、従来のノンレム睡眠を４つの段階に分けるものから、睡眠段階３と４をまとめてＮ３とするようになっています[2]。ノンレムの３つの段階の睡眠とレム睡眠、これに覚醒を加えた５つの段階の特徴はそれぞれ以下のとおりです。

- Ｗ（覚醒）：起きている状態で、話しかけなどの刺激には速やかに反応できます。脳波は閉眼していればアルファ律動が主に見られます（**図5-1**）。
- Ｎ１（浅いノンレム睡眠）：この状態では、多くの場合話しかけると反応します。しかし、反応が鈍かったりあるいは、考えごとをしていたと言ったりしますが、内容は曖昧でやや

覚醒

N2

N3

レム睡眠

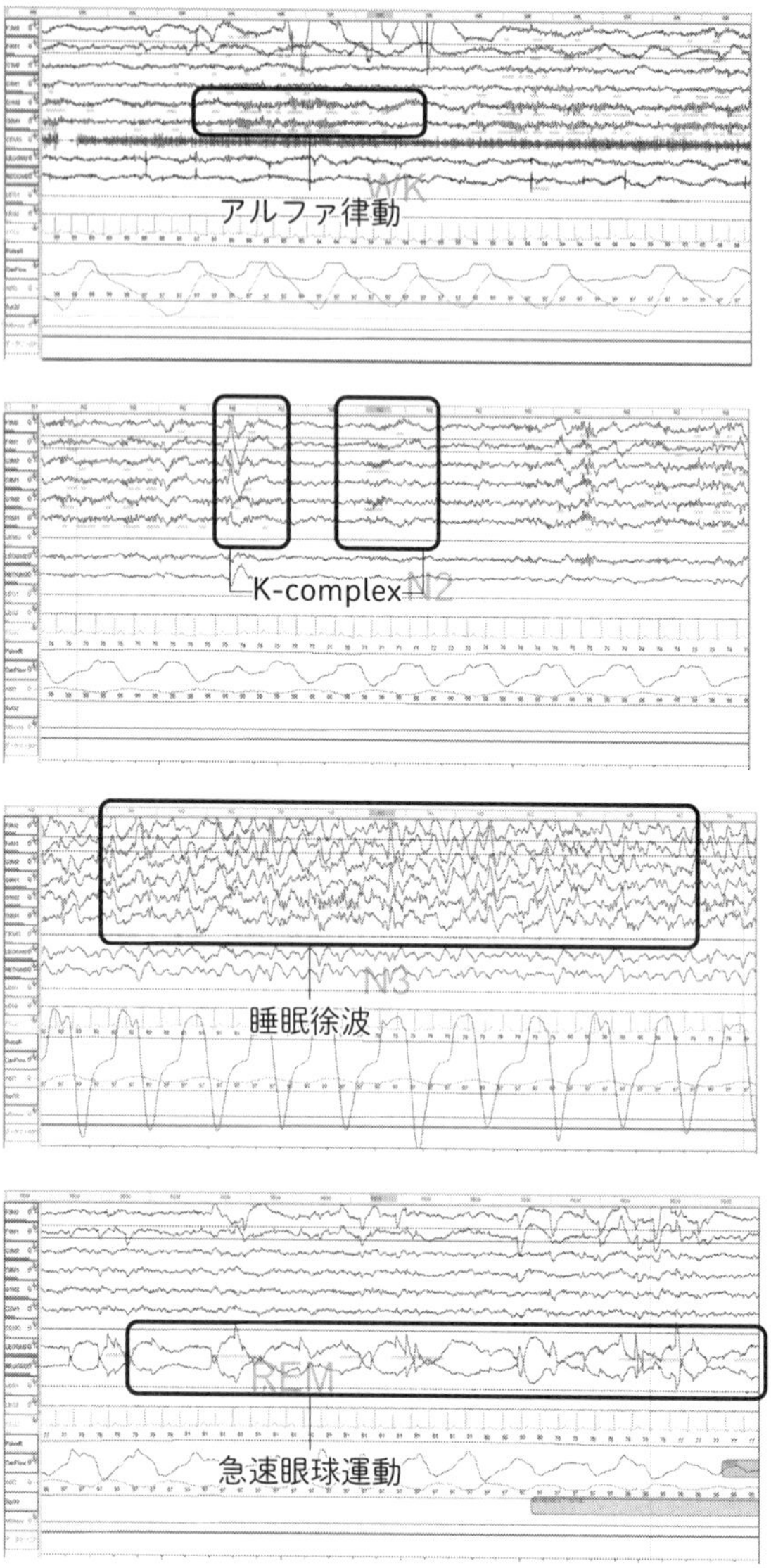

図5-1　それぞれの睡眠段階の脳波検査結果（EEG）

整合性のないとりとめのない内容であったりします。脳波では、アルファ律動が消失して比較的振幅の低いシータ波や速波が主体となります。

● N２（安定したノンレム睡眠）：この状態になると、睡眠は安定して話しかけてもすぐに反応することはありません。脳波は睡眠紡錘波が出現し、またK-complexと呼ばれる高振幅の二相性の波が出現します（**図５-１**）。さらに睡眠が深まると、N２においても睡眠徐波が出現し始めます。睡眠徐波（**図５-１**）は、２ヘルツ以下、75マイクロボルト以上の高振幅の徐い波で、この出現が睡眠ステージ判定区間（エポック＝通常20秒あるいは30秒間）の20％以下の場合にはN２と判定します。

● N３（深いノンレム睡眠、徐波睡眠）：多少の刺激では覚醒することはありません。特に小児などでは、抱え上げて運んでも眠ったままの場合もあります。安定した深い睡眠です。脳波は、上記の睡眠徐波がエポックの20％以上になり、この割合が高いほど睡眠が深いと考えられます。このときに、大脳皮質の活動は非常に低下していると考えられています。

● REM（レム睡眠）：レム睡眠はノンレム睡眠とは質を異にした睡眠です。ノンレム睡眠とレム睡眠は徐々に切り替わるのではなく、ほぼスイッチプロセスとして切り替わります。これはポリグラムを見ても変化のポイントが指摘できる場合があるほどです。レム睡眠期に眠っている人を覚醒させると、「夢を見ていた」と自分の体験を話せることが多くあります。実際、大脳皮質は、覚醒時に近い代謝のレベルを示します。レム睡眠期に覚醒させるには強めの刺激が必要であると考えられています。このようにレム睡眠期の覚醒閾値が高いのは、おそらくはレム睡眠期に外部からの刺激が脳に届くのをブロックするメカニズムが働いているからであろうと考えられています。ポリグラフ（第13章参照）では、脳波は覚醒時と似たさまざまな周波数の比較的低振幅の波を含む波で構成されます。レム睡眠の特徴はその名前（ＲＥＭ＝rapid eye movement）のように、キョロキョロと周りを見回しているように見える急速眼球運動が出現する点です。また、筋電図は最低レベルを示します。これは大脳皮質が活動している状態があり、運動野から末梢に向けて、体を動かす信号が伝わるのをブロックする機構が働くためです。この機構が不十分であると、大脳皮質の活動が体に伝わり、レム睡眠期に筋電図が上昇し、さらには体が動き始めるというレム睡眠行動障害（第19章「睡眠時随伴症」の項目を参照）の症状が出現します。

②睡眠図

このような睡眠ステージの判定は、通常30秒間のエポックとして判定します。新しい基準をもとに、正常若年者のポリグラフを判定していくと、**図5-2**のような睡眠図が作成できます。

横軸は時間を示しています。睡眠開始を0としていますが、ここに実際の時刻（例えば23

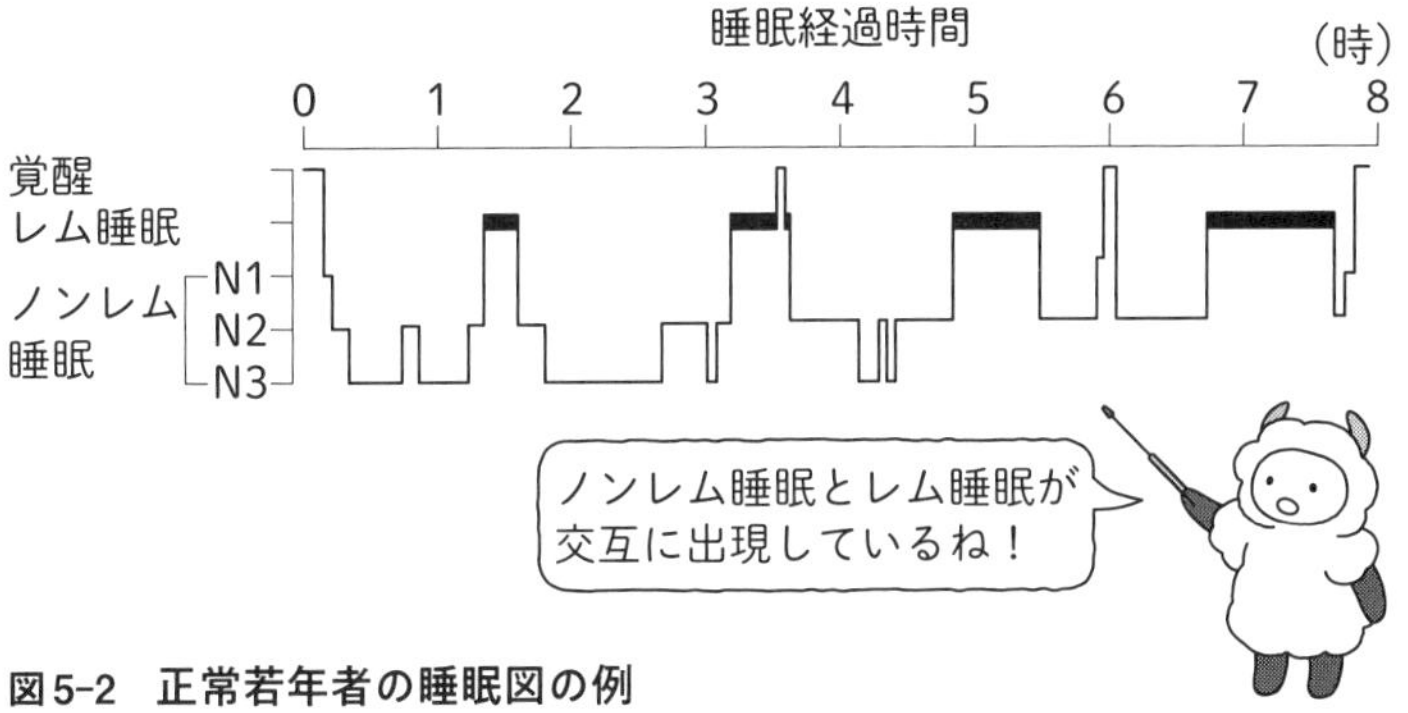

図5-2　正常若年者の睡眠図の例

時）を示すこともできます。このような一晩の睡眠の状態を睡眠構築と呼んでいます。

この睡眠の特徴をまとめると以下のようになります。これは、正常若年者の睡眠の基本的な特徴であり、睡眠医学を実践するものであれば暗記して、以下のような睡眠図の特徴をすべて含んだ図が書けるくらいになるとよいと思います。

- **睡眠はノンレム睡眠から始まる**
- **ノンレム睡眠とレム睡眠は交互に出現し、睡眠周期を形成する**
- **睡眠周期は、60分から120分くらい**
- **眠り始め（睡眠前半）に徐波睡眠（深い睡眠）が多く出現する**
- **明け方（睡眠後半という意味ではない）にレム睡眠が多い**

最後の２つの特徴は重要です。眠り始めに徐波睡眠が多く出現するということは、夜間の一般的な睡眠時間帯に睡眠をとり始めても、あるいは昼間に睡眠をとっても同じです。一方で、レム睡眠の出現しやすさは24時間周期のサーカディアンリズム（前章参照）によって制御されていて、明け方から午前中にレム睡眠が出現しやすい状態になります。したがって、一般的な時間に睡眠をとった場合には睡眠の前半には徐波睡眠が出現し、睡眠の後半にレム睡眠が出現するという睡眠の棲み分けがうまく起こり、お互いに出現しやすい時間帯を分け合うことができます。一方で、明け方から睡眠を取り始めると、レム睡眠が出現しやすい時刻にあたり、徐波睡眠の圧力とレム睡眠の圧力がぶつかり合う形で睡眠構築が乱れます。明け方から寝たときには、レム睡眠が多く、夢ばかり見ているようでゆっくり寝られなかった経験のある方もいるのではないでしょうか。

3　睡眠中の体内の生理学的状態

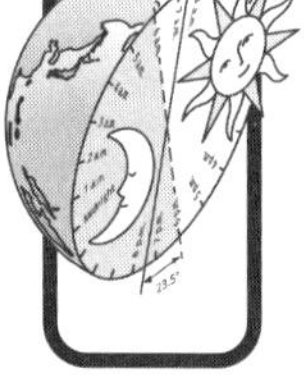

このような睡眠構築は主に脳波による睡眠段階の分類を時系列上に並べたものです。これと同時に、睡眠中には身体の状態も変化しています。このような睡眠中の身体的な変化については、睡眠に関連した変化と、サーカディアンリズムに関連した変化を分けて考える必要があります。

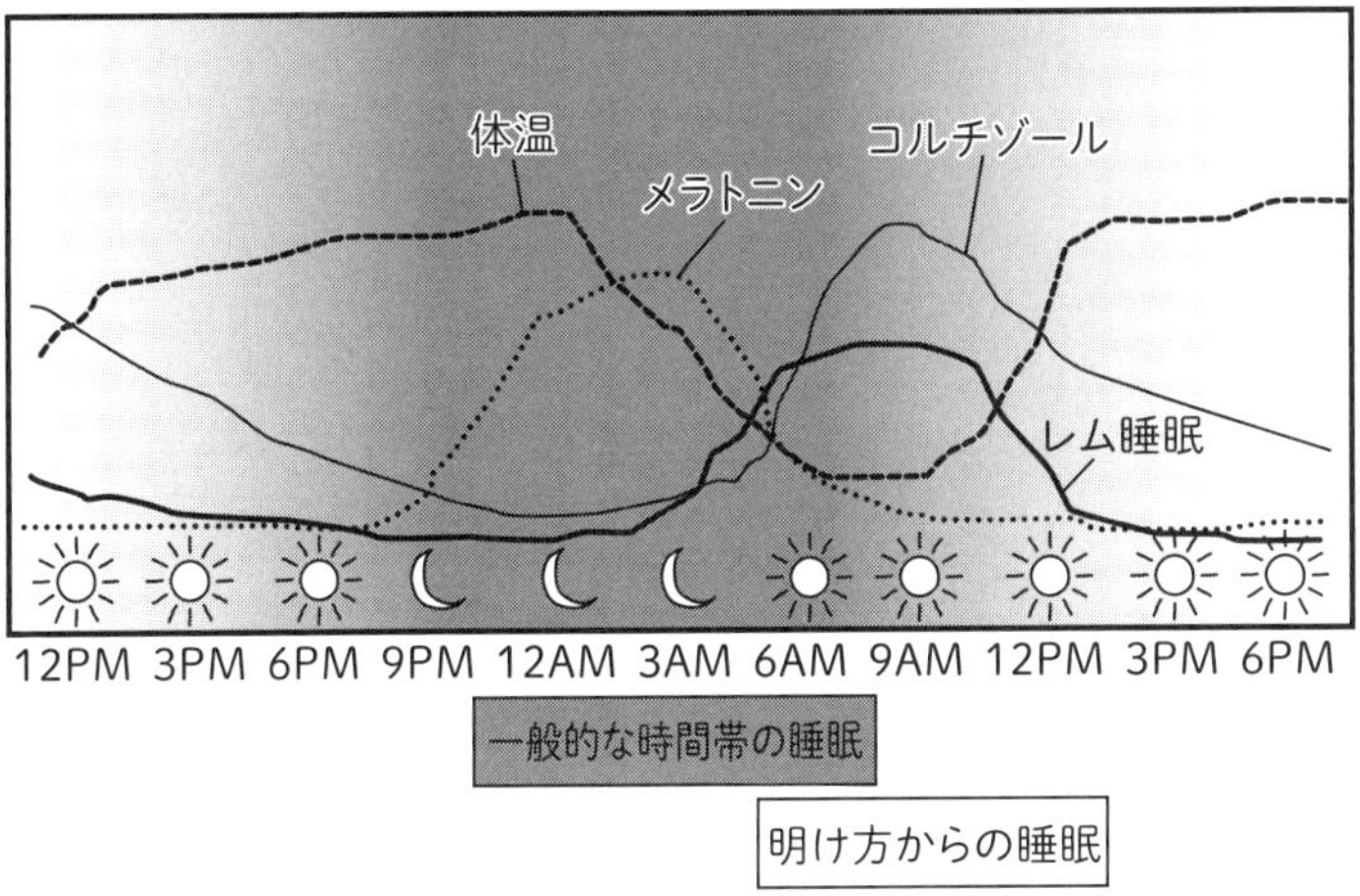

図5-3　睡眠と体温、ホルモンの関係

体温は深夜から明け方にかけて低下し、レム睡眠は明け方に多く出現する。
メラトニンは、夜間に多く分泌される。ホルモン（コルチゾール）は、明け方から多く分泌され、昼間にピークを迎える。

①体温（体温低下と眠気）

前章のサーカディアンリズムの章で、体温が24時間のサーカディアンリズムによってコントロールされていることを説明しました。この中で、体温は深夜から明け方にかけて低下し、明け方から昼頃まで上昇することを学びました。

時間帯から考えると、このような体温低下の時期は睡眠をとり始める時間帯と一致します。チャールズ・ツァイスラーらは、１９８０年に、時間などがわからない環境の中で自由に睡眠をとらせると、体温低下の時期に睡眠が多く起きることを示し、体温低下が睡眠と強い関係があることを明らかにしました[3]（**図5-3**）。その後、カート・クラウチらは、体温低下が末梢の体温上昇と関連があり、末梢体温の急激な上昇が寝付きと関連が深いことを明らかにしました[4]。

赤ちゃんや子どもは眠くなると手が熱くなったりしますが、これは体温が上がるのではなく、深部体温が手などの末梢の皮膚から放散される熱によって低下していく過程の一部だということです。そして、この熱放散が効果的に行われるほど眠気が強くなり寝付きがよくなると考えられています。

この研究は、このような現象を起こしやすくする睡眠環境の改善などにその後応用されています.

②自律神経系の活動と心拍変動、血圧

睡眠中は、全般的に副交感神経が優位で、リラックスした状態になっていると考えられます。自律神経系の指標としては、心拍変動がよく使われます。心拍変動は、終夜を通じて測定することが可能です。したがって、脳波を含めたポリグラフと同時に心電図の記録を行い、睡眠段階と心拍変動の関係について調べることが可能です。私たちは、視察的な睡眠段階だけでなく脳波の周波数解析を行って、これと連続的に変化する心拍変動の関係を東京医科歯科大学との共同研究で調べたことがあります[5]。

表 5-1　睡眠段階ごとの心拍変動の変化

睡眠段階	人数（人）	LF（ミリ秒²）	HF（ミリ秒²）	LF/HF
ステージ1	49	1,469.6±133.6	890.2±　78.6	2.30±0.29
ステージ2	342	1,055.8±　44.7	801.3±　35.1	1.85±0.09
ステージ3	56	569.8±　47.9	915.7±　85.6	0.78±0.06
ステージ4	19	284.7±　39.1	539.0±109.9	0.86±0.14
レム睡眠	115	1,365.8±　77.8	719.2±　49.0	2.51±0.17
P値		＜0.0001	＞0.08	＜0.0001

＊ Main effect of sleep stage. Values are expressed as mean ± SE.
▶文献5より引用。

心拍変動では、ＬＦ（低周波）という値は主に交感神経・副交感神経の両方の働きを、ＨＦ（高周波）という値は副交感神経の働きを反映すると考えられています。また、ＬＦをＨＦで割ったＬＦ／ＨＦは交感神経の指標とされています。

ここでは、睡眠段階と心拍変動についての変化を**表5-1**に示します。

これを見ると、副交感神経は全般にノンレム睡眠、特に徐波睡眠期に高く、交感神経は浅いノンレム睡眠であるステージ１とレム睡眠で高いことがわかります[5]。

レム睡眠期は、自律神経系は変動が大きく、血圧の変動が大きいことも知られています。当直などをしていると、明け方に亡くなる方が比較的多いのですが、これは自律神経系の変動の大きいレム睡眠が出現しやすい時間帯であるということも関連している可能性があります。

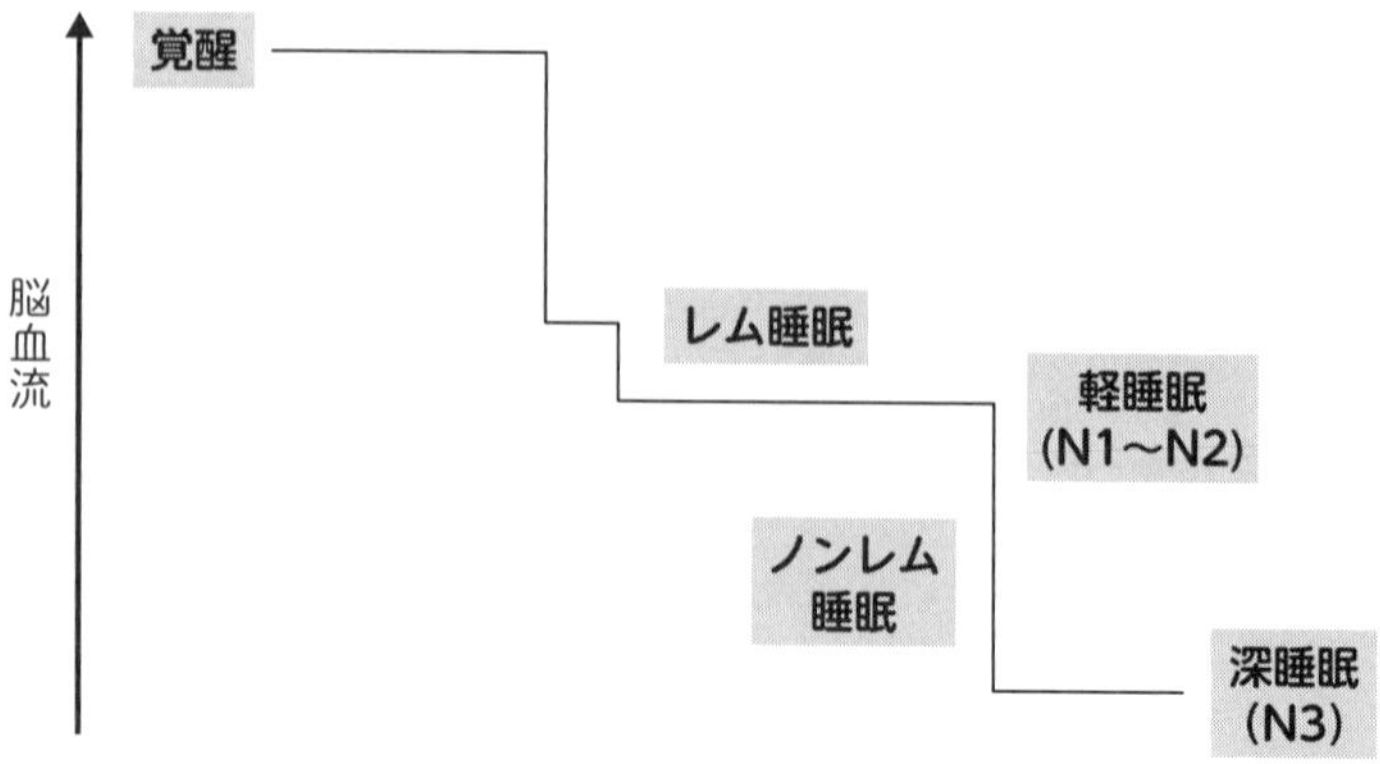

図5-4　脳血流と睡眠段階の関係
▶文献６より引用。

③脳血流

睡眠中の脳血流の研究は、ＰＥＴなどの非侵襲的な研究により進みました。これらの研究によれば、大脳皮質の血流は皮質の活動性が高いと考えられている覚醒時、レム睡眠期、軽睡眠期にこの順で高く、深睡眠期（徐波睡眠期）には低くなることが知られています（**図5-4**）。

④ホルモン

睡眠中のホルモンの変化は、イブ・バン・コーターらの詳細な研究があります。彼らは**図5-5**に示すように、非常に興味深い実験をしました。ホルモンなどの内分泌系にかぎらず、24時間の周期をもっているように見える生理学的なリズムは、１つは睡眠中に起こる生理学的変化、つまり通常は睡眠を24時間ごとにと

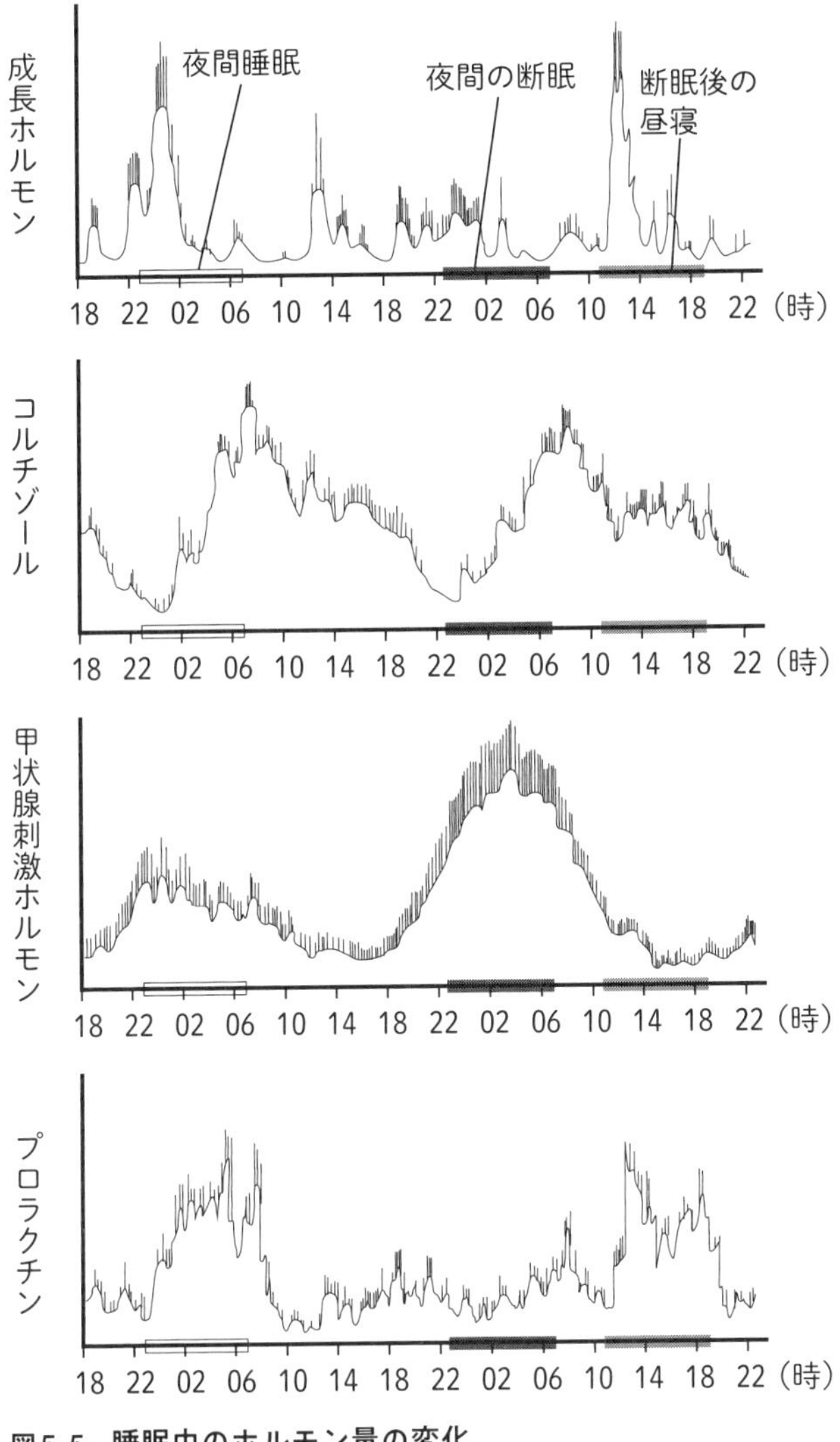

図5-5　睡眠中のホルモン量の変化

▶文献7より引用。

るためにそのもの自体がリズムをもっていなくても、睡眠と関連して出現するために24時間リズムをもっているように見えるもの。もう1つは、その生理学的現象自体が体内時計にコントロールされていて、たとえ徹夜をしても夜間には同じ現象が起きてくるものに分けることができます。前者をスリープコントロール、後者をサーカディアンコントロールされる現象と名付けましょう。

これらの2つの現象は、正常の睡眠時間と、徹夜後に睡眠時間を昼間の時間帯にずらすという操作をし、その間にさまざまな指標の測定を行うことで、それぞれの生理学的な指標がどちらによってコントロールされているのかを分けることができます。以上のような実験をコーターらは行いました。

実験は2日以上にわたって続くものですが、最初の日は通常の時間帯に睡眠をとります。そして、翌日の夜は一晩徹夜をし、その後の昼間に睡眠をとります。睡眠はどちらも8時間程度とっています。さらに、食事などは内分泌系に影響を与えるため、これらの影響をできるだけ排除するため、食事をするかわりに継続的にグルコースを点滴しています。

この結果からわかることは、成長ホルモン、プロラクチンなどは、睡眠の時間帯をずらしても睡眠の時期に分泌量が高まっています。つまりスリープコントロールされているということです。一方で、コルチゾールの分泌量の変化を見ると、睡眠をずらしても明け方の時間帯から分泌量が上昇し昼間は高い値を保つようになっています。コルチゾールは大まかには体内を活発な活動に適した状態にするホルモンとも言え、眠る眠らないにかかわらず昼間の活動できる状態を作っていると考えることもできると思います。また、甲状腺刺激ホルモンも、サーカディアンコントロールされていると言えます。甲状腺刺激ホルモンは18時頃から上昇が始まります。これは2日目の断眠夜の場合も同じです。そして、睡眠は甲状腺刺激ホルモンの分泌に対しては抑制的に働くので、断眠した夜は非常に分泌量が多くなるパターンになっています。

第6章 動物の睡眠

1 動物の進化と睡眠

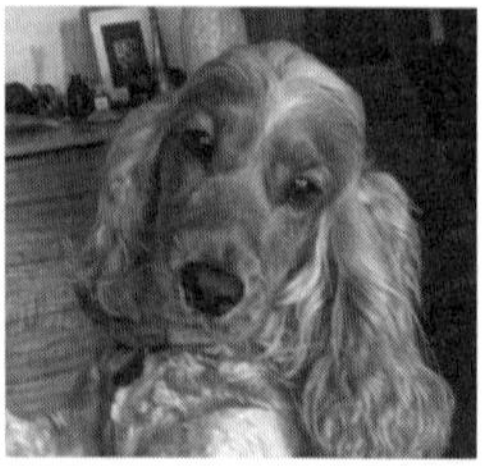

図6-1　筆者の愛犬「トレイシー（Tracy）」

動物も眠るということは広く知られています。私も犬を飼っていますが、よく眠ります。他の生き物はどうでしょうか。昆虫から進化の頂点にある私たち人間まで、睡眠がどうなっているのかということについても、これまでに　多くの研究者が調べてきました。その中で、「睡眠」をどのように定義するのかということも問題になります。睡眠とは何だ、虫は眠るのか、じゃあ魚は眠るのかと議論はつきません。

その中で議論に出てくるものは、下等な動物でも行動的に動きが少なくなる時期と活発に動く時期があり、動きが少なくなっていれば眠っているように見えるということです。では、動きが少なければ睡眠と言えるのかどうか。そういった議論をする中で、脳波の発見によって睡眠研究が進んだように、脳波を測定し変化があるものを真の睡眠と呼ぼうという「定義」ができてきました。脳波を確認できるものをより明確に示すために「脳波睡眠」という言葉を使う場合もあります。これに対して、動きのない状態は「行動睡眠」と呼ぶこともできると思います。そう考えると、脳の進化が睡眠の進化と強く関係していて、私たちが脳波睡眠と呼んでいる現象は、脳の進化の結果と考えることもできます。

2 睡眠の進化

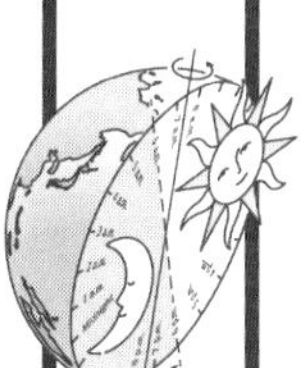

睡眠の進化について**表6-1**に示しました。この表に示されているように、下等な動物の睡眠を示唆する行動は24時間のサーカディアンリズムを示していますが、次第に進化し、高等な動物になるにしたがって睡眠特有の脳波の変化などが認められるようになります。そし

表6-1　睡眠の進化

	霊長類	哺乳類	鳥類	爬虫類	両生類	魚類	軟体動物	昆虫
長い不活動期	＋	＋	＋	＋	＋	＋	＋	＋
サーカディアンリズム	＋	＋	＋	＋	＋	＋	＋	＋
閾値上昇	＋	＋	＋	＋	＋	＋	＋	＋
終脳睡眠（睡眠特有の脳波）	＋	＋	＋	＋	＋	＋	－	－
レム睡眠の存在	＋	＋	＋	＋	－	－	－	－

▶文献1、2やその他の文献を参考に著者作成。

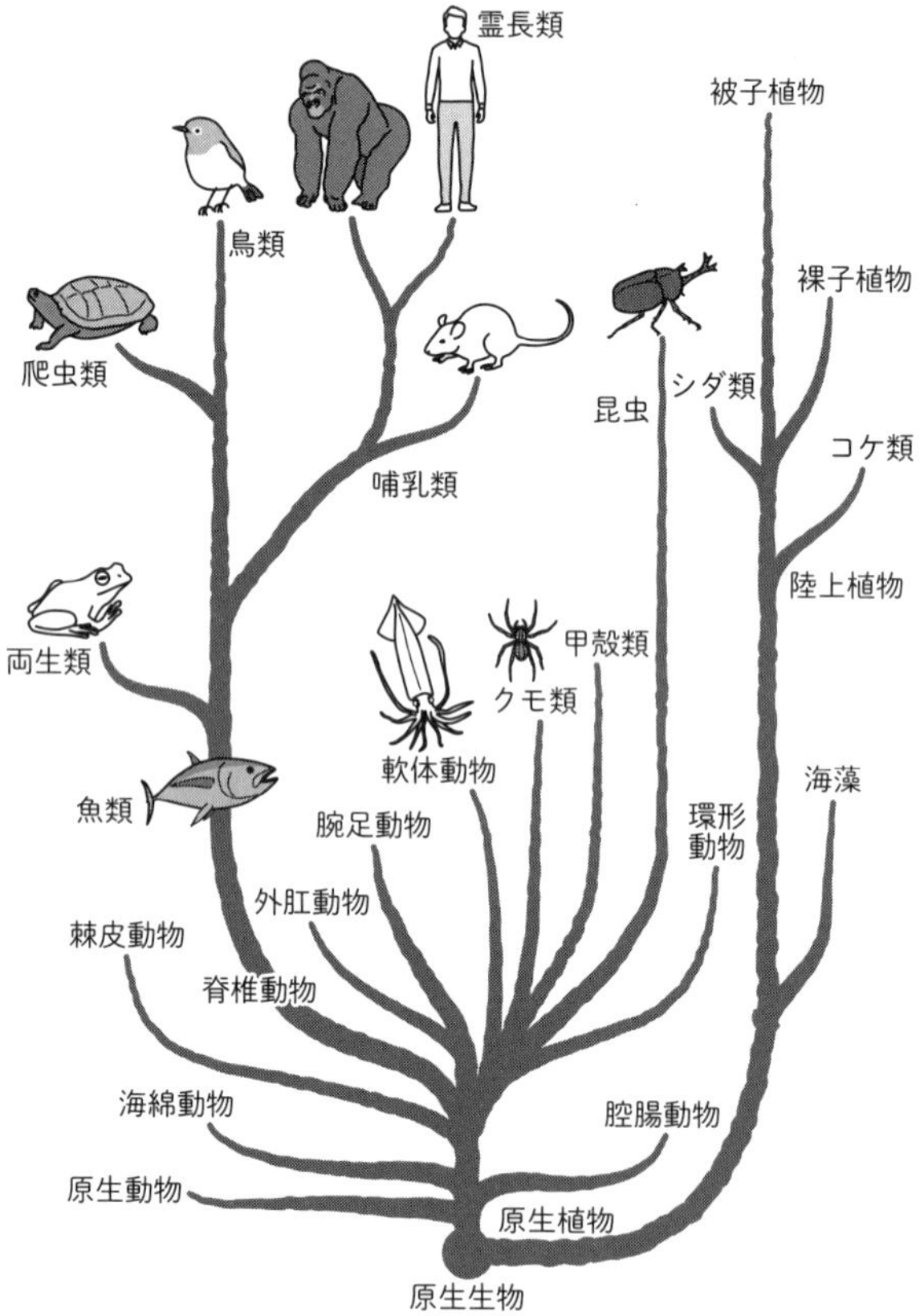

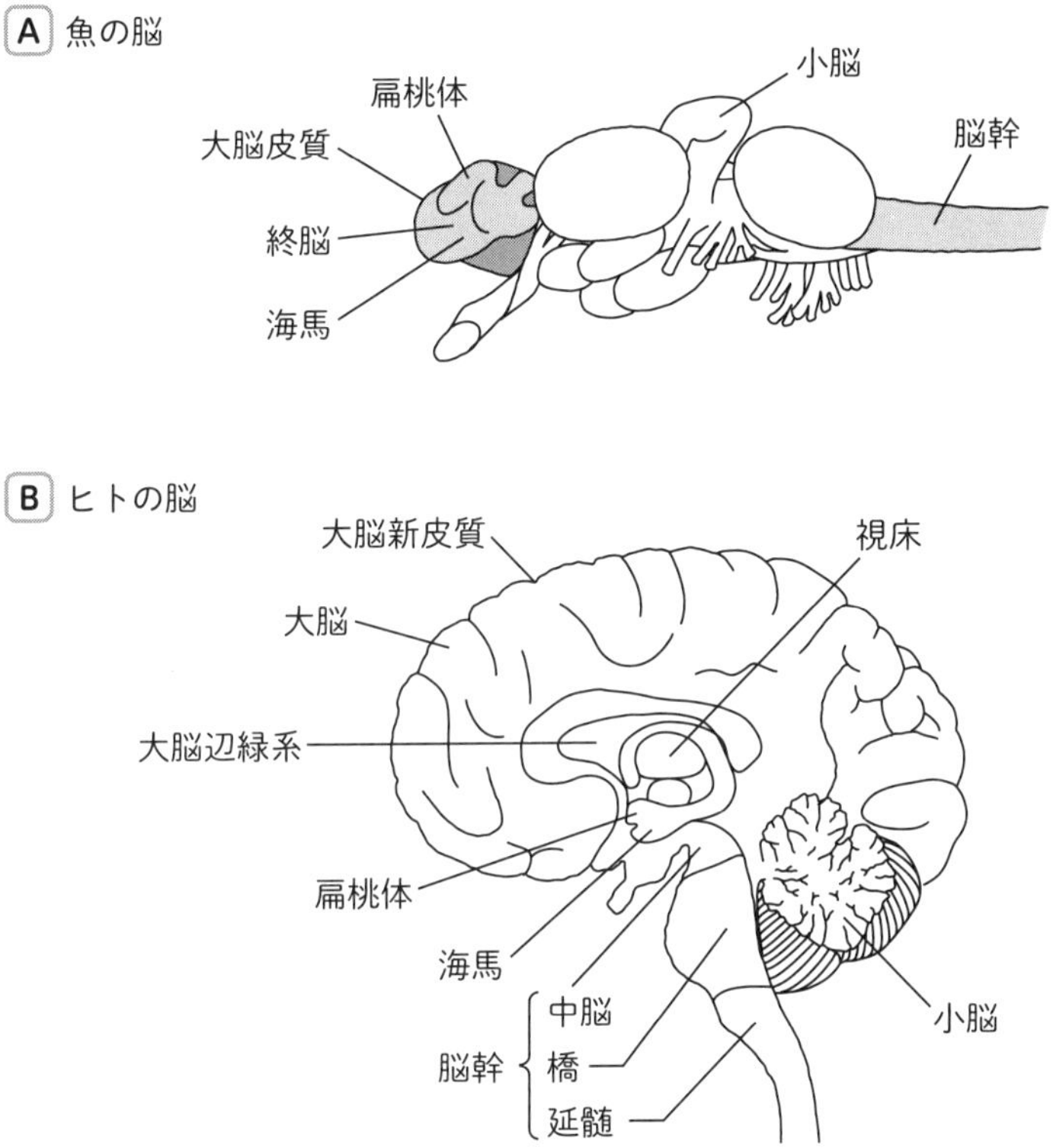

図6-2　魚の脳とヒトの脳

て、鳥類よりも高等な動物にはノンレム睡眠とレム睡眠の両方があるとされてきましたが、最近爬虫類にもこの区別が存在することが明らかになってきました[2]。

　では、下等な動物の脳と高等な動物の脳はどのような点が違うのでしょうか。**図6-2**に示したのは、魚の脳とヒトの脳の模式図です。ヒトの脳に比べれば魚の脳はうんと小さいわけですが、その中で特に注目したいのは終脳（telencephalon）の大きさです。これはほぼ大脳と同じ意味の用語ですが、ヒトの論理的な思考や行動を計画するなどの高次の機能を司っているのが大脳です。この部分が巨大になっているのがヒトの脳です。

3 ノンレム睡眠とレム睡眠の分化

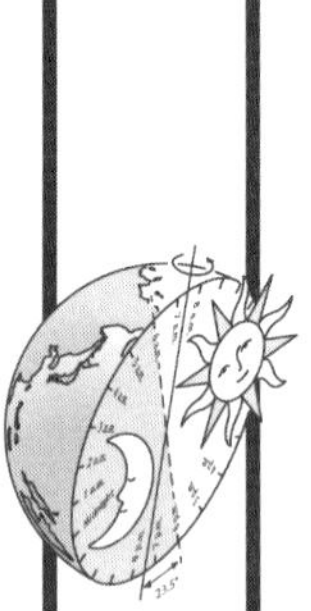

このような終脳あるいは大脳の発達が、睡眠を進化させたと言ってもよいと思います。この結果として現れてきたのはノンレム睡眠とレム睡眠の分化です。睡眠がノンレム睡眠とレム睡眠の2つの睡眠に区別できるようになったということです。では、ノンレム睡眠とレム睡眠に分かれる前は睡眠はどんなものだったのでしょうか。

これは、魚の「睡眠」と言われる状態を考えてみるとよいと思います。魚は睡眠中は無動状態になります。脳波は睡眠の状態に変化し、刺激に対する反応閾値は高くなります。つまり、反応が遅くなるということです。しかし、反応ができないわけではなく、手を近づければサッと逃げます。これは、脳の活動は深い睡眠のように低下していないということです。

このような状態は、レム睡眠に似ています。レム睡眠中は、筋肉の活動は低下していますが、脳の活動はある一定のレベルが保たれています。必ずしも刺激ですぐ起きるわけではありませんが、比較的速やかにはっきり覚醒しやすい睡眠ではあります。このようなことから、レム睡眠はノンレム睡眠より古い睡眠で下等な動物に見られ、進化した動物にはノンレム睡眠が認められるようになったと考えられています。これは、多少意外だと思われる方もいるかもしれません。レム睡眠中は夢を見ていることも多く、脳の活動が低下しているノンレム睡眠よりも複雑な睡眠のような印象があるかもしれませんが、実は脳が休んでいる睡眠らしい睡眠は進化した高等動物だからこそ必要になってきたのです。つまり、これは脳の進化と関係があります。大脳皮質が大きくなり、日中にさまざまな活動を担うようになったため、これを休めることが必要になり、その結果ノンレム睡眠が出現したという考え方が一般的です。

ただし、動物の睡眠の研究は進んでおり、有名な科学雑誌Natureに、ゼブラフィッシュにノンレム睡眠とレム睡眠のような区別が見られたという論文が掲載されてもいます[3]。また、爬虫類の睡眠についての発見も最近のものです。さらには、最近は蜘蛛にもレム睡眠があるのではないかと言われていますが[4]、もう少し研究の成り行きを見ていきましょう。これらのことを考えると、今後も動物の睡眠については新しい発見があるかもしれません。

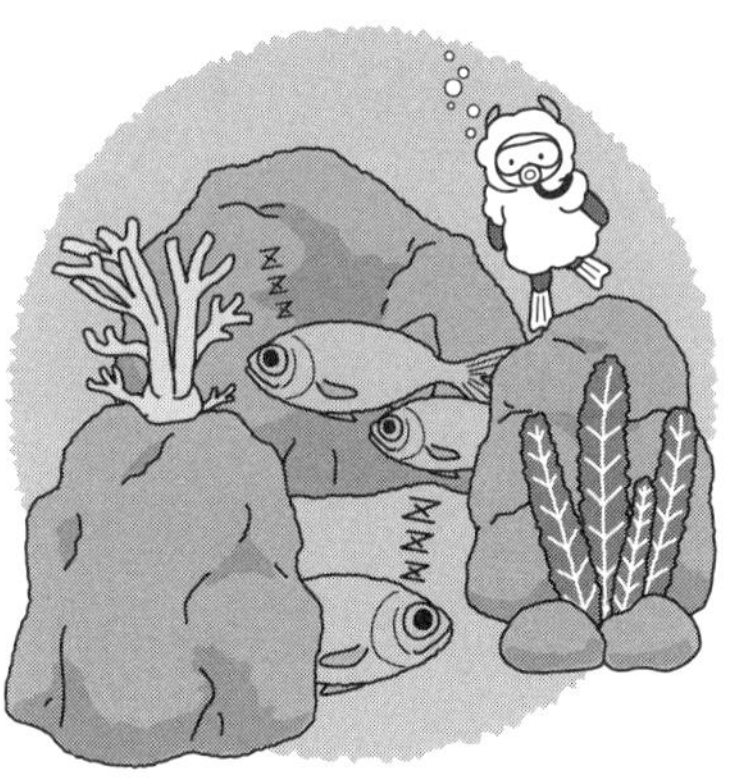

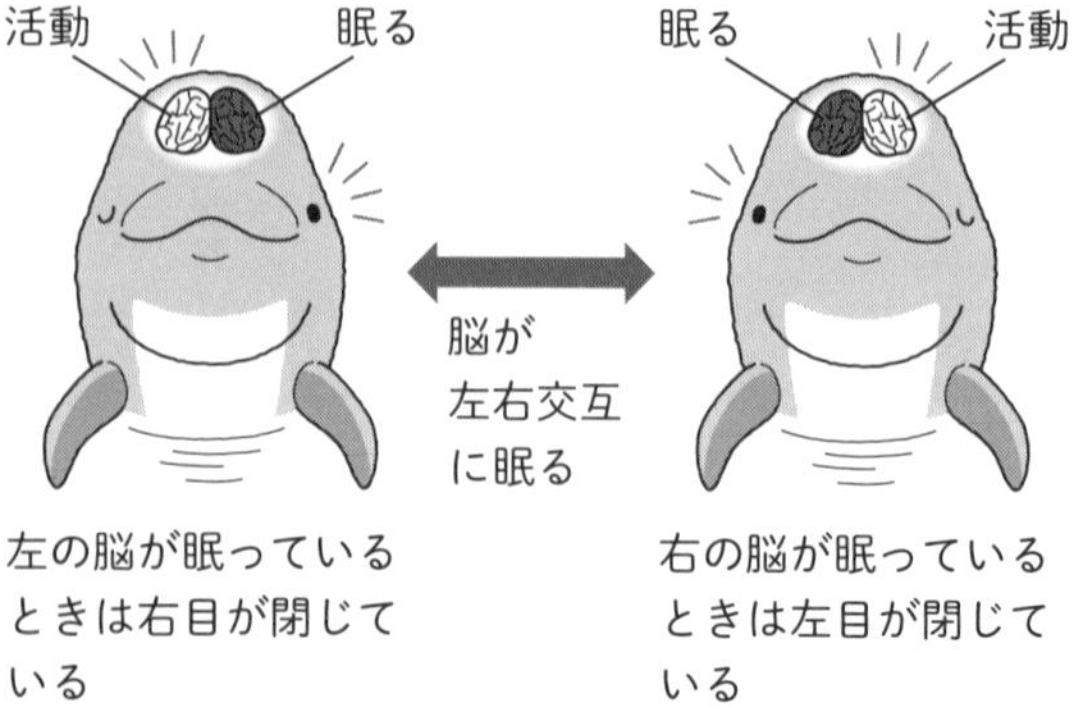

図6-3　イルカなどの海獣の睡眠

イルカなどでは、脳が左右交互に眠る。水中でバランスを失って溺れたりしないようにするためではないかと考えられている。
▶文献６を参考に作成。

4 特殊な睡眠の進化

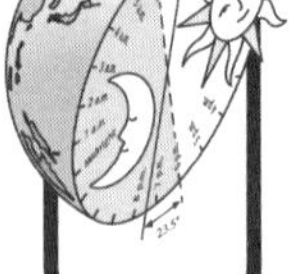

さて、このような睡眠の変化の中でも特殊な進化をした動物もいます。それが海の哺乳類である海獣です。イルカなどの哺乳類は水の中に住み、肺で呼吸をしながら生活をしています。したがって完全に眠ってしまうとどうも溺れてしまうようです。しかし、哺乳類で大脳皮質は発達しているため睡眠は必要となります。そのため、脳の右半球と左半球が交代で睡眠をとるという睡眠をとっているようです[5]（**図6-3**）。

また、オットセイも同様に脳が左右交互に眠り、レム睡眠は水中にいるときにはほとんど認められず何週間もレム睡眠なしで過ごすということです。しかし、興味深いのはいったん陸上生活になると、両側の脳が同期して眠るようになり、さらにはレム睡眠が出現するようになるということです。

5 動物の睡眠時間

動物の睡眠時間はさまざまです。長く眠る動物もあれば、睡眠時間の短い動物もあります。**表６-２**にさまざまな動物の睡眠時間を示しましたが、いかがでしょうか。これを眺めて、ああこういう動物は長く眠るし、こういう動物は短いんだなということがわかるでしょうか。思いつくことは、動物の大きさ、肉食動物か草食動物なのか、などだと思いますが、どうも完全にしっくりは当てはまりません。

こういった問題について、思索を深めた研究者がいます。ジェローム・シーゲルというカリフォルニア大学ロサンゼルス校（ＵＣＬＡ）の研究者ですが、長年動物実験を主体とした研究を行ってきている私の好きな研究者でもあります。

彼は、動物の睡眠時間がどのような要因によって決定されているのかを調べてみました[5]。**図６-４**は、体重との関連および動物の食性による分類で調べたグラフです。これを見ると、平均すると睡眠時間は、肉食動物＞雑食動物＞草食動物の順で、肉食動物が長いことがわか

表6-2　動物の１日あたりの推定睡眠量

時間	種名
20	フタツユビナマケモノ（オオナマケモノ）
19	キタオポッサム、オオチャイロコウモリ、コチャイロコウモリ、ミズオポッサム
18	ジュウニオビアルマジロ（オオアルマジロ）
17	ヨザル、ココノオビアルマジロ
16	ホッキョクジリス
15	ツパイ
14	ネコ、ハムスター（ゴールデンハムスター）
13	ハツカネズミ（マウス）、ネズミ（ラット）、ハイイロオオカミ、ジリス、テンレック、ユビムスビ
12	ホッキョクギツネ、チンチラ（ケイトネズミ）、ゴリラ、アライグマ
11	アメリカカイリ（ビーバー）、スローロリス
10	ジャガー、ベルベットモンキー、ホシバナモグラ、パタスザル、ガラゴ、バクハリネズミ、メクラネズミ、ヨーロッパハリネズミ
9	アカゲザル、チンパンジー、ヒヒ、アカギツネ
8	ヒト、ウサギ、テンジクネズミ（モルモット）、トウブモグラ、ブタ、ハリモグラ、フリカオオホホネズミ
7	
6	ハイイロアザラシ、ハイイロイワダヌキ、ブラジルバク
5	キノボリイワダヌキ、イワダヌキ（ハイラックス）
4	
3	ウシ、ヤギ、アジアゾウ、アフリカゾウ、ロバ、ヒツジ
2	ノロジカ、ウマ

▶文献１より引用。

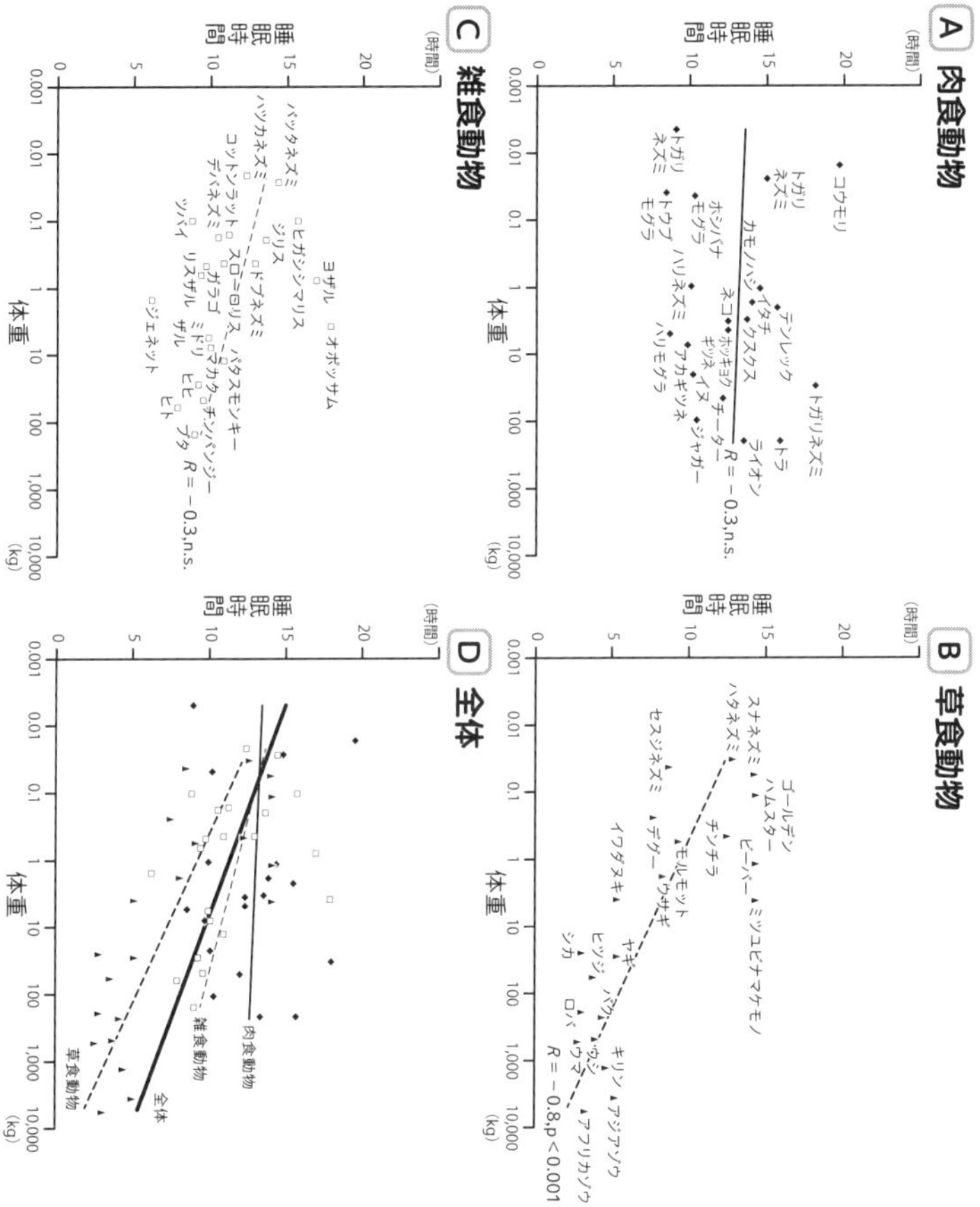

図6-4　動物の体重と睡眠時間の関係

▶文献5を参考に作成。

ります。また、肉食動物では、体重と睡眠時間の間に有意な相関が見られません。一方で、草食動物では体重が重いと睡眠時間が短いという負の相関が認められます。これは、動物全体でも認められます。そう考えると、草食動物では大きい動物は隠れることもできず、おちおちと眠ってもいられないけれども、小さい動物なら穴の中に隠れて眠れるという説明ができるように思います。

ノンレム睡眠の発生のプロセスについて、大脳皮質が発達したことから脳を休める睡眠が必要となり、進化した動物でノンレム睡眠とレム睡眠が区別されるようになったと説明しました。そう考えると、大脳皮質の大きな動物は長く眠るのかと思いますが、これはどうも当てはまらないようです。では、非常に複雑で行動な情報処理を行うなどその内容が睡眠時間と関係があるのかとも考えますが、ヒトよりもナマケモノのほうがずっと睡眠時間が長いことを考えると、そうでもないようです。

もう1つは、睡眠周期（ノンレム・レム周期）との関連です。一例として、論文[5]ではトガリネズミとゾウを取り上げています。トガリネズミの睡眠周期は8分で、ゾウは1・8時間だそうです。これは、一般論として脳の重量の軽い動物では睡眠周期が短いということが言えるようですが、これは脳が大きいと温度変化が急激に起こりにくく、代謝サイクルが長くなるということと関係があるのではないかと仮説を述べています。

このように考えると、動物の睡眠時間が何によって決まっているのかは、一筋縄ではいかないようです。これらの仮説として、以下のようなものが示されています。

- 大きな草食動物は、小さい草食動物よりも肉食動物に襲われる可能性が高く、睡眠時間が短いのかもしれない。また、食事に費やす時間も長く必要である。
- 別の仮説としては、小さい動物は体重に比して対表面積が大きく、体温を効率的に維持するためエネルギーを節約する意味で睡眠を長くとるというものもある。
- 体重、代謝と睡眠：大きな動物よりも小さい動物のほうが体重あたりの代謝率は高いことが知られている。この代謝率は、ミトコンドリアから活性酸素種（ＲＯＳ）の産生量を増大させる。小動物で睡眠が長いのは、ＲＯＳの産生過多に対して、これが脳細胞を破壊することから防御するためではないかとも考えられている。ＲＯＳによる、脳のダメージに対して、十分に神経細胞やグリア細胞を修復する時間をとるということが、睡眠が長い理由という仮説も提出されている。

少々難解な仮説もありましたが、動物の睡眠時間はおそらくさまざまな要素が関連して長い進化の歴史の中で決まってきたということが言えそうです。動物についてはさらにさまざまな研究がなされると思いますが、このようなことが、ヒトの睡眠の研究にも新しい視点を見出し、さらに睡眠への理解を進める助けになっているのだと思います。

第7章　睡眠時間と睡眠負債

1　標準的な睡眠時間とは？

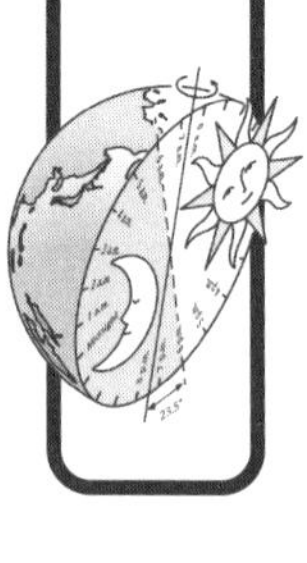

ヒトはどのくらいの時間の睡眠をとることがよいのでしょうか。この問題については、いくつかの答え方があると思います。1つは、調査票による大規模な統計的な方法によるものです。多くの人の睡眠時間を調べて、だいたいどのくらいの長さで眠っているのかを明らかにして、平均くらいの長さを標準的な睡眠時間と考える方法です。これは、古くから行われており、有名なものの1つはＮＨＫ放送文化研究所が行っている国民生活時間調査です。

２０２０年の調査結果では、平均すると平日7時間12分、男性は7時間20分、女性は7時間

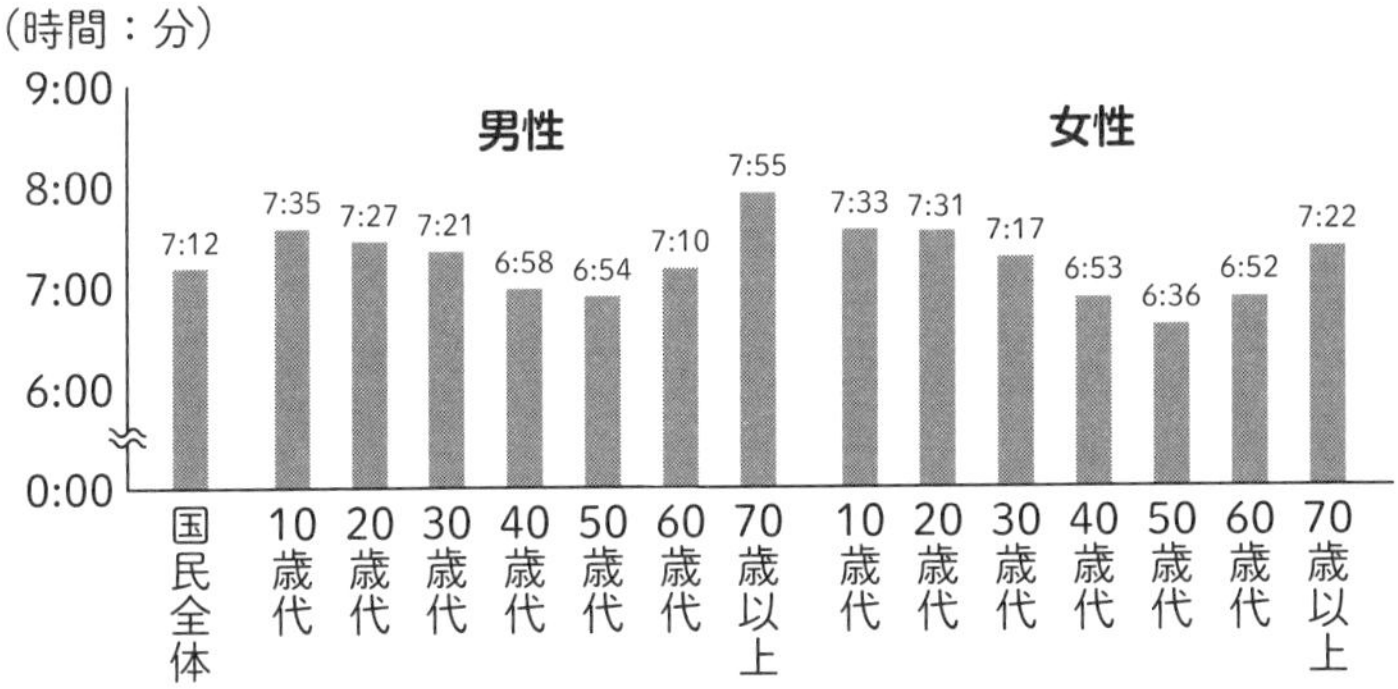

図7-1　日本人の平均睡眠時間（男女年齢別：平日）
▶文献1より引用。

6分です（**図7-1**）[1]。過去のデータと比較すると日本人の睡眠時間はここ50年の中で減少傾向にあります。この50年で日本人は体質が進化して必要な睡眠時間が短くてすむようになったとは言えないので、このような方法で調べた標準的な睡眠時間は社会文化的な状況に影響されるということだと思います。女性の平均睡眠時間が短いのも、社会文化的な影響かもしれません。

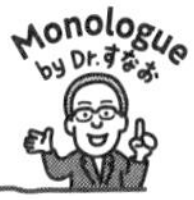

標準的な睡眠時間はどれくらいなのかを考えたとき、他の人と同じくらい眠っておけば大丈夫だという考え方があると思いますが、これから述べるように平均値には個人差が含まれていませんので、それを考慮することが大切です。それから、昔に比べて日本人の睡眠時間が短くなっているという事実について考察して、自分たちの生活がどうあるべきかを考えてみるのもよいと思います。ウェブサーフィン、ネット通

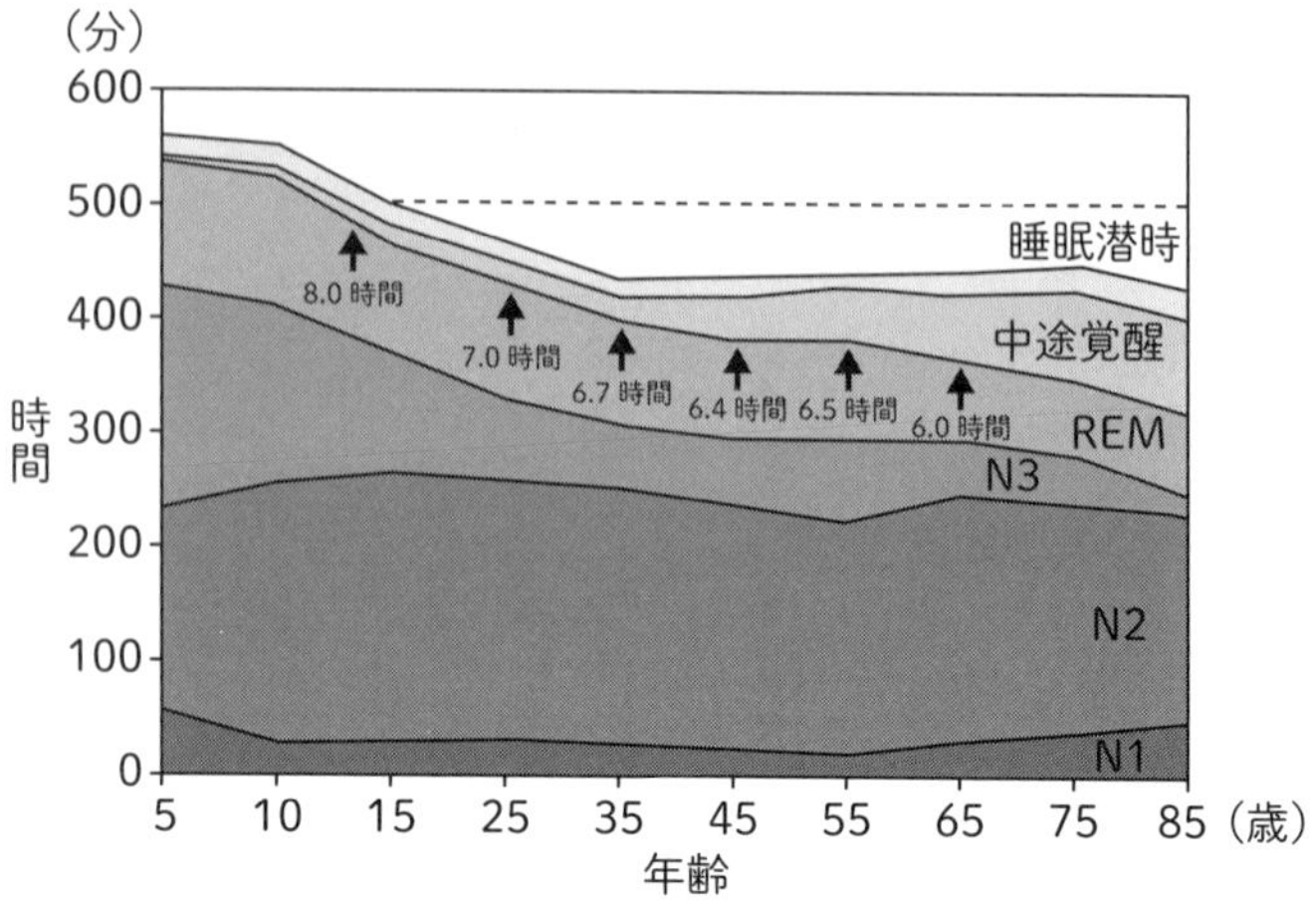

図7-2　加齢による睡眠時間の変化

矢印は各年代の平均睡眠時間。
▶文献2より引用。

販、YouTube、Netflix、LINE。1960年代にも70年代にもなかったものです。携帯電話さえありませんでした。そんな時代を懐かしむのではなく、もっと未来志向でこういった便利なツールをもちながら、健康をどう維持するのかを考えるのが大切なことだと思います。

比較的よく紹介されるもう1つの方法は、過去の睡眠研究の結果を総合的に分析して、各年代の睡眠について明らかにするというものです。こういったデータでは、モーリス・オハヨンら[2]のものがしばしば引用されます（**図7-2**）。上記の調査票による方法より優れている点は、睡眠の客観的な長さや、各睡眠ステージの割合などについても明らかになる点です。しかし、実験によるので自然な生活の中での睡眠時間が測定されていないということと、もう１つは意外に見落とされているのですが、夜間に睡眠をとる習慣のある被検者が主として対象になり、さらには昼寝をする習慣があったとしても実験室内では夜間の睡眠だけを測定するので、昼寝の部分が抜け落ちる結果になってしまうということです。

この問題点は以前に私が指摘をして、小さな論文にしました[3]。一般には、高齢者は睡眠時間が短くなると言われていますが、調査票では高齢者で睡眠時間が再び長くなっていることと、何よりも自分自身の高齢の親の睡眠を見てきて、昼間によく眠っている状況を知っていたということがこの論文を書いてみようと思った要因です。

私が行ったのは、ＮＨＫの国民生活時間調査から各年代の睡眠時間を調べ、これにオハヨンらの論文から、各年代の睡眠効率（横になっている時間のうち何％眠っているのか）をかけ合わせて、各年代の24時間の中での推定睡眠時間を算出するということです。

その結果は、昼寝の時間も含めて考えればベッドにいる時間に対して眠っている時間の割合が低くなる、これを睡眠効率が低下すると言いますが、そうなっても高齢者ではしっかり眠っている睡眠時間がわずかに増加することを示唆するものでした（**図7-3**）[3]。一方で40歳代を中心とする働き盛りの世代は社会的要因によって睡眠がとれないということもあり、実際に眠りたいだけ眠れるのであれば高齢者よりも長く眠っている可能性もあります。つまり、やはり本当は高齢者は睡眠時間が短いのだけれども、若い人は本来の睡眠がとれず短い、一

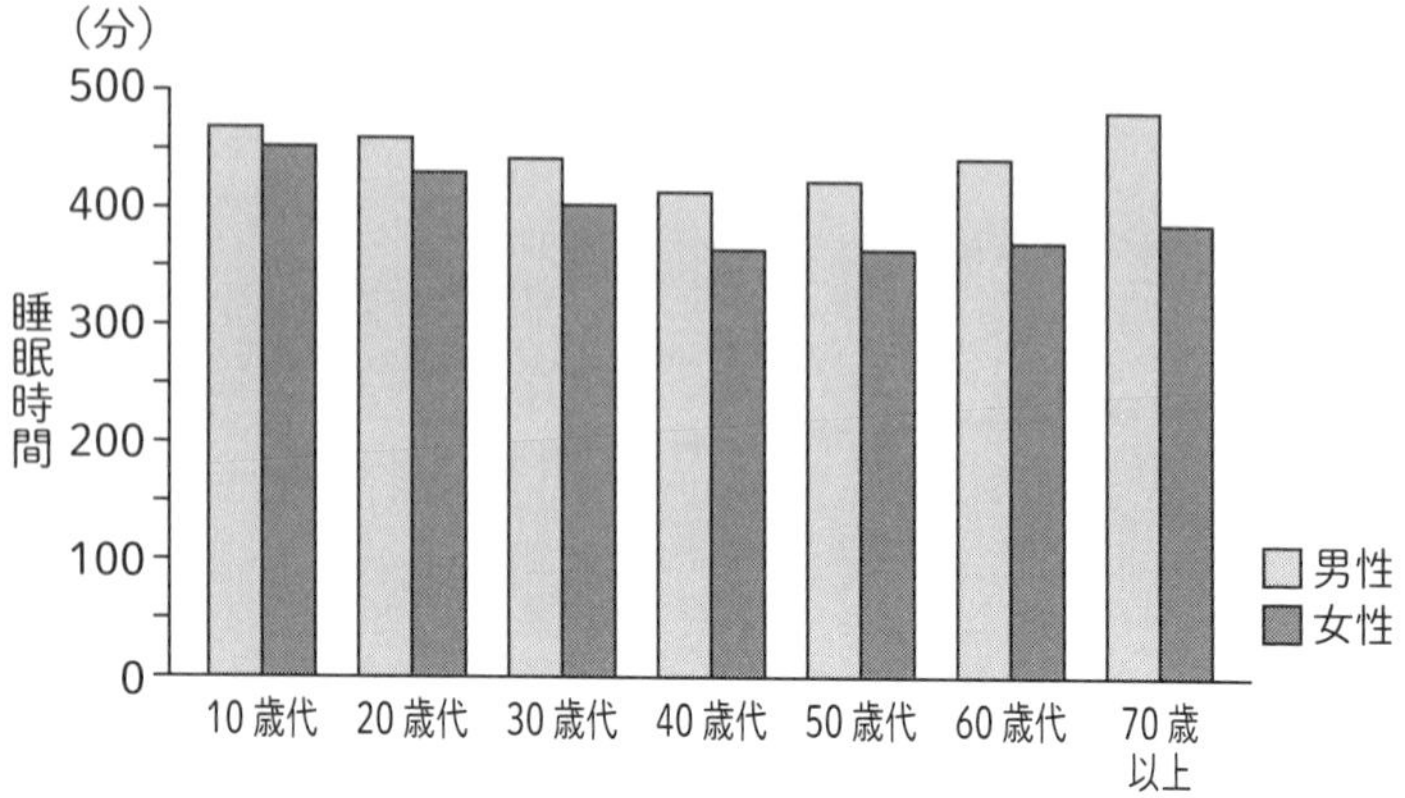

図7-3　各年代の24時間の中での推定睡眠時間

NHK国民生活時間調査（2010年）をもとに算出。
▶文献3より引用。

方で高齢者は好きなだけ眠れるので長いという結果になる可能性があるということです。

いずれにしても、これらのことからわかることは、自然な状態で本来ヒトに必要だと思われる睡眠の長さを正確に測るということは非常に困難だということです。そう考えたときに、動物ではどうなのだろうかと思いますが、これも一筋縄ではいかないようです。マウスの睡眠をみると、マウスは高齢になれば睡眠時間が伸びるようです（後述）。しかし、このような睡眠時間はやはり生理学的な条件だけでなく、動物においても環境要因が関連していて、これらの両方を考えていくことが重要であるとローラ・マッキロップらは説明しています[4]。

2 各個人に適した睡眠時間はどのくらいか

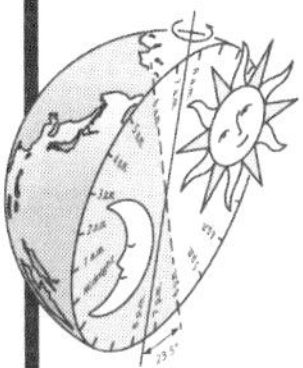

平均的な睡眠時間が仮にわかったとしても、もう1つとても大事なことは、平均的な睡眠時間が各個人の睡眠時間として適正なのかということです。これは、体質として長く眠る必要のある人（ロングスリーパー）や、短い睡眠でも大丈夫な人（ショートスリーパー）とも関連しています（後述）。また、同じ個人でも生活の状況によって必要な睡眠時間は異なります。各個人の適正睡眠時間についてこれを規定する要素は大まかに次のようなものです。

①体質

体質とは正確に何を意味しているのか、しっかりとは説明できませんが、生まれながらにして長く眠る必要がある人と、そうでない人がいることは知られています。極端になれば、ロングスリーパー、ショートスリーパーということになりますが、「正常範囲」でも、長めの人と短めの人がいます。

こういった体質は、遺伝する可能性があります。遺伝するというのは、長く眠る親から生まれた子どもは長く眠る傾向があり、親が短ければ子も短いという意味です。この遺伝にはおそらくさまざまな遺伝子が関わっていると思われますが、最近の興味深い研究を紹介します。ジェシカ・ローズらは、神経伝達物質であるドパミンを運ぶドパミントランスポーターの遺伝子 *DAT1* の多型性によって、睡眠時間が長いタイプと短いタイプに分かれるという結果を示しています[5]。具体的には、s464049 というＳＮＰ（一塩基多型：※）にグアニンをもつ人ほど睡眠時間が短くなる傾向があることがわかったということです。このように、適正な睡眠時間は個々の体質によって決まってくる要素もあり、平均値で議論することには注意が必要だと思います。

②年齢

年齢に関しては前述したオハヨンの夜間睡眠の図（**図7-2**）に示されるように、高齢になると睡眠時間は短くなるというのが、一般的な考え方です。しかし、年代によって社会的な環境要因から睡眠時間が制限されている可能性もあり、純粋に生物学的な意味での加齢による変化なのかは明らかとは言えません。

動物を用いて加齢による睡眠の変化を研究すると、このような要因を排除できる可能性がります。そのような研究[6]では、げっ歯類の加齢による睡眠の変化を調べ、加齢により睡眠時間が長くなることが示されています。一方で、げっ歯類の寿命はヒトよりも著しく短いなど必ずしも直接の比較はできないと考えられます。そういった意味では、チンパンジーなど霊長類を対象とする研究があると興味深いですが、まだ十分な研究はなされていないようです。

これまでの研究を総合的に考えれば、ヒトでは、年をとると睡眠時間は大幅に短くなることはないかもしれませんが、睡眠は浅くなり（徐波睡眠が減少）、中途覚醒が多くなり、長く眠ることが難しくなると考えられます。また、体力が低下するということも含めて、日中に眠気があり昼寝をすることが多くなるということもあると思われます。したがって、一般には夜間睡眠が短くなるという結果になると考えられます。

③日中の活動状況

日中の身体活動が睡眠時間に大きな影響を及ぼすことは、私たちが行ったアスリートを対象とした研究では、明らかになりました。詳細については第11章「運動と睡眠」を参照して

※…SNP（一塩基多型）：遺伝子の多型のタイプのうち、塩基配列が1つだけ異なる塩基に置き換わる変異のこと。

いただきたいと思いますが、合宿などで日中の身体活動が増すと、昼寝も含めた自発的な睡眠時間は長くなります。

では、精神活動についてはどうでしょうか。非常に忙しく仕事をしたり、長時間の勉強をする生活をする場合に睡眠時間が長くなるのかどうかを明確に示した論文を見つけることはできませんでした。

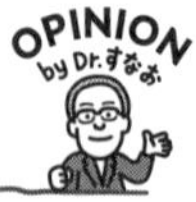

このような精神活動は多くの場合にストレスを伴っており、日中のストレスは夜間睡眠の質を悪化させます[7]。このストレスが少なければ、おそらく精神活動でも脳を休めるための睡眠が必要となり、徐波睡眠が増加したり、睡眠時間が長くなるのではないかと思います。しかし実験的にこのようなことを行うのはおそらくきわめて困難なのであろうと思います。

④健康状態

健康状態も、睡眠時間に大きな影響を与えます。身体疾患では、多くの場合これを回復させるために安静にする必要がありますが、その際には長く眠れるという傾向が見られます。

このような現象の背景には、感染症などで活動が活発になる免疫物質、例えばインターフェロンなどのサイトカインが、睡眠を促進させる作用をもっているからであるということが知られています(8)。

このようなことから、個人に適した睡眠時間がどのくらいであるのかということは、さまざまな要因が関わっていることであり、一概には言えないと考えるのがよいでしょう。一方で、十分な睡眠をとっていれば、一般には日中は眠気もなく元気に活動できるので、そうであればそれが必要十分な睡眠時間であると考えてもよいと思います。

3 睡眠負債

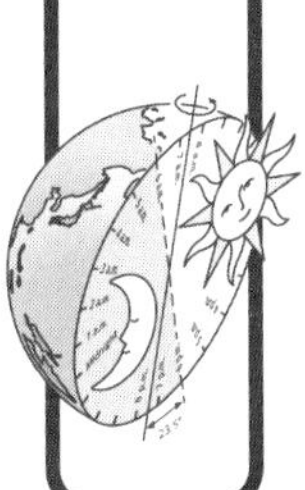

一時、睡眠負債という言葉が流行ったことがあるので、ご存知の方も多いのではないでしょうか。負債とは、借金やマイナスの財産、つまり将来は返済する必要があるお金のことです。したがって、睡眠負債というのは将来返済する必要のある睡眠の量のことと考えればよいと思います。返済するとは足りない分眠るということです。ただし、お金と違って、どうも睡眠は負債がどんどん膨らんでも、必ずしもすべてが負債として足し合わされ、返さなければ生命を維持できないというようなものでもなさそうです。例えばＮＨＫの生活時間調

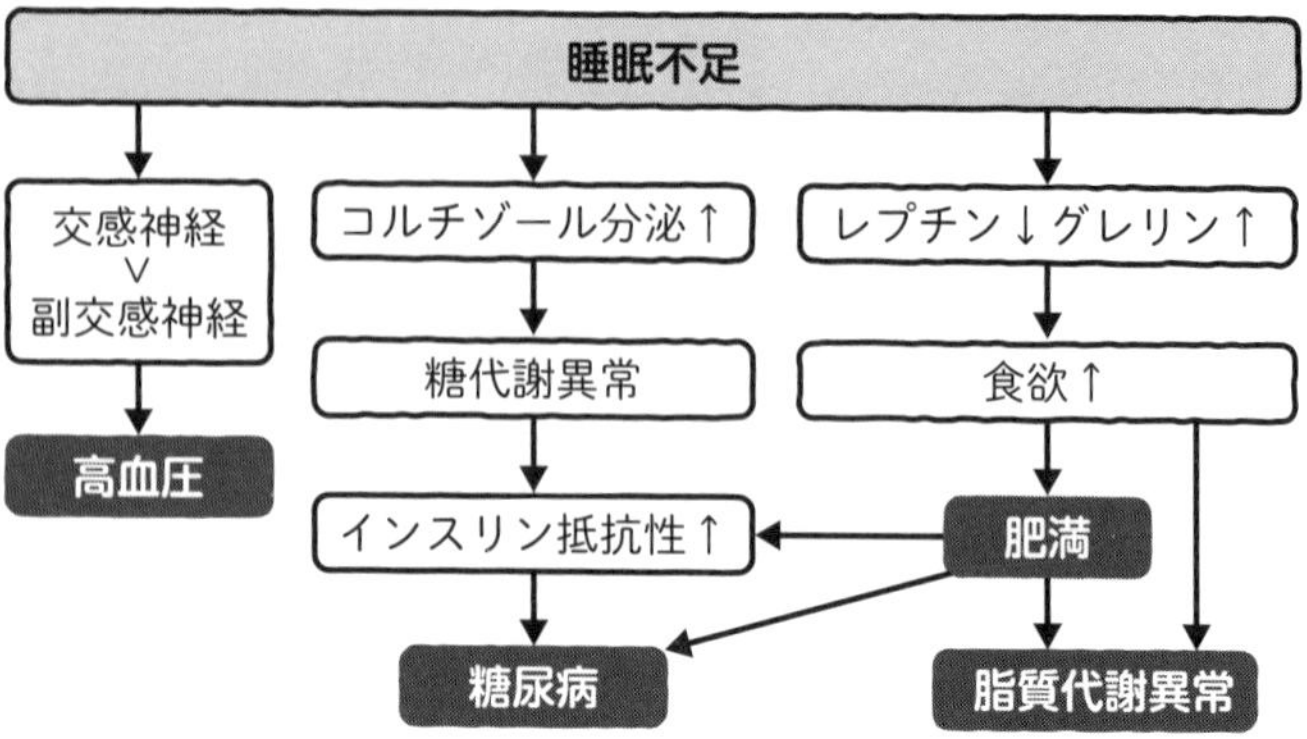

図7-4　睡眠不足がメタボリックシンドロームを引き起こす

睡眠不足になると交感神経が優位になり血圧が上昇する。また食欲を抑制するホルモンであるレプチンの分泌が減少し、食欲増進ホルモンであるグレリンの分泌が増加することにより食欲が増加する。また、ストレスホルモンでもあるコルチゾール（第5章参照）の分泌が増加する。これらの結果、脂質の蓄積とインスリン抵抗性が高まることにより、糖尿病や脂質代謝異常を引き起こす。

▶文献9を参考に作成。

査で男女ともに50歳代の睡眠時間が一番短いことが示されていますが（**図7-1**参照）、これを何年もかけて返すために60歳代、70歳代の睡眠が長くなっているという解釈はされていません。おそらくは、短時間睡眠を続けても短期的には生活することができますが、集中力の低下、気分の低下など生活の質が低下するなどの障害によってその影響が出たり、長期的に見れば高血圧や糖尿病など、健康への負の影響から生命予後が悪くなるということがあるのだと思います（**図7-4**）。これが、睡眠負債をためた結果と考えるのは妥当なのかもしれません。

4 ノンレム睡眠とレム睡眠の独立した睡眠負債

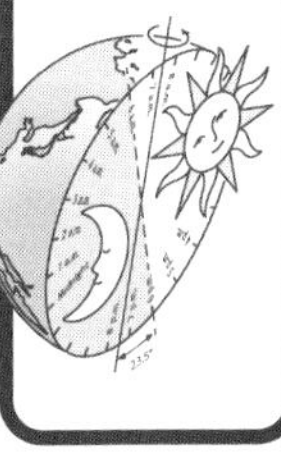

睡眠負債について、もう1つ興味深い現象は、睡眠負債がノンレム睡眠とレム睡眠で別々にカウントされるということです。選択的レム断眠という方法があります。これは、終夜睡眠ポリグラフ記録（ＰＳＧ）を測定しながら、レム睡眠に入ったら被検者を覚醒させ、レム睡眠の量を減らしていく方法です。完全にゼロにはできませんが、努力によってかなり減ります。この実験は、非常に大変です。レム睡眠は通常明け方に多く出現するので、実験担当者は明け方の眠い時間により注意深く脳波を見て被検者を起こさなければならないからです。私も行ったことがありますが、ただ一晩ＰＳＧを行うのと比較して格段に労力がいります。そうすると、翌日、翌々日の睡眠にてレム睡眠が増加する現象が見られます。

ノンレム睡眠については、ノンレム睡眠断眠は通常できません。これは、睡眠がノンレム睡眠から始まるという性質をもっているからです。したがって、この場合には徐波睡眠断眠といって、ノンレム睡眠が深くならないようにするということを行います。この場合にも、翌日の回復夜では、徐波睡眠が増加し、その結果としてレム睡眠が減少する様子が観察されます。１９９０年前後にはこのような研究が盛んに行われました[10]。

5 寝溜め

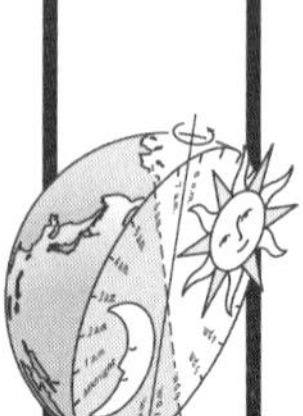

寝溜めという言葉がありますが、これはお金の例えを使うと、あとで借金をすることにならないように貯金をしておくということになります。しかし、睡眠では貯金はできないと考えられています。つまり、眠くもないのに長く眠ってあとで眠らなくてもすむようにすることはできないということです。そうすると、寝溜めという言葉は何を意味するのでしょうか。これは借金をすべて返し終わった状態を作っておいて、少し借金をするぐらいなら大丈夫なようにしておくというような解釈が妥当なのではないかと思います。

睡眠では貯金ができないということは、次で述べる睡眠のリカバリーモデル（回復モデル）とも整合性のあることです。このリカバリーモデルは、アーウィン・ファインバーグが提唱したものですが、これはアレクサンダー・ボルベイによって提唱された2過程モデルとして広く知られています。ファインバーグがリカバリーモデルを提唱したことはあまり知られていませんが、私は32歳で初めてファインバーグ教授に会い、33歳でアメリカの彼の研究室に所属してから２０２２年に94歳で亡くなるまでずっと彼に指導を受けていたので、この説明は随分とファインバーグ教授の側に立って説明しており、バイアスがかかっていると思います。しかし、小説のように楽しく私のこの説明を読んでみてください。

6 睡眠のリカバリーモデルと2過程モデル

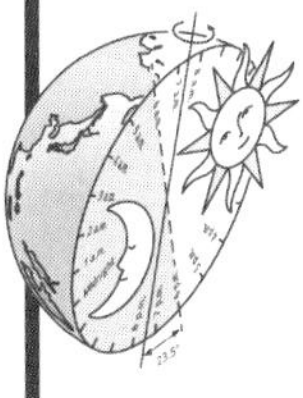

ファインバーグ教授は、後出のコラムにも書いたように生涯にわたって睡眠徐波の生理学的な意義について研究を行いました。彼の初期の論文（１９７４年）で加齢によって徐波睡眠の睡眠中の経過がどのように変化するのかを詳細に記述し、徐波睡眠が脳の回復過程（リカバリープロセス）に関わることを提唱しています[11]。この論文は、１９９２年に私がアメリカから帰国後間もなく、日本語に翻訳して発表しています[12]。

この論文では終夜睡眠ポリグラフを脳波用紙にペンで書き出し、20～30秒を１ページとして、１ページごとにステージ判定を行う方法を用いています。この論文が作成されていたと思われる１９７０年頃には、レヒトシャッフェンとケールスによる睡眠判定マニュアル（１９６８年）は作成されていたのですが、この論文では「20秒間に、50マイクロボルト以上かつ４ヘルツ以下の徐波が16個以上出現した場合にステージ４（徐波睡眠ステージ）」とする

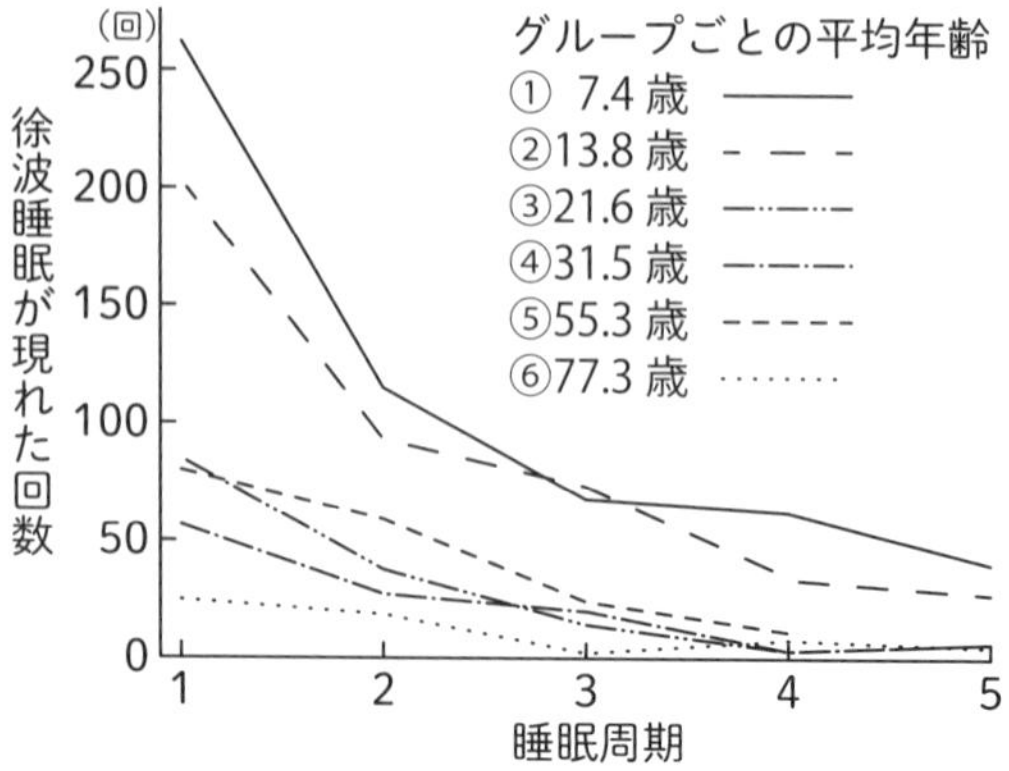

図7-5　徐波睡眠は睡眠の最初の同期において多く出現し、また加齢とともに減少する

▶文献11より引用。

と独自の定義をしています。

彼らは、さまざまな年齢層の被検者１０５名を用いて、睡眠脳波が年齢によりどのように変化するかを比較しました。そして、この徐波睡眠の量は特に睡眠第1周期において、若年者ではそれ以降の年齢に比して有意に多いことがわかりました（**図7-5**）。このように、睡眠周期ごとに終夜睡眠ポリグラフの指標の量を比較する手法は、この頃はあまり行われていませんでした。

この論文で、ファインバーグは多くのことを議論していますが、この中で徐波睡眠の役割について、「最も単純なモデルはニューロンまたは代謝に関連した2種類の状態、すなわち睡眠をとり終わったばかりの状態（状態1）と覚醒の結果に作られる状態（状態2）である。覚醒の量が大きいほど状態2は強くなり、それ故、徐波睡眠もより強く現れてくる。ステージ４のデータは、このモデルによく合致す

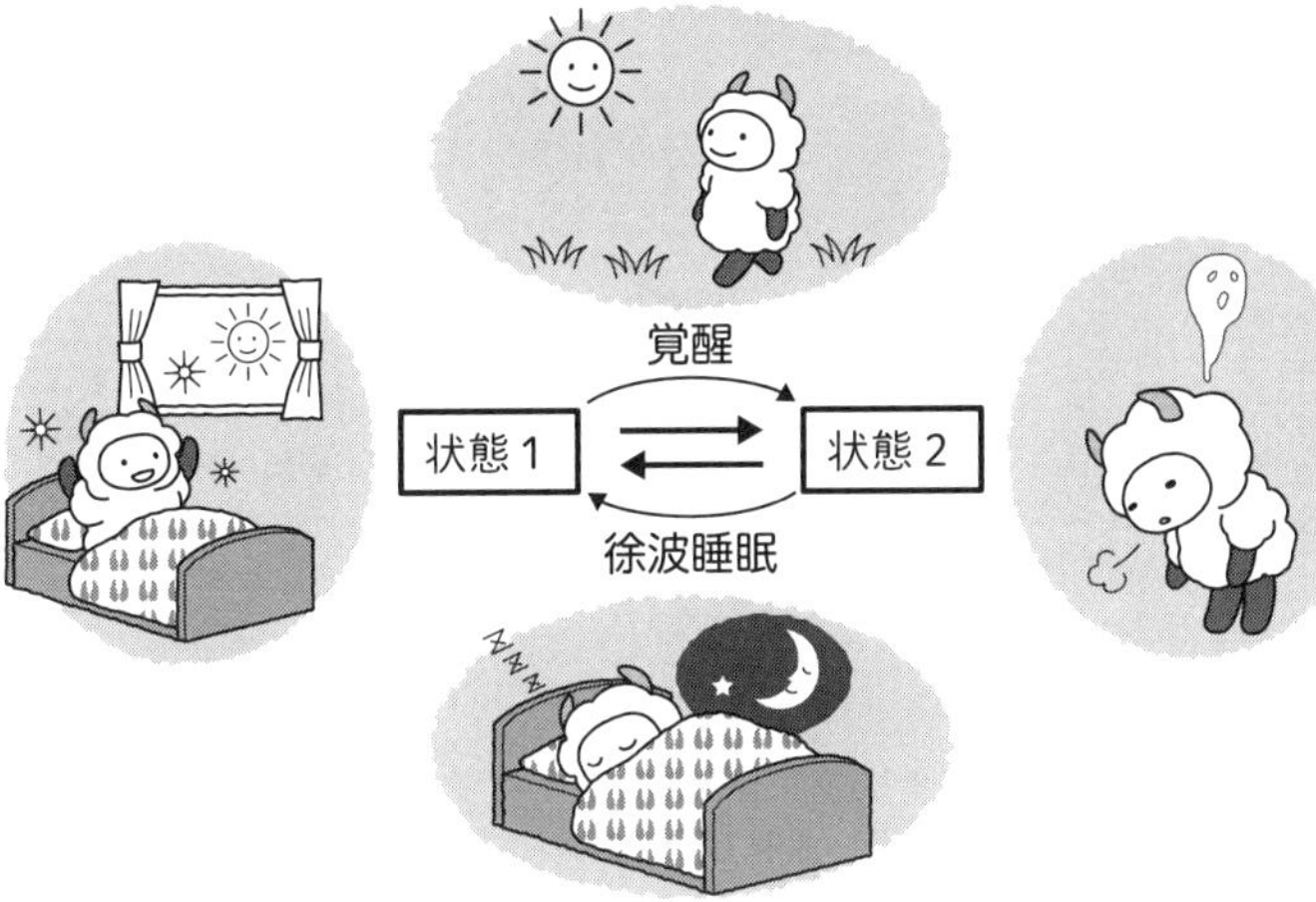

図7-6　リカバリーモデル

る」としています。

つまり、徐波睡眠は覚醒状態によって作られる状態２を状態１に戻す働き、そしてこれが脳の代謝やニューロンに対する覚醒の影響をもとに戻すもの、脳の回復につながるというリカバリーモデルを提唱しました（**図7-6**）。

この後、スイスのボルベイは、さらに睡眠脳波のコンピュータ分析による手法を交え、このリカバリーモデルに、概日リズム（サーカディアンリズム）の要素を加えた２過程モデル（two process model）を１９８２年に提唱しました[13]。このモデルは、その後いくつかの修正が加えられました。比較的最近の文献からのモデルを**図7-7**に示します。波型の上下にあるものがプロセスＣと呼ばれる、概日リズムの変動です。日中は覚醒度の高い状態があり、夜間には覚醒度が低くなることを示しています。自然の状態であれば日中起き

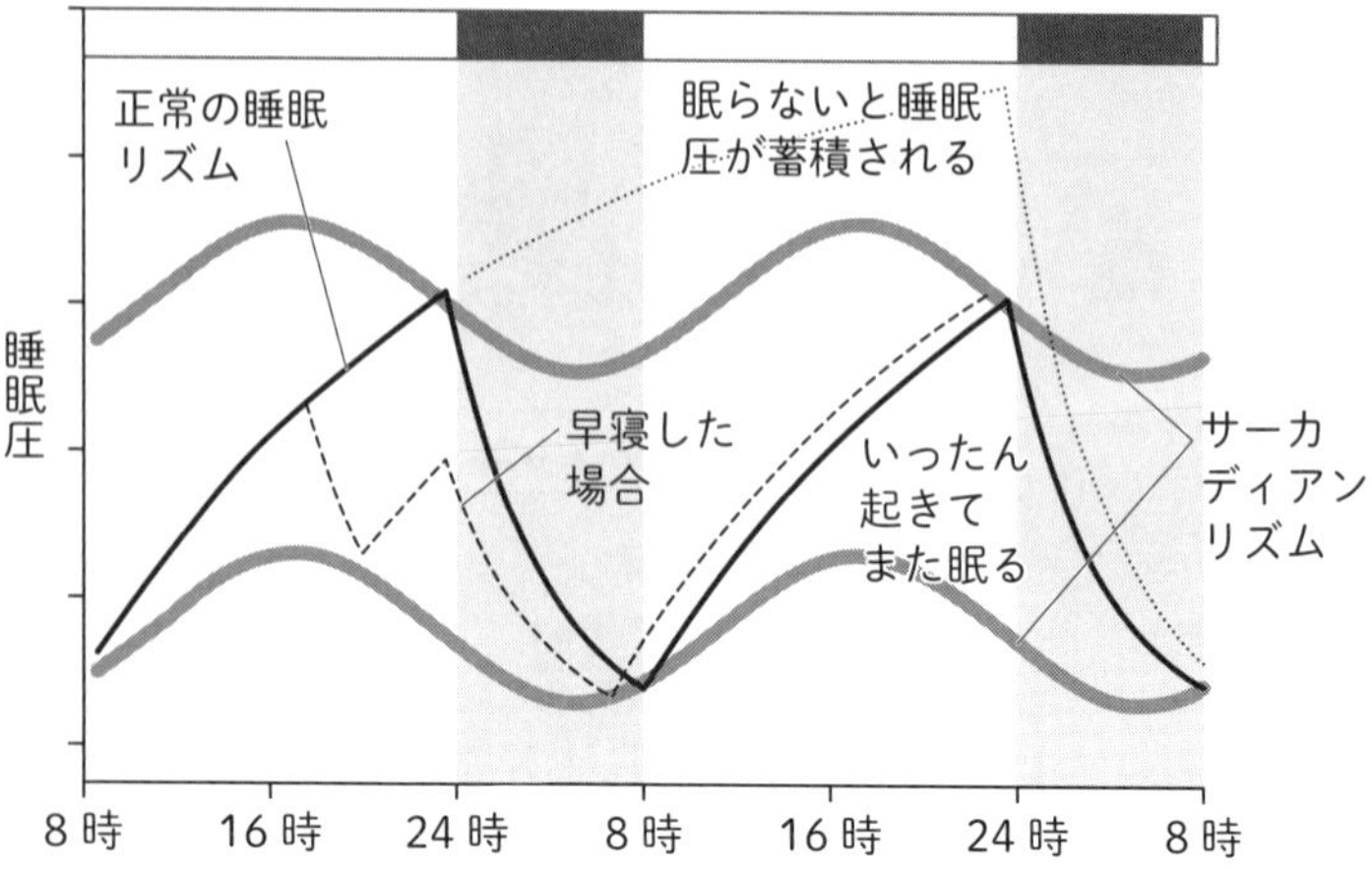

図7-7　2過程モデル

ていて、上の波にぶつかったところで自然に眠くなり、眠ると朝に下の波にぶつかったところで覚醒するというモデルです。もちろんこれはさまざまな要因により眠らずに徹夜することもできますし（細い点線）、無理に早寝をすること（太いほうの点線）もモデルに組み込めます。

このように、ボルベイの2過程モデルはとってもよくできたモデルです。これによっても慢性の睡眠不足などの状態が十分に説明できるわけではありませんが、覚醒時間と睡眠時間の関係を理解するうえでは非常に助けになります。

ファインバーグ先生は、この1982年の論文にその8年前に発表した論文が全く引用されていなかったことについて、ボルベイに申し入れをしたようです。しかし、これはその後も全く受け入れられず、この2人の研究者同士は犬猿の仲となったと言ってもよいと思います。こういったライバル関係

表7-1　睡眠と健康に関するコホート研究のメタアナリシス

健康	睡眠	関連
死亡		相対リスク
	短時間睡眠	1.12（1.06-1.18）
	長時間睡眠	1.30（1.22-1.38）
罹病（２型糖尿病）		相対リスク
	短時間睡眠	1.28（1.03-1.60）
	長時間睡眠	1.48（1.13-1.96）
	入眠困難	1.57（1.25-1.97）
	中途覚醒	1.84（1.39-2.43）
うつ病		オッズ比
	不眠	2.10（1.86-2.38）

相対リスクやオッズ比が１を越えると、死亡または罹病のリスクが上がることを意味する。
▶文献14より引用。

は、よい結果をもたらすこともありますが、よい議論ができなくなるということもあるでしょう。若い頃の私にとっては、こういった国際的に活躍する研究者の近くにいられたことは、とてもよい経験になったと思っています。

7 睡眠時間と生命予後

睡眠時間と生命予後の研究は複数あります。**表7-1**は、土井由利子（2012）[14]による解説論文からの引用です。これらの研究で共通しているのは、**睡眠時間が短くても長くても生命予後**

が悪くなるということです。しかし、このような研究にもいくつかの問題点があります。1つは、前述したように各個人の最適睡眠時間には大きなばらつきがあり、かつこれは日中の活動によって流動的であるということから、最適睡眠時間より短いかどうかは、各被検者によって異なっているということです。しかし、これは計測するサンプル（対象者の数）を増やすことによって、統計的には妥当な操作が可能でもあると思います。

一方、長時間睡眠についてですが、そもそも必要な睡眠時間よりも習慣として長く眠ることができるのかという疑問があります。これは、土井も指摘しているところなのですが、長く眠るにはそれなりの理由があり、その理由となる事象が生命予後を悪くしている可能性があるという考え方ができると思います。その理由は、例えば、身体疾患や精神疾患、あるいは社会経済的な状態が悪いということなどです。

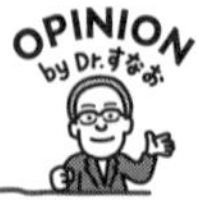

長時間睡眠について注意するべきことは、寝すぎるのはよくないと考えている患者さんが多いことです。これは、長い時間横になってダラダラしているのがよくないという意味では正しいと思います。日中に活動し、体を動かすことによって生活習慣病を予防し、夜間は心地よい疲れの中で眠るという生活は健康を維持するために大切です。しかし、そうではなく、長い時間の睡眠が必要な人たちに対しては、むしろ長時間眠るということのほうが健康な生活ができるということもあります。

体質的なロングスリーパー、あるいは身体疾患がある場合。また、うつ病の回復期なども、長時間眠ることが多くあります。そういうときに、長く眠るのは体によくないという指導は誤っていると考えます。平均睡眠時間が長い人は余命が短いというデータを、長生きのためには、あまり長く眠らないほうがよいというふうに解釈するのは必ずしも正しくないということです。大事なことは、個々のケースの情報を十分に得て、ケースに合った睡眠指導をすることです。また、各個人が心がけるべきことは、情報をそのまま鵜呑みにせず、自分の体調に合わせた睡眠をとるという心構えをもつことだと思います。

8 ロングスリーパーとショートスリーパー

体質的に長く眠らないと十分に起きている間に活動ができないという人たちと、逆に短い睡眠だけで十分に活動ができる人たちがいることが知られています。前者を**ロングスリーパー**（長時間睡眠者）、後者を**ショートスリーパー**（短時間睡眠者）と呼んでいます。国際睡眠障害分類第3版（ICSD-3）の分類にもあり、ロングスリーパーは平均して10時間以上の睡眠をとることが必要な人、ショートスリーパーは6時間未満の睡眠でも日々の生活が維持できる人ということになります。しかし、仕事の都合で毎日6時間程度の睡眠しかとれていない社会人はたくさんいますが、そういう人がショートスリーパーというわけではなく、仕事がなくても睡眠は5時間程度あるいはそれ以下でも大丈夫だというような人です。こういった人たちは、幼い頃から睡眠時間にそのような偏りの傾向があると言われています。

したがって、その人の体質として長い睡眠、あるいは短い睡眠が適した睡眠の長さであり、その他の時間は特に問題なく過ごせている人と考えるとよいと思います。

①ロングスリーパー

ロングスリーパーについての研究は必ずしも多くなく、その原因などはよくわかっていません。しかし、長時間睡眠をとるという体質は遺伝する傾向があり、親も長く眠るという傾向があれば、特別な問題を感じずに小学校時代を過ごすということもあると思います。例えば、休みの日は昼過ぎまで家族で眠っていて、遅いブランチを食べるということが通常行われている家庭は、あると思います。このような家庭では、親も長時間睡眠の傾向があり、特に勤務時間の関係で十分な睡眠時間が勤務日に確保できない場合には、休日に長く眠るということになります。しかし、このような生活習慣が、子どもに長時間睡眠という「問題」を作り出すということは、たぶんないのだと思います。たぶんというのは明確な研究がないということですが、むしろ、そのような体質が遺伝して子どもも一緒に長く眠ることが多いという解釈のほうが正しいと思われます。一つ注意しておきたいのは、それによって睡眠覚醒リズムが乱れる生活に陥る可能性です。ここで申し上げているのは、体質的なロングスリーパーが休日に長く眠るということについてだと銘記しておいてください。

このような場合には、両親の片方が長く眠るということもあると思いますし、たまたま両方が長時間睡眠の傾向をもつということもあります。一般的な遺伝の法則から言って、後者の場合には子どもにはその影響がより強く出る傾向があります。このようなことから、「日中の過度の眠気」を訴えて来院した患者さんの診断をしていくうえでは、幼少期からの睡眠習慣だけでなく、家族がどのように生活していたのかを聞くことも重要です。

②過眠症とロングスリーパーは違うのか

後半で説明する過眠症（第16章参照）は、睡眠障害に含まれる疾患です。ナルコレプシーや特発性過眠症などがそれにあたりますが、十分な睡眠時間をとったとしても、昼間の眠気があるということがほとんどです。しかしながら、実際の臨床の現場で経験することは、ロングスリーパーと特発性過眠症は、ときに区別することが非常に難しいということです。というのは、子どもの頃の睡眠習慣は実際には、明らかに長いかどうかはわからないことが多くあります。したがって、診断にあたっては長時間睡眠を2週間程度してもらいます。長時間睡眠は「睡眠不足症候群」の診断のときにも用いる手法ですが、視点を変えれば、ロングスリーパーが日中眠いというのは、相対的に十分な睡眠がとれておらず睡眠不足症候群だということでもあります。しかし、ロングスリーパーには十分な睡眠時間を確保するために、ときに毎日10時間以上眠ってもらうということが必要になります。しかしながら、通常の社会生活を送りながら、毎日10時間以上眠るということは実際には難しく、ロングスリーパーは、本人にとっては短い「通常の睡眠時間」をとっても、昼間眠いということになります。また、たとえロングスリーパーであると「正しく」診断されたとしても、生活のために社会に合わせて仕事をしなければならないケースでは、日中眠いことには変わりない状態が続くケースもあります。そういった場合には、疾患に準じて治療をするのかどうかは、必ずしも結論の出せない問題だと思います。

私が経験したロングスリーパーの女性は、早寝をすれば睡眠時間を確保できるのですが、友達と食事に行ったり、お芝居を見たり、そういうことができないのかと涙を流された方がいました。そういう方には、ときに徹夜で楽しむ人もいるのだから、たまには友達と出かけてもよいのではないかというお話もしました。

③ショートスリーパー

　ショートスリーパーについても同様で、あまりよくわかっているとは言えません。眠る時間はあるのに、６時間以下、通常は４時間くらいの短い時間しか眠らず日中は特に問題なく活動できるような人です。ショートスリーパーの定義を６時間より短いとするＩＣＳＤ-３の基準は、私はちょっと長すぎると思います。日本人にはそういう人は結構いるように思うので。

　また、このショートスリーパーもロングスリーパーと同様に遺伝傾向があるようです。また、睡眠時間が短いからといって健康上の問題が出るということもないということです。

　一方で、ロングスリーパーに比べてショートスリーパーは病院に来ることはあまりありません。社会的に睡眠時間が短くて困ることが少ないからです。そういう生活に慣れてしまえば、他の人よりも活動できる時間が長いために、仕事も私生活も時間に余裕があり、困ることが少ないわけです。

コラム

アーウィン・ファインバーグ教授の思い出

　アーウィン・ファインバーグ教授は、アメリカ人の睡眠研究者であり精神科医です（図7-8）。私の母親と同じ昭和3年（１９２８年）生まれ、辰年です。彼は、２０２２年８月に94歳で亡くなりました。私は、１９９０年７月33歳のときに渡米し、彼の研究室にて約２年間研究を行いました。今から思うと彼が、62歳のときでした。自分はすでにそのときの彼よりも年をとったのは驚きです。ファインバーグ教授には、亡くなるまでの30年余りの間、毎年のようにお会いし、ある時期からはアメリカ睡眠学会の際にホテルに同室で宿泊し、本当に可愛がってもらいました。精神医学、睡眠医学だけでなく、文化、芸術、政治、国際関係、経済など多くのことを教えてもらったと思っています。このような多岐にわたる話を、ときに美味しい食事をし、ワインを飲みながらできたことは、私の人生にも大きな影響を与えていると思っています。２０２０年からはコロナウィルス感染症が流行し、さらに私も開業していたので晩年は直接お会いすることはできませんでした。彼は幸いコロナウィルス感染症には罹患しませんでしたが、心臓が弱り2022年に亡くなりました。

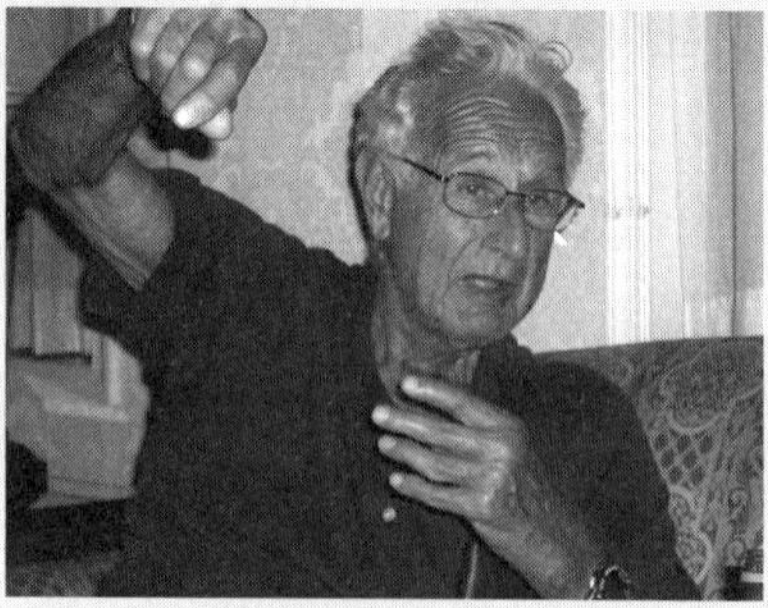

図7-8　熱弁するアーウィン・ファインバーグ教授

　ファインバーグ教授は、ハーバード大学医学部の卒業生です。若い頃にはスイスの心理学者ジャン・ピアジェのもとに留学したようですが、ピアジェとは意見が合わずあまり長くは滞在しなかったように話していました。その後、アメリカに帰国し、しばらくはアメリカの国立精神保健研究所（ＮＩＭＨ）にて研究をしていました。そのときの彼の上司は、エドワード・エヴァーツという生理学者で、彼はエヴァーツ教授を大変尊敬していたようです。エヴァーツ教授は心臓発作で１９８５年に59歳で亡くなっていますが、ファインバーグ教授はエヴァーツ教授にはぜひ会わせたかったと何度か私に言ったことがありました。特にエヴァーツ教授が述べていた、睡眠を研究する際の大きな枠組みとして、睡眠研究は必ずしも眠っている身体の状態だけを調べるのがよいわけではなく、睡眠前後の身体の様子を調べるだけでも睡眠の役割を知ることができる、ということの例え話としてのレストランの役割について懐かしそうに話してくれました。つまり、レストランには日本料理、中華料理、フランス料理、イタリア料理といろいろな料理店がある。そこを覗けばそれぞれ料理人は違うものを作っていて、食べ方も異なっている。しかし、レストランに入る前の身体と出てきたあとの身体を比較すれば、かなりシンプルにレストランの役割を明らかにすることができるという話でした。

ＮＩＭＨのあと彼は独立し、睡眠研究室を構えて、主にはニューヨークとカリフォルニアで研究生活を行いました。最後はカリフォルニア大学ディビス校に研究室を構え、私はそこに留学したわけです。亡くなるまでの間、彼の一貫したテーマはヒトの徐波睡眠の生理学的意義についてでした。正常から、精神疾患との関連まで幅広い研究をしていますが、徐波睡眠を一貫してテーマとしていることに変わりはありません。ファインバーグ教授の研究については、解説論文を書きましたので、興味のある方はお読みください[15]。

第8章 発達と老化による睡眠の変化

睡眠は生まれてから年老いて亡くなるまで、大きく変化していきます。この本を読む方であればおそらくは若くても中学生以上でしょうから、すでに自分の睡眠が変化していることは実感しているのではないでしょうか。もし私のような前期高齢者であれば、それはひしひしと感じていることだと思います。このような、発達と老化に伴う睡眠の変化について勉強してみましょう。

1 新生児の睡眠

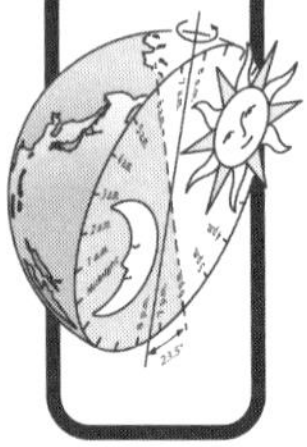

図8-1はレム睡眠を発見したクライトマン（第2章参照）の「睡眠と覚醒（Sleep and Wakefulness）」という本の表紙になっている図です。赤ちゃんが生まれてから26週間目までの睡眠をとった時間を線で記入してあります。1日が横一段になっており、眠っているところが黒線で示されています。

この図は、よく見ると3つのパターンがあることがわかります。1つは、24時間のリズムのはっきりしない、寝たり起きたりのパターンです。そして、9週くらいからだんだん白い部分、つまり覚醒の部分が左上から右下に斜めに走るパターンになります。これは、概日リズム睡眠・覚醒障害（第18章参照）の部分でも出てくるパターンですが、24時間より長い周期で昼夜関係なく睡眠をとったときに見られるパターンで、毎日少しずつ右側に寝る時間がズレていくわけです。ヒトの固有のサーカディアンリズムは多くは24時間より長いことが知られていますので、このようなパターンになるわけです。そして、その後に昼間に起きる時間が増えて、夜は寝るというサーカディアンリズムができあがってきます。

図8-2を見ると、睡眠中に占めるノンレム睡眠とレム睡眠の割合についても新生児から乳児期にはレム睡眠の割合が非常に多いことがわかります。この理由はよくはわかっていませんが、1つの仮説はシナプスの再構成がこの時期に行われ、これがレム睡眠と関連あるのではないかということです。

赤ちゃんの顔を見ていると、しばしば目がキョロキョロと動いている状態を観察できます。

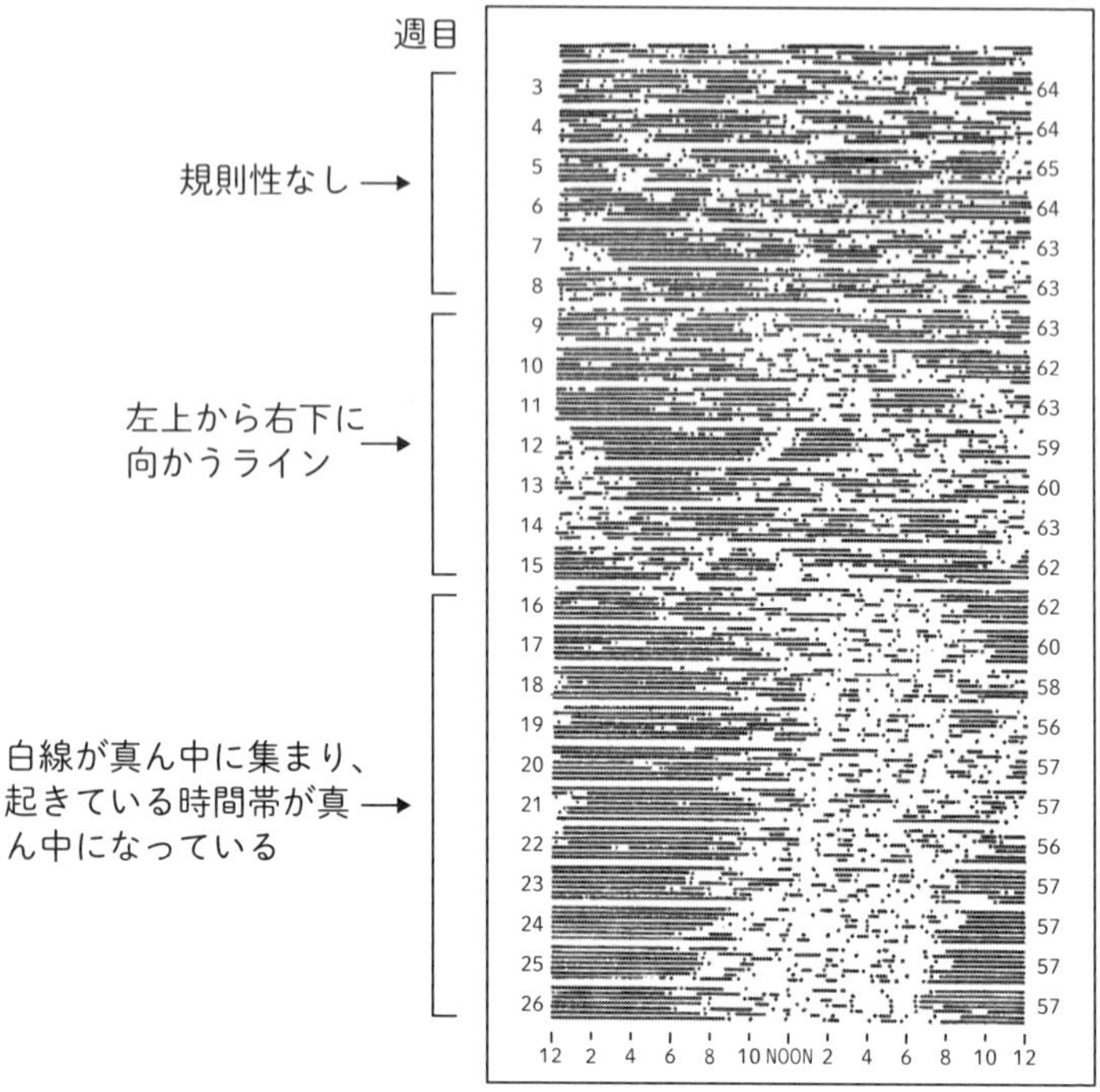

図8-1　新生児の睡眠記録

眠っているところが黒線。
▶文献1より引用。

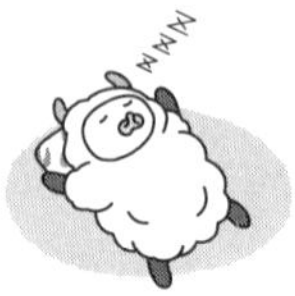

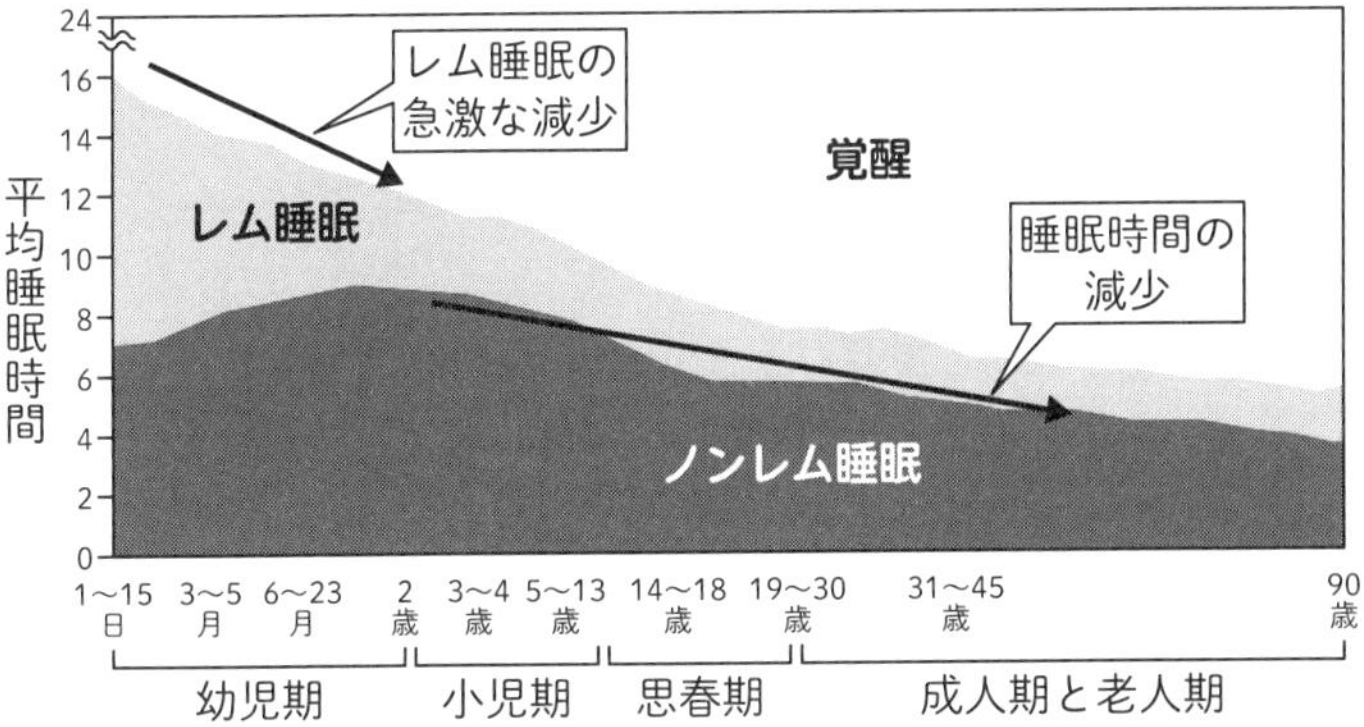

図8-2　年代別の睡眠時間の変化
▶文献2より引用。

そして、レム睡眠中のトゥイッチ（筋の攣縮）に当たるわけですが、これがニヤッと笑うように見えます。赤ちゃんが近くにいたら観察してみてください。赤ちゃんの顔はいつまで見ていても飽きませんね。

2 加齢による睡眠の質の変化

さて、年をとると睡眠の質が変化します。**図8-2**を見ると、小学校に入学する6歳くらいまではレム睡眠が急速に減少していきますが、そのあとは、レム睡眠時間はあまり変わらず睡眠時間全体がだんだん減少していくように示されています。このような睡眠時間の変化は、実際には社会的な影響、つまりある年齢では仕事が忙しくて眠る時間がない

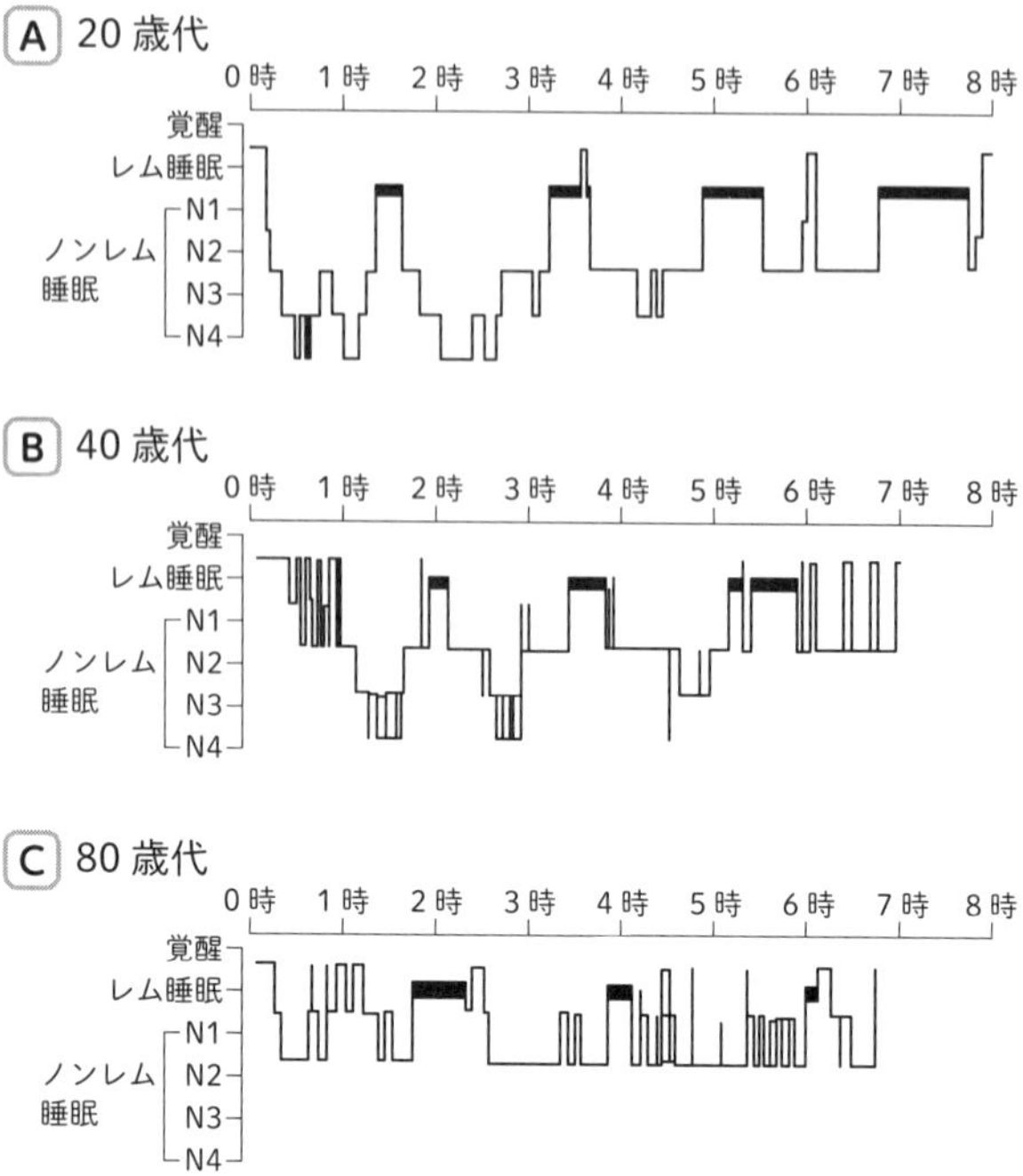

図8-3　加齢による覚醒・レム/ノンレム睡眠のパターンの変化
▶文献3より引用。

などがあって、必ずしもこのような滑らかな曲線ではありません。前章の睡眠時間の項目でも述べましたが、実際にヒトの睡眠が社会的な影響のない状態で年齢によってどのように生理学的に変化するのかを明らかにするのは、なかなか難しい課題です。

　しかし、高齢になるにしたがって、睡眠の質は確実に変化していきます（**図8-3**）。40歳代ではすでに明らかな睡眠の質の変化が認められますが、**加齢による睡眠の変化は、①徐波睡眠（ノンレム睡眠）が減少する、②中途覚醒が増える、**というものです。図の80歳代の睡眠では、徐波睡眠は見られません。実際に、高齢になると深い睡眠では眠れなくなります。

後の不眠症の章（第15章）と重ねての説明になりますが、不眠症の治療にあたっては、このような**加齢による睡眠の変化を十分に患者さんに説明することが重要です**。そして、患者さんの年齢に応じた治療の目標を定めることにより、治療のための薬物の量も適正なものにしやすいと考えます。ぜひ、この変化についてしっかりと覚えていただきたいと思います。

3　加齢による睡眠時間帯の変化

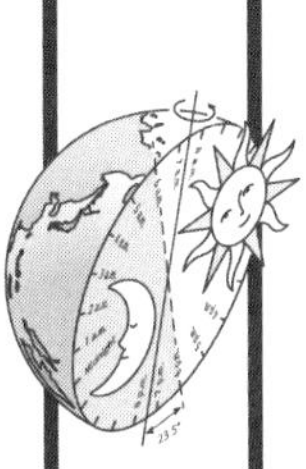

老化による睡眠の変化のもう1つは、睡眠時間帯の変化です。子どものときよりも大人になると明らかに睡眠時間は短くなりますが、多くの場合は、20歳代では、睡眠時間帯は夜型に偏っています。これによって朝起きられない人たちが多くいます。いろいろな要因がありますが、ゲームのしすぎというような要因も見られます。実際に、大学生が就職をすると睡眠覚醒リズムが規則的になるのはよく経験されるところです。若者が夜型である要因のもう1つは体力があるということもあるようです。高齢になるほどだんだん早寝早起きになって

くることは、経験されるところですが、これは第4章の朝型夜型の項目で述べたような固有のサーカディアンリズムの問題ではなく、体力が低下して疲れやすいため早寝をするからということがあるようです。そして、私も実際にそのようなことを感じています。

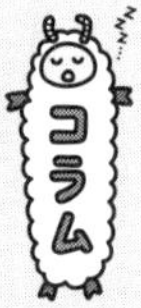

睡眠によって体がどのように回復するのか

　睡眠の役割にはいろいろなものがありますが、回復過程（リカバリープロセス：第7章中の「リカバリーモデル」を参照）というものが最も重要なものと言ってもよいでしょう。これは、実感としても眠れば疲れがとれてスッキリするということがあります。では、どうやって疲れはとれていくのでしょうか。これにはいろいろな側面があり、いまだに十分に明らかになっているとも言えません。

　漠然とした説明ですが、睡眠物質（第2章参照）が覚醒時に作られ、覚醒時間が伸びるにしたがって睡眠物質がたまっていくと次第に眠気が強くなり、睡眠によって睡眠物質が分解されまた眠気のない状態になるというものです。この仮説もすべて間違いではありませんが、睡眠物質とされている物質もたくさんあり、まだ十分に解明されているとも言えません。以下のようなさまざまな側面における睡眠中の生理学的変化についてまとめてみましょう。

①エネルギーの充足

　睡眠中には動きがほとんどないということによって、エネルギー消費は最小限になります。グリコーゲンは主なエネルギー源ですが、現状では睡眠がグリコーゲンを再蓄積させるという明確なエビデンスは得られていません。

②組織の修復

睡眠中、特に徐波睡眠中に成長ホルモンが分泌されることを第5章で示しましたが、成長ホルモンは、小児では成長を促すと同時に、成人では組織の修復に役立っています。睡眠を十分にとることで組織の修復と回復が起こると考えられます。

③免疫の強化

サイトカインなどの免疫物質は、睡眠を促す睡眠物質として働くことが知られていますが、睡眠によって免疫力も強化されると考えられています。例えば、ワクチン接種後の抗体の増加も、睡眠を十分とることによって強化されることが知られています[4]。しかし、これがどうして起こるのかはまだ十分に知られていないと言ってもよいでしょう。

④精神的な安定

睡眠中は、脳においてもさまざまな活動があります。第9章の睡眠と記憶の章でも、記憶に対する睡眠の役割について述べますが、睡眠には間違いなくストレスを改善させる働きがあります。睡眠不足は、うつ病のリスク要因であることはよく知られていますが、何が睡眠中に起きているので、きちんと睡眠をとればうつ病になりにくいのかということについては、よくわかっていません。

第9章 睡眠と記憶

試験前にいろいろと勉強したあと、徹夜して眠らずに行く場合と、4時間ほどでも眠って出かける場合とでは、どちらが勉強の成果が出るのでしょうか。眠ることが、より成果につながるのでしょうか。また、初心者の頃スキーに行ったときなど、前の日に何度も転びながらやっていたことが、翌日ゲレンデに出てみたら、なぜか⁉うまくいくようになったという経験はないでしょうか（**図9-1**）。

睡眠と記憶についての研究は近年盛んに行われています。PubMed®で、「Sleep AND memory」をキーワードに検索してみると、2024年の1年間で1,122本の論文が出版されています。まだ十分に睡眠と記憶のメカニズムがわかっているわけではありませんが、少なくとも眠ることが記憶を定着させ、結果としては勉強にしても運動の練習にしても、しっかりと自分のものになりやすいということは言えそうです。

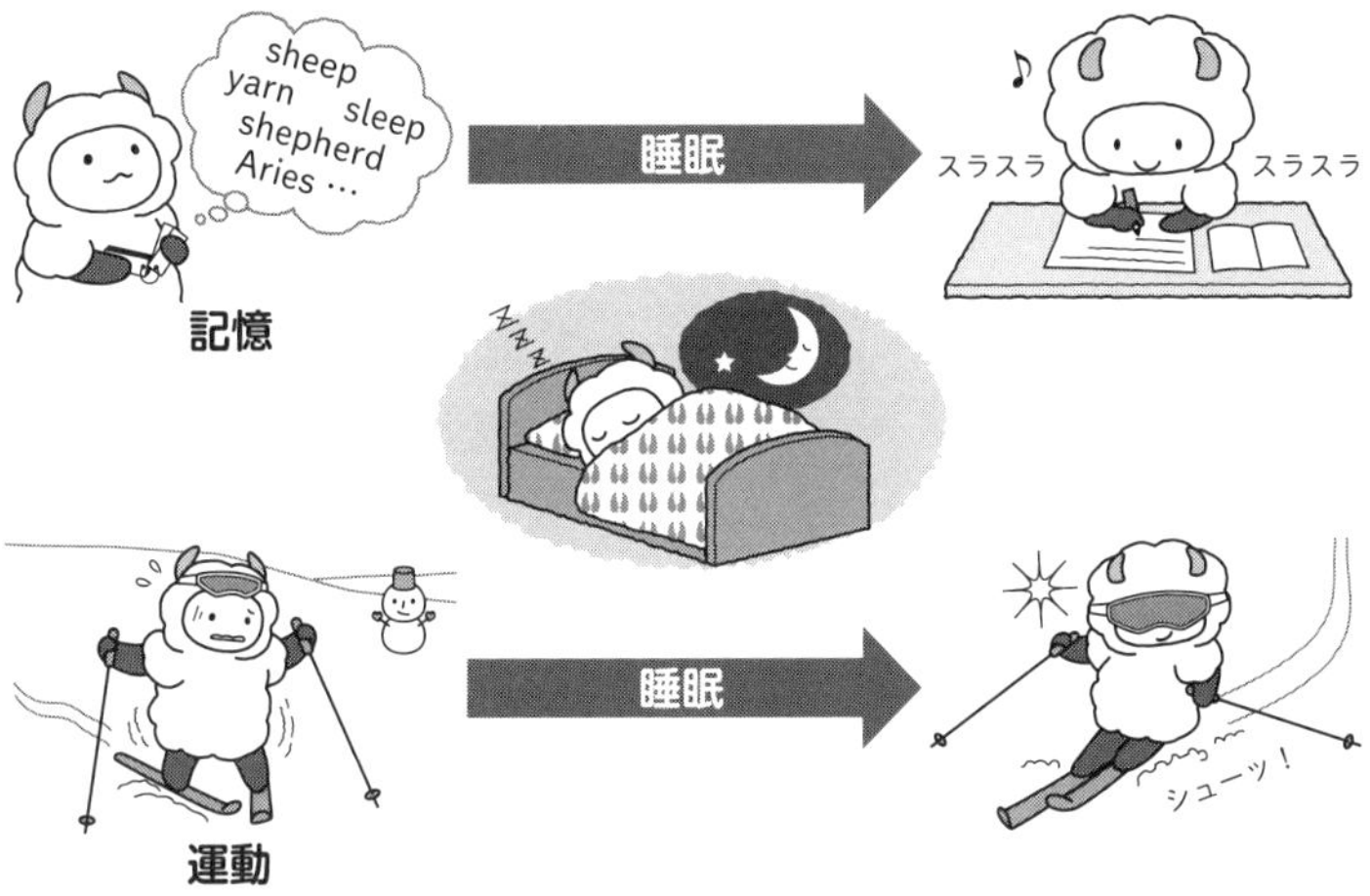

図9-1　記憶や運動と睡眠との関係

1 記憶の分類

睡眠研究とは別に、記憶研究では記憶を**図9-2**のように分類しています。異なった名前のついた記憶は、その内容が異なるだけでなく、異なった脳機能と関連していると考えられています。この中で、睡眠と関連しているものは主に**長期記憶**です。長期記憶は、宣言記憶と非宣言記憶に分けられます。宣言とは、わかりにくい言葉ですが、declarationの日本語訳です。その動詞であるdeclareは、「言明する」という訳のほうがしっくりくるかもしれません。言葉でしっかり表すことができるような記憶という意味です。「小学生の頃に京都の清水寺に行ったことがある」というようなエピソードの

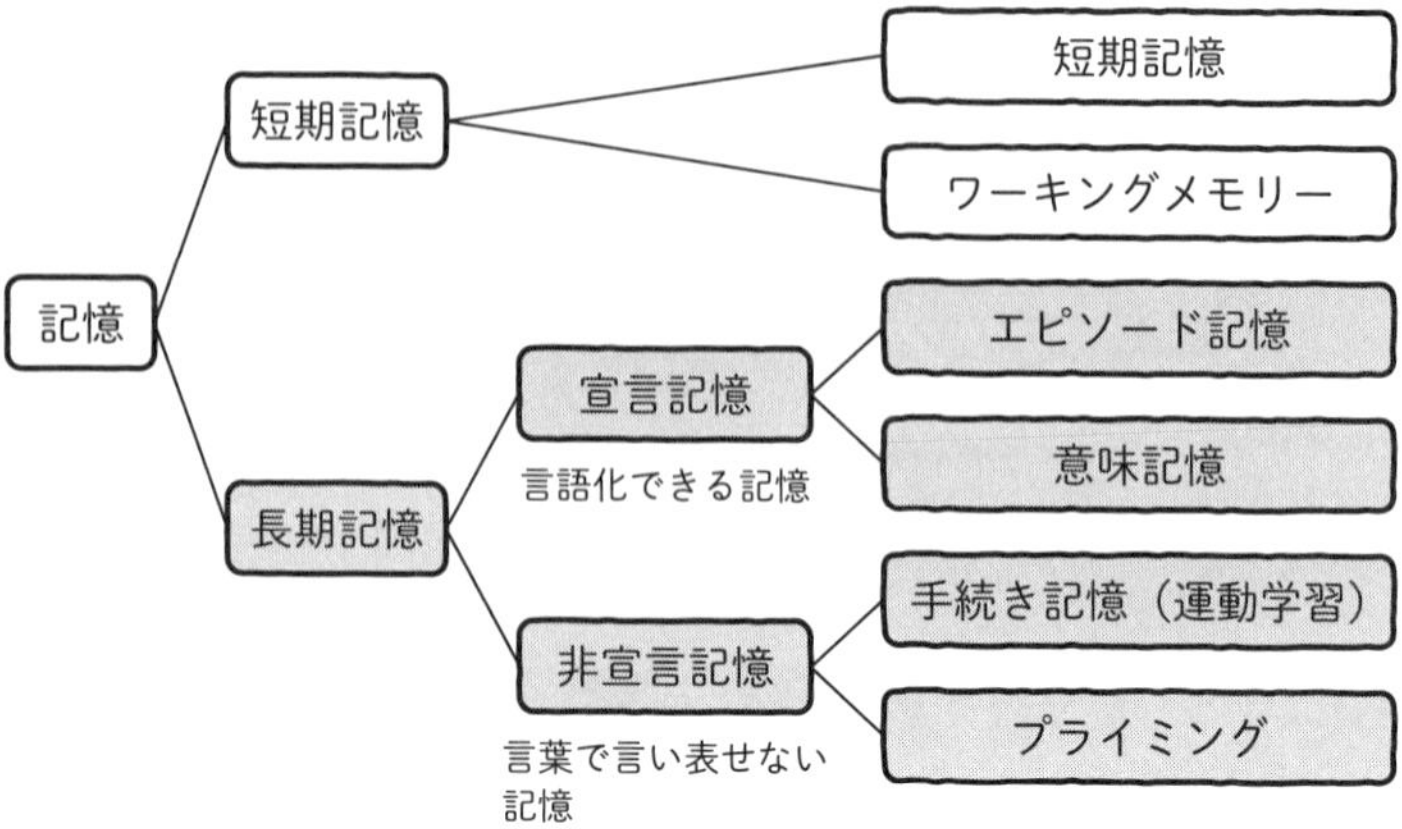

図9-2　記憶の分類

記憶がそれにあたります。非宣言記憶の主たるものとして、手続き記憶というのがありますが、ここに運動の学習が含まれます。自転車に乗れるようになったということは、言葉で言い表せるということよりも、実際に乗れるということが大切です。それはそういった技術を身につけて実際に乗ってみせてできることがわかる。これは言葉で表すことができません。それを言明できない記憶、つまり非宣言記憶と呼んでいます。

記憶の分類について、大まかに理解できたところで、睡眠との関連についてお話したいと思います。ここでは、主として宣言記憶のうちエピソード記憶と、非宣言記憶のうち手続き記憶について取り上げます。

2 睡眠と記憶

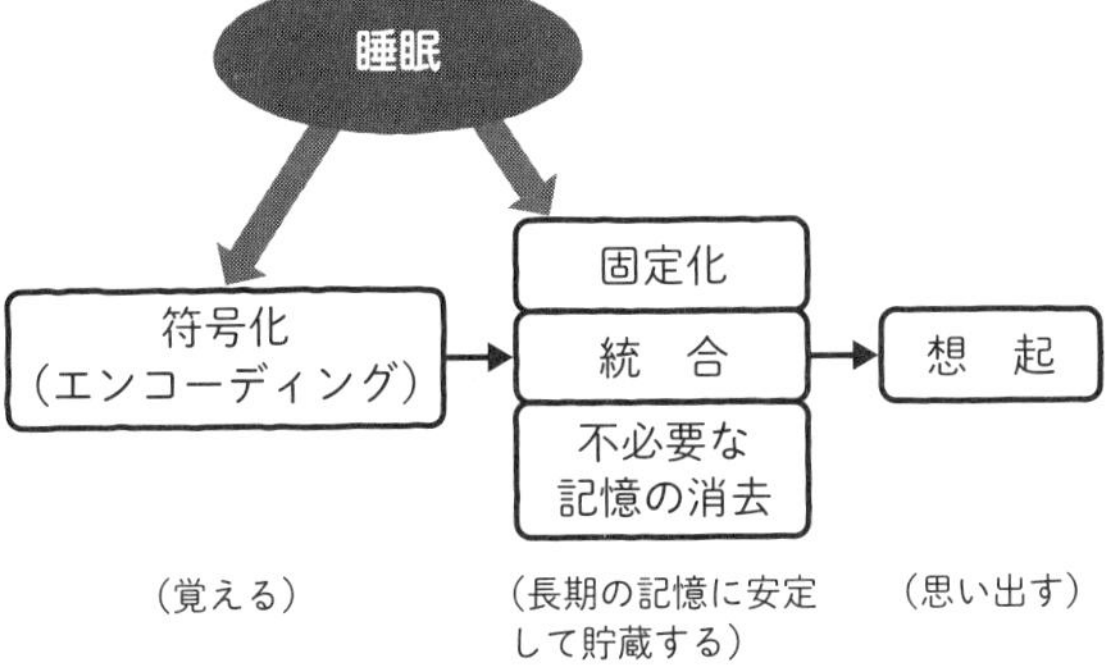

図9-3　記憶と睡眠
▶文献1より引用。

記憶ができあがるしくみを簡略化して説明すると**図9-3**のようになります。まずは、符号化ですが、これは記憶が脳の中で何らかの符号の形になるということです。例えば、あることを覚える、あることをやってみてやり方がわかるというところです。それが、記憶として残るには固定される必要があります。これは、あることが脳の中にしっかりと定着することを示しています。固定化です。そして、記憶は、取り出すことができることが重要です。これを想起と読んでいます。睡眠が関わるのは、主には符号化の部分と固定化の部分と考えられています。

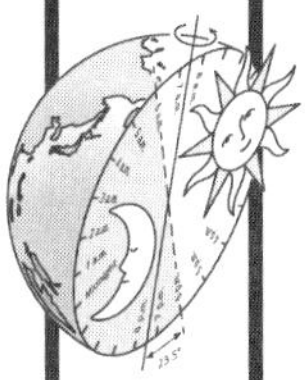

3 睡眠不足と記憶の符号化の問題

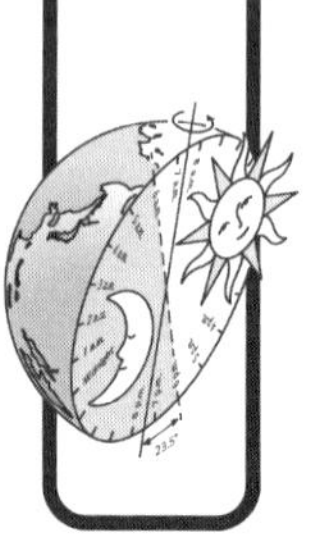

符号化の問題を平易に述べると、寝不足ではうまく頭が働かず、普段はもっと覚えられるはずなのにだめだ、ということになります。これについては、36時間の断眠をしたときの記銘力を調べた実験があります[2]。36時間眠らないということは、朝7時に起きるとその日の夜は眠らず24時間断眠。その後12時間後の夕方の19時で36時間断眠になります。とても眠そうですね。昨日は寝てないから、早く眠りたいというところで実験になります。実験はしっかりデザインされたもので、通常の睡眠のグループ（カフェインの代わりにプラセボ投与）、通常の睡眠に測定前にカフェインを投与したグループ、36時間断眠の後にプラセボ、36時間断眠の後にカフェインの4つの条件で記憶のテストを行っています。テストはカラー写真の12の顔を覚える検査で、いったん覚えた後5分後にまた12の顔写真を見せられて、最初に見せられた顔があったかなかったのかを判断します。その結果は、断眠後には覚えられる顔の数は少なくなっていました。また、カフェインは眠気を取る効果はありましたが、断眠後の記銘力は同じように低下していたというものです。

つまり、睡眠不足だと覚えられる物の数は減少、つまり頭の中に一時的に符号化する容量が減ってしまい、これはカフェインなどで眠気を改善させたとしても変わらないということです。普段、しっかりと睡眠をとることが、記憶に関しても自分自身のもっている能力をしっかりと発揮させるために大切だということですね。

4 睡眠中の記憶の固定化

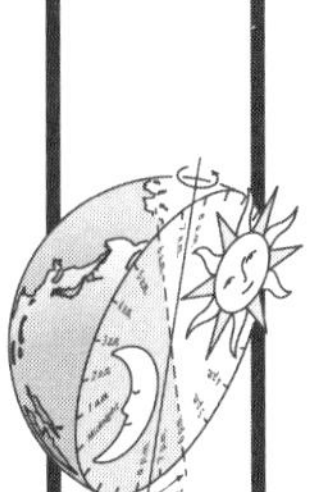

① 記憶の固定化とノンレム睡眠、レム睡眠

睡眠が記憶に及ぼす影響として重要なもののもう1つは、眠ることによって記憶が脳に定着するということです。睡眠には、ノンレム睡眠とレム睡眠があり、どちらの睡眠がその役割を担っているのかということが、次の問題になります。これについては、ワーナー・プリハルとジャン・ボーンの研究がわかりやすいと思います。彼らは、宣言記憶としてペアの2つの言葉を覚えさせ、片方を提示してペアのもう片方を思い出させるというものと、非宣言記憶としてミラートレーシングという鏡に写した手と逆向きに動く画像を見ながら、狭い隙間をトレースする実験を行いました。

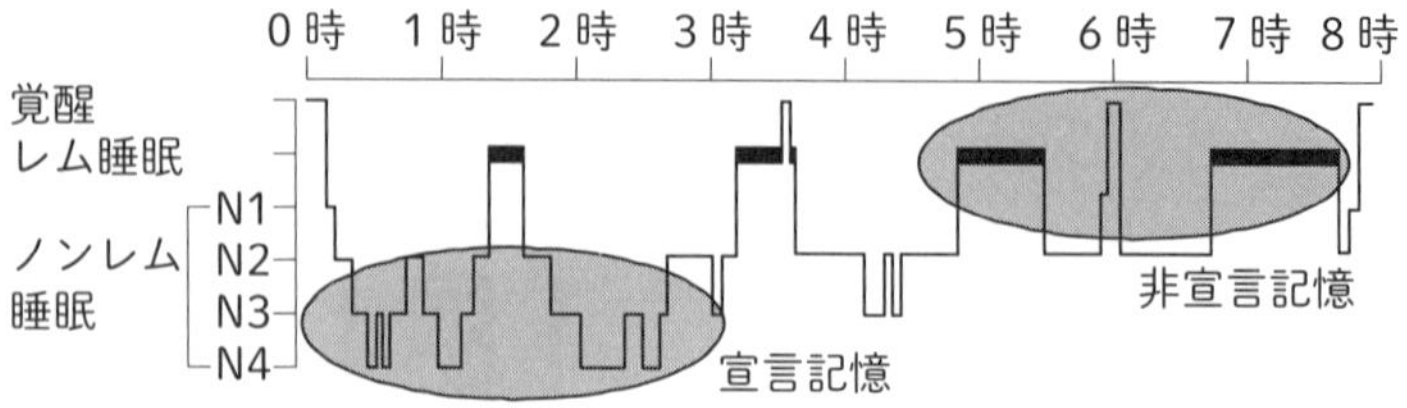

図9-4　記憶の固定化と睡眠

ノンレム睡眠時：宣言記憶が改善される。

レム睡眠時：手続き記憶が改善される。

▶文献3より引用。

睡眠は、すでに説明したように通常の夜間睡眠では睡眠の前半にはノンレム睡眠（徐波睡眠）が多く、後半にはレム睡眠が多く見られます（第5章参照）。この研究では、前半3時間の睡眠（ノンレムリッチ）と後半の3時間の睡眠（レムリッチ）な睡眠で、記憶の固定化の仕方の違いがあるかを調べました。寝る前のテストの結果を夜中に起こして確認し、また別の日に夜中に起こしてテストをし、その結果を明け方に確認するという方法です[3]。

その結果、睡眠前半のノンレムリッチな睡眠では宣言記憶が、後半のレムリッチな睡眠では、非宣言記憶が改善されました。このようなことから、**ノンレム睡眠では宣言記憶、レム睡眠では非宣言記憶の強化が起こる**と結論付けています（**図9-4**）。

②ノンレム睡眠の記憶の固定と脳波

ノンレム睡眠において、宣言記憶が形成されるプロセスは、

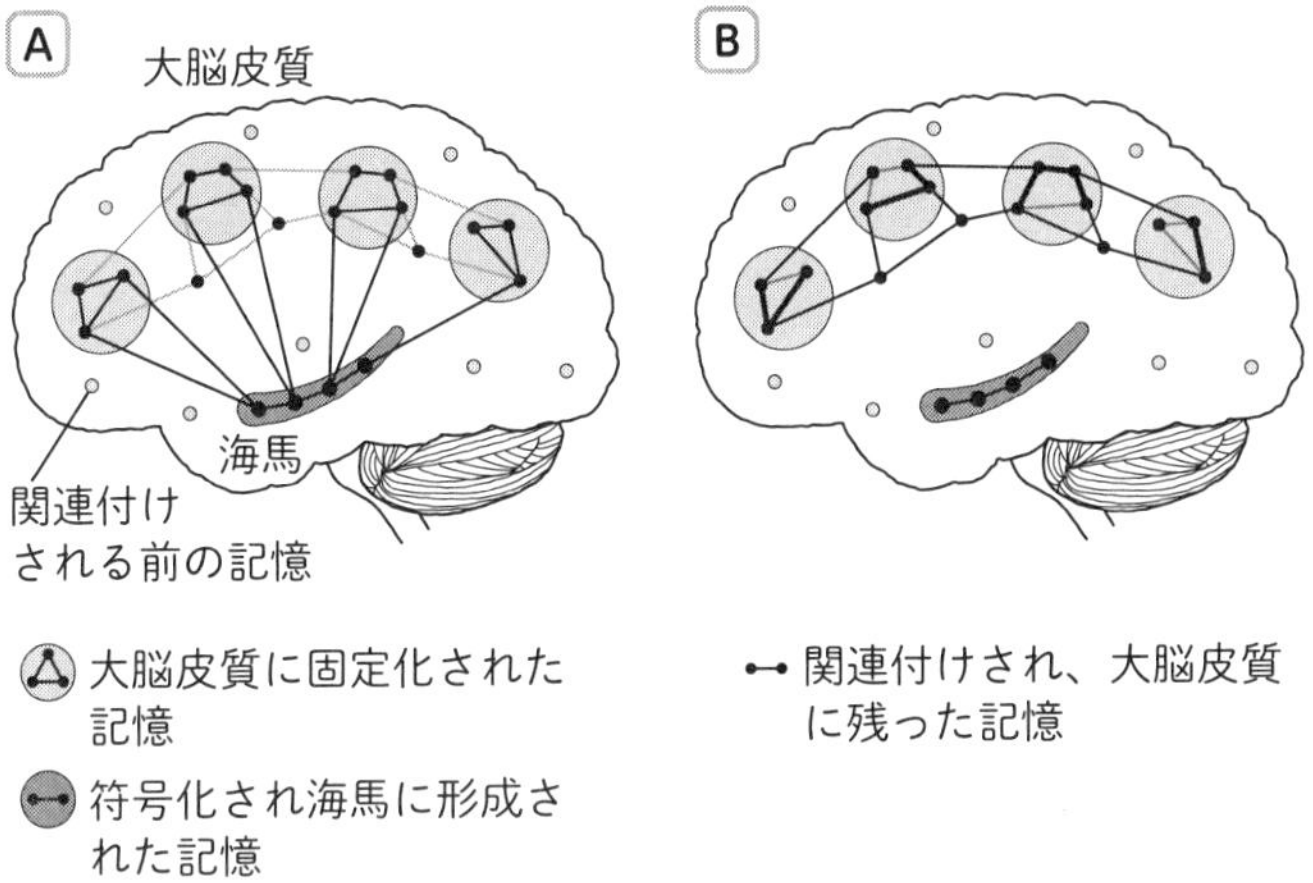

図9-5　アクティブ・システム・コンソリデーション

A）睡眠中には海馬の符号化された記憶が大脳皮質に投影されて皮質に固定化された記憶ができる。

B）繰り返し強化された記憶は、大脳皮質に残り将来の有効な知識となる。

▶文献４より引用。

まずは脳の海馬領域にて記憶の符号化が行われ、それが長期記憶として大脳皮質に保存されるというものです。このときに、主に宣言記憶が長期記憶として皮質に保存されるようになるメカニズムについては、ボーンたちの興味深い説明があります。彼らは、このメカニズムがノンレム睡眠の徐波睡眠期に起こり、このメカニズムが海馬のリップル波と視床皮質路の紡錘波の脳波の同期という生理学的な現象として観察されるとしています。これを「**アクティブ・システム・コンソリデーション**」と呼んでいます。そのプロセスは、

①（海馬にある短期的な）記憶は固定化されるために睡眠中に再活性化され、

②睡眠中の固定化プロセスは、符号化されたすべての記憶を強化するのではなく、

選択的であり、③選択された記憶は、長期記憶ストアに転送されるとされて、こういった記憶の選択が行われるとしています。また、このような強化された記憶が将来のより重要な記憶として皮質に残るしくみになっていると述べています[4,5]（**図9-5**）。

これらの考え方は、まだ仮説ではありますが、睡眠と記憶に関連して非常に興味深いものであると思います。

③レム睡眠と情動関連記憶

レム睡眠中は夢を見ており、情動に関わる扁桃核に隣接した海馬でシータ波という7ヘルツ前後の周波数の律動性の脳波が発生しています。このような活動はレム睡眠と情動および記憶と関連しているという仮説があります。私のクリニックでも診療をしていただいている西多昌規博士（現　早稲田大学教授）は、ハーバード大学留学中に非常に興味深い研究を行いました[5]。被検者を2つのグループに分け、午後1時に60個のネガティブな情動を伴う写真と伴わない中立的な写真を60個覚えてもらいます。半分の人たちはその後90分間の昼寝をし、このときは脳波も計測します。その後午後5時にもう一度同様に別のネガティブと中立の60個ずつの写真を見せて、その15分後にさらに60個ずつを加えた写真を加えたセットでテスト

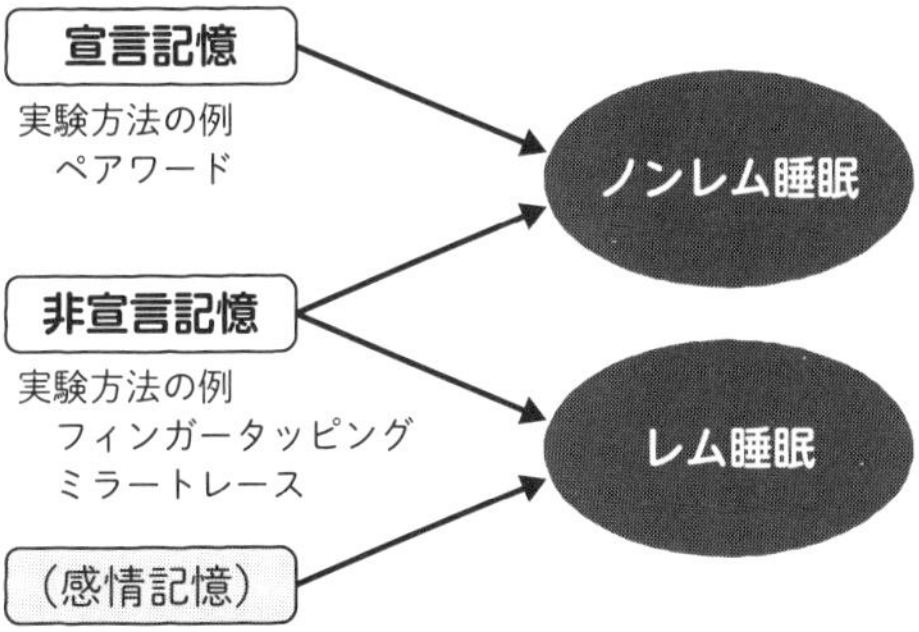

図9-6　宣言記憶はノンレム睡眠中に、非宣言記憶はレム睡眠中に行われる

をします。テスト課題としては昼寝の前後で見せられた写真をOLDと判定し、見たことのない新しく加えられたものをNEWと判定します。

その結果、昼寝をした群では、情動を伴う記憶に対して記憶の促進が見られましたが、中立的な記憶に対しては見られませんでした。また、同時に測定した脳波との関連を見ると、情動を伴う記憶促進の程度は、レム睡眠の量と、レム睡眠中の右優位前頭部の脳波シータ周波数帯域パワーと有意に相関していました。情動に関わる記憶とレム睡眠中のシータ波の関連を裏付ける結果だと思います。

5　睡眠中も活動する脳

睡眠と記憶については、非常に興味深い分野ではありますが、これからさらにさまざまな研究が行われるものと思います。現状は、**図9-6**に示したように記憶によって睡眠の果たす役割が異なっていると考えられます。大まかには、宣言記憶はノンレム睡眠、非宣言記憶や情動に関わるメカニズムはレム睡眠中に起きているということです。今後の研究の発展が待たれるところですが、睡眠が決して脳が休んでいる時期ではなく、睡眠中も脳はさまざまな役割を果たしながら活動しているということは間違いなさそうです。

また、脳波活動がこのような睡眠中の記憶の「オフライン・プロセス」と関連しているというういくつもの結果が出ています。このような睡眠中の記憶の処理は、次章で述べる夢とも合わせて、今後とても興味がもたれる研究分野だと思います。

コラム

睡眠中のアミロイドβの代謝

アミロイドβはアルツハイマー病の原因の１つと考えられており、近年ではアルツハイマー病の予防薬としてアミロイドβ抗体が開発され臨床応用されています。抗体により、脳にたまったアミロイドβを排除しようとするものです。

一方で、睡眠によってもこのアミロイドβが除去されていくことが報告されています。睡眠中に、グリンパティックシステムというメカニズムが働き、たまったアミロイドβを脳から洗い流していくシステムです。グリア細胞の一種であるアストロサイトによる血管周囲の排出経路を通じて代謝物の除去を促進するシステムです[6][7]。この経路を、グリンパティック排出路と呼んでいます。

このようなアミロイドβの排出システムは、睡眠中に盛んに働いており、覚醒中はほぼ働いていません。さらには、睡眠時の姿勢もこのシステムに影響を及ぼしており、横向き寝が、より効率的な排出を促すと考えられています。

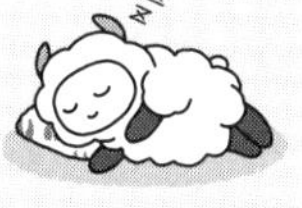

第10章 夢と睡眠

1 夢の特徴

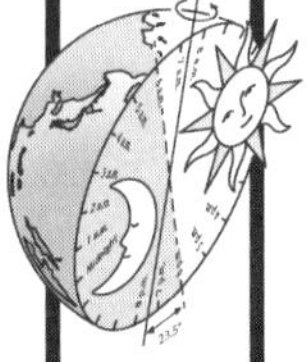

夢は主観的な現象で、夢を睡眠中に客観的に捉えることは困難です。したがって、夢は覚醒した瞬間にできあがるもので、眠っている間に夢を見ていたような気がするだけだと言われても、そのことを完全に否定するのは難しい面があります。しかし、一方で夢は眠っている間に見ていると思われる客観的な事実もあります。例えば、レム睡眠行動障害（第19章「睡眠時随伴症」の章を参照）は、眠っている間に体が動き出し、覚醒させると夢の中で体が動いていたと患者さんが話します。また、最近は脳活動から実際の夢の映像を導き出す

試み[1]などもなされています。したがって、夢は睡眠中に体験する映像を伴う主観的な現象であると考えることは正しそうです。

一方で、夢は覚えることが困難だということも言われます。睡眠から覚醒させて、そのときに見ていた夢について語ってもらうことは可能です。しかし、一般には覚醒してから、反芻したりして思い起こさないと夢を覚えることは困難です。このように、一時的に思い起こすということが、1つの覚醒時の経験となり、その経験を覚えるという解釈をすれば、それは直接的に夢が記憶に入ったということにはなりません。夢を記憶しにくいということについては、ノルアドレナリン、アセチルコリンの働きからこれを説明しようとする仮説もあります[2]。

夢については、これまでにも多くの研究がされてきました。その中で大きな発見は、レム睡眠の発見とともにレム睡眠中には夢を見ていることが多いということがわかったことです（第5章参照）。しかし、ノンレム睡眠でも夢を見ているということは確認されていて、レム睡眠から覚醒させたほうが夢を見ていることが多いけれども、ノンレム睡眠から覚醒させても夢を見ていることがあるということです。一方で、ノンレム睡眠の夢はレム睡眠に比べると、視覚的な要素が少なく、また短くて内容にも乏しいものであると言われています。ノンレム睡眠の夢とレム睡眠の夢を語ってもらったときのワードカウント（語数）を調べたところ、レム睡眠のほうが語数が多いことがわかりました。さらには、レム睡眠で過ごす時間が長くなるとさらに語数が多くなります。

このようなことから、ノンレム睡眠でも夢は見るけれども、視覚的要素が多くストーリー性がある夢はレム睡眠で見ていると考えてよいでしょう。

2 経験が夢に出てくるまでの時間

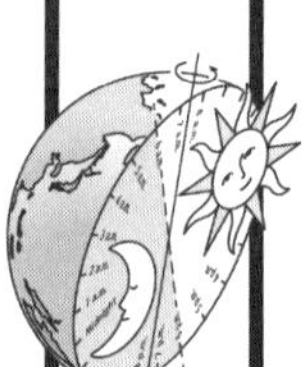

怖い映画を見ると、夢に出てくるから見たくないという人がいます。昼間の経験は、夢に出てくることがありますが、いったいどのくらい経ってから出てくるのでしょうか。ラッセル・パウエルらは、10人ずつの男女に感情的に刺激的な動画を見せた後で、7夜にわたって自宅で夢を記録するという実験を行いました[3]。そして、夢の内容にその動画がどのくらい組み込まれているのかを調べました。その結果、初日には高い確率で夢に出てきますが、その後出てこなくなり、また第6夜、第7夜にまた増えてくるというパターンをとることがわかりました。このように、初日に強く夢に現れるだけでなく、少ししてからまた現れてくるのは非常に興味深いことです。この理由は明らかではありませんが、ストレスへの適応のため一時的に回避されるのではないかということや、動物実験での行動学習の後のレム睡眠が少

し遅れて増加することなどとの関連について示唆されています。

3 フロイトと夢

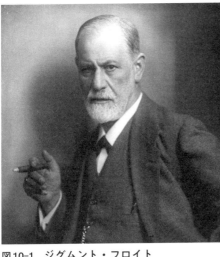

図10-1　ジグムント・フロイト

さて、夢については実験的な研究が始まる以前に、精神分析の創始者とも言われるジグムント・フロイト（**図10-1**）が夢についての考察をし、「夢判断」という書物を著しています。フロイトは、「夢は無意識への王道である（1915）」と言っているように、夢はフロイトにとって、無意識を理解するうえで非常に重要な素材であったと言えます。夢に関して、すべての夢は無意識の表象であると言っています。これは、夢の中には無意識を表象したものもあるという意味ではなく、すべて無意識の表象だ

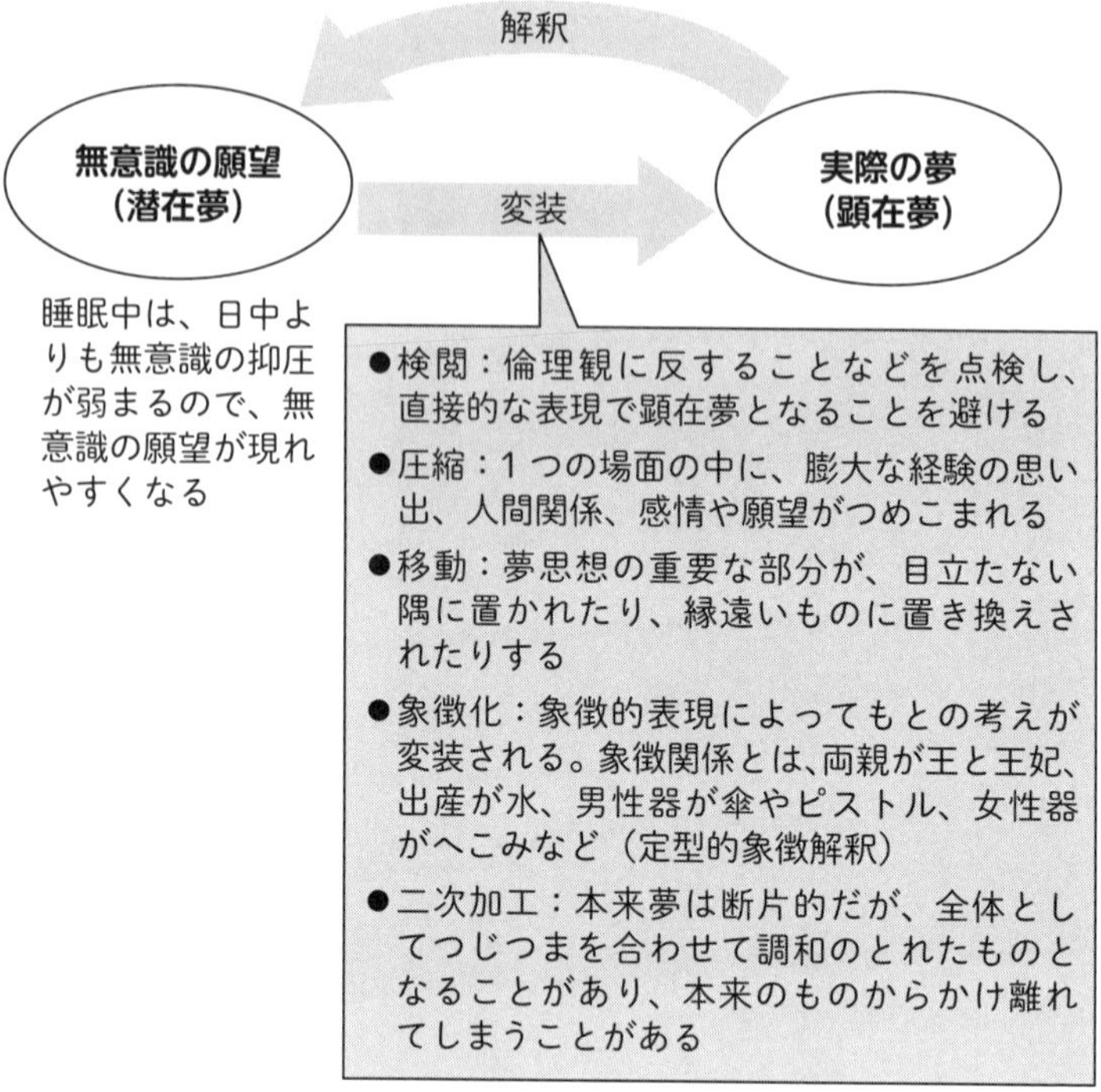

図10-2　フロイトによる夢の解釈

▶文献4より引用。

としたところが彼の力の入ったところだと思います。

無意識というのは、意識が抑圧されたものなのですが、ごく簡単に説明すれば、意識されたものは思い出したりすることができますが、無意識は思い出したりすることができません。抑圧されているというのは、あることについてそのことが意識されないしくみが働いて、実は頭に入っているんだけれどもそれが浮かんでこないような状態です。これが、眠っている間の夢として現れてくるということなのですが、その理由はそういった記憶を意識に上らせない働きをしている、フロイトの言う「超自我」の働きが弱まっているからだという説明です。また夢に出てくる無意識はさまざまなデフォルメーションをされていて、抑圧されたままでなく変形した形で現れてくるとしています。

図10-2に示したのが、フロイトの夢解釈についての図です。抑圧された無意識が意識に上るときに超自我（super-ego）による変装があるというものです。変装の方法には、さまざまなものがあるとされ、これを図にも示しました。興味のある方は、ぜひジグムント・フロイトの「夢判断」をお読みになるとよいと思います。

夢と記憶

前章の「睡眠と記憶」の章で述べたように、記憶は海馬でまずは符号化がなされ、それが選択されて強化されながら皮質の長期記憶に移行します。このようなプロセスは、上記のフロイトの夢の理論と何らかの関わりがあるのでしょうか。一つ興味深いことは、睡眠中の固定化プロセスを経て記憶が強化されるわけですが、その記憶はすべてではなく、選択されたものである、ということです。しかしここでは、選択的であるならどのように選択されるのかということについては全く言及していません。つまり、システムについての研究であり、コンテンツがどのように取捨選択されるのかについては何も述べていないわけです。自然科学研究においては、主観的な取捨選択について研究することはきわめて困難だからです。しかし、ここに精神分析的な無意識の概念を導入すると、超自我によって取捨選択がなされると仮定することが可能かもしれません。その実態が何なのかは相変わらずわからないわけですが、面白い考えだなとも思います。ただ、ここで自然科学研究とフロイトの理論をつなぎ合わせることに矛盾を感じる部分は、抑圧されたものは、意識には上らないが脳の中にはあるはずだということです。それが夢の中で変装されて出てくるわけですが、それをこのアクティブ・システム・コンソリデーションのコンテクストで説明するのは、やはり無理があるような気もします。いずれも仮説なので、これ以上のことはわかりませんが、ただ、睡眠中のオフラインモードで記憶が固定化される際に選択されることと、その内容の選択が無意識と関わるのではないかということは、なんとなくつながる感じがしてしかたがありません。

第11章 運動と睡眠

よく眠れないときの生活指導として、日中の過ごし方についての指導があります。その中でも、運動は特に推奨されています。フィンランドで１、１９０名を対象としたアンケート調査でも、よく眠れるための大切な習慣は何でしょうという問いに対して、一番多かった回答は運動でした（男性33％、女性30％）[1]。また、２０１３年に行われたアメリカの国立睡眠財団の調査でも、運動のレベルにかかわらず運動している人はしていない人よりも睡眠の質が良いという回答が得られています（**図11-1**）[2]。では、運動すれば眠れるようになるということは正しいのでしょうか。これについて、考えていきましょう。

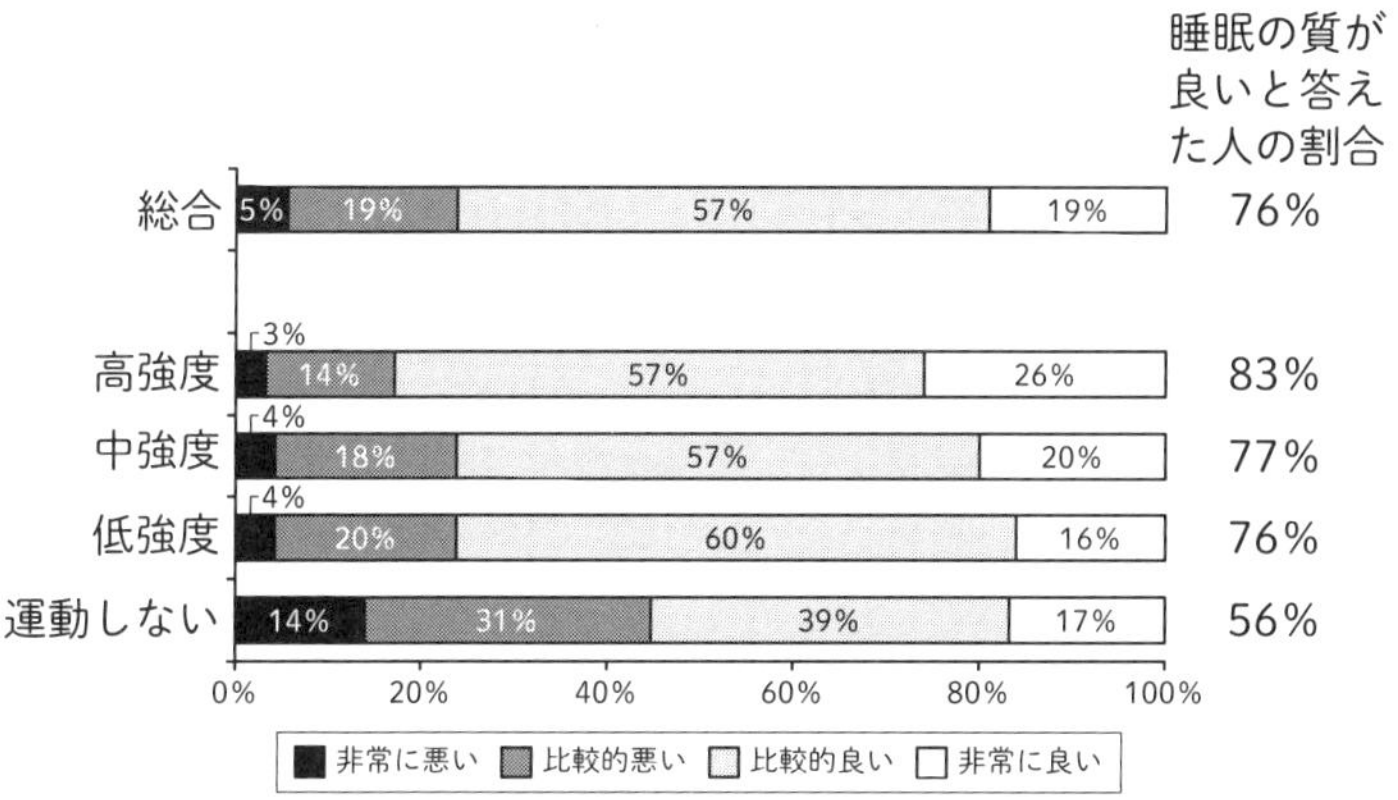

図11-1 「運動と睡眠」の調査結果

高強度・中強度・低強度のいずれとも、運動群の約半数以上が、運動した日は睡眠の質が良いと感じている。
▶文献2より引用。

1 運動と睡眠の関係

これまでの研究をまとめると、急性の運動の影響（1日昼間に運動してその夜の睡眠について）と、慢性の運動の影響（運動習慣のある生活をしばらくしたあとの睡眠）ともに、統計的には改善が見られるとされています。

運動後の睡眠の変化についての最も古い論文は1966年のフレデリック・ベークフィールドとリチャード・ラスキーの論文です[3]。この研究では10名の大学生アスリートに、午後の運動、入眠前の運動、運動をしないという3つの条件を設定し、その後の夜間睡眠についてポリグラフを用いて調べています。その結果、午後の運動の後に徐波睡眠が増えた、つまり睡眠の質が

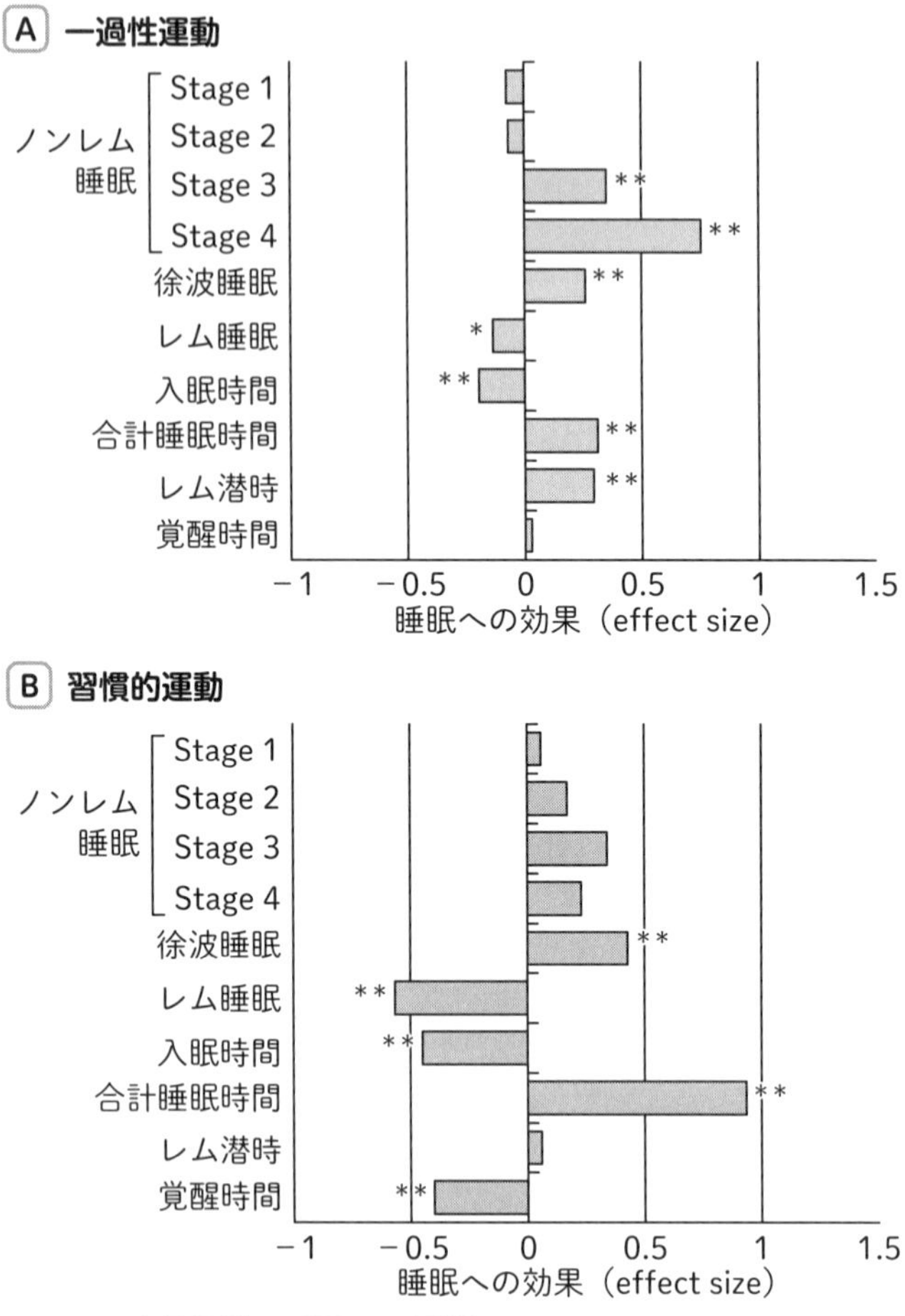

図11-2　身体運動の睡眠への影響

一過性の運動（A）と習慣的運動（B）による、睡眠変数の変化を、メタアナリシスによる効果の大きさ（effect size）で示した。

＊＊：p＜0.01、＊：p＜0.01

▶文献４を参考に作成。

改善したが、睡眠直前の運動の後は有意な徐波睡眠の増加が見られなかったというものです。これについて、おそらく睡眠直前の運動は、身体的なストレスとなり睡眠の悪化に結びつくのではないかと考察しています。

その後も、このような研究がたくさん行われました。これらをまとめたクビッツらのメタアナリシスの論文があります[4]。彼らも一過性の運動と運動習慣を比較しています（**図11-2**）。ほとんど同じようにも見えますが、大きな違いがあるところは睡眠中の覚醒時間が、習慣的な運動では有意に短くなることです。また、習慣的な運動のほうが睡眠時間が長くなるようです。

実験的な設定の中では、一過性の運動でも睡眠の改善は認められますが、多くの研究は健常な若年者を対象とした研究です。臨床的な場面においては患者さんの多くは不眠症があり、比較的高齢の方もいます。また背景には不安などの要因があり、なかなか一過性の運動では睡眠の改善が得られないことが多くあります。しかし、それでもそういった患者さんにも運動習慣を勧めていくと、運動による気分の改善、ストレスの発散なども含め、次第に睡眠が改善してきます。その際に重要なことは、患者さんのこれまでの運動習慣や体力、年齢などを考慮しながら無理のない運動をていねいに辛抱強く指導していくことです。

2 アスリートの睡眠

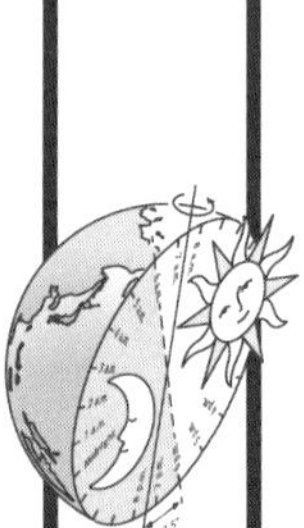

①日中の活動と睡眠時間

私は早稲田大学スポーツ科学学術院の教授でしたので、教員時代も今も親しいアスリートは多くいます。オリンピックアスリートでは、北京オリンピックに出場した竹澤健介、今も活躍している大迫傑、そのほかＪリーグで活躍した渡邉千真ほか多くのサッカー選手。すべてのアスリートの名前をここであげることはできません（ゴメン）が、私は多くを学生から学んだと思っています。

さて、アスリートは、日中の身体運動という点では、かなり高強度のトレーニングをする時期があるので、研究の被検者としてもよい対象になります。私の大学院に所属していた伊藤和麻は、学部時代は私のゼミ生でもあり、また早稲田大学競走部の長距離班に所属し、箱根駅伝への出場機会を狙って練習に励んでいました。しかし残念なことに怪我が多く、結果として４年間出場機会がありませんでした。その後、スポーツ科学の知識をさらに深めようと大学院修士課程に入学し、睡眠研究を行いました。その中で、彼は練習量が学部時代より

1日の睡眠期間内平均	強化期	回復期	試合期	有意差		
				強化vs回復	回復vs試合	強化vs試合
全就床時間（分）	603.73±33.95	520.42±52.16	501.66±67.40	＊		＊＊
全睡眠時間（分）	525.36±25.45	452.62±42.36	454.09±44.68	＊		＊＊
中途覚醒（分）	49.46±21.08	49.95±26.33	30.01±25.37			
睡眠潜時（分）	31.60± 6.31	25.72± 8.45	17.55± 4.76			＊＊
睡眠効率（%）	87.10± 3.36	87.13± 4.69	90.87± 4.23			
実睡眠効率（%）	91.89± 3.36	91.60± 4.96	94.14± 4.08			

＊：$p<0.05$　＊＊：$p<0.01$

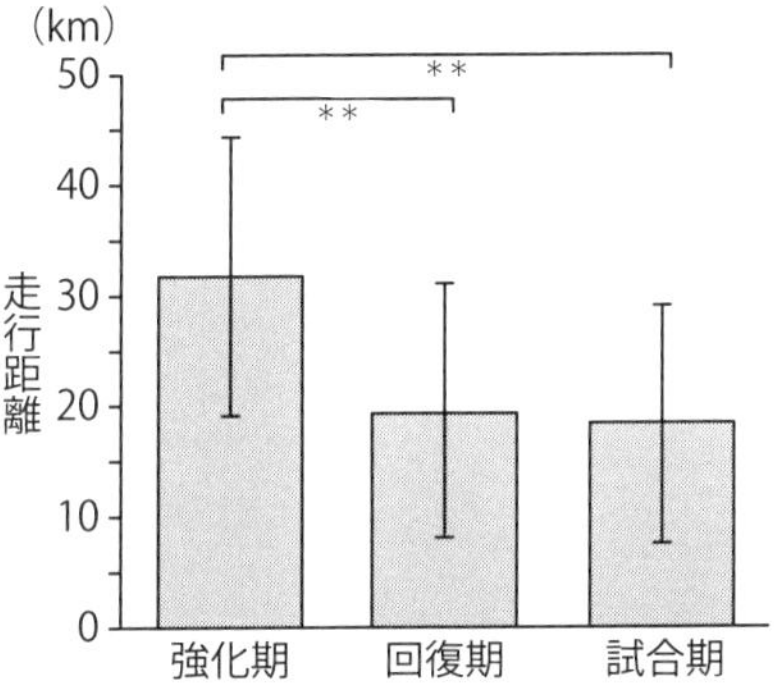

図11-3　長距離ランナーの睡眠時間と走行距離を調べた実験

強化期：夏合宿の高強度トレーニングが続く時期。

回復期：合宿の合間の自主練習の時期。

試合期：授業期間中で、主には土日に試合が行われている時期。

▶文献5より引用。

も非常に少なくなったにもかかわらず記録が伸び、大きな怪我もなくさまざまな陸上種目で自己ベストを更新していきました。その理由は、トレーニングにおける休息の重要性を強く認識したからだと思います。彼はがむしゃらにトレーニングするだけでなく、適切な休養をとることが競技力を上げるうえで重要であることを学んだと思います。彼の指導を通じて、私も同じようにこれを学ぶことができました。なお彼は、現在は住友電工陸上競技部で長距離走のコーチをしています。

彼は、早稲田大学競走部の長距離班の学生を対象として、強化期、回復期、試合期の3つの時期に睡眠時間を測定しました。強化期は夏合宿の高強度トレーニングが続く時期、回復期は合宿の合間の自主練習の時期、試合期は授業期間中で、主には土日に試合が行われている時期、に相当します。測定は、シート型の睡眠測定装置を使った客観的な値です。睡眠時間には、夜間睡眠も日中の昼寝も含まれています。脳波などは測定していないので、**図11-3**の図と表には客観的に測定した24時間の中での睡眠時間と、練習記録などから得た走行距離の関係を示してあります⑤。

結果として、回復期と試合期では、走行距離に差はありませんでした。それぞれの時期の睡眠時間を見ると、同様に回復期と試合期では差がありません。強化期のみ睡眠時間が長いという結果でした。

これらは、すべて同じ被検者集団の平均値です。ここから読み取れることは、同じ個人でも日中の活動量によって、必要な夜間睡眠の量は異なるということです。したがって、ヒトは何時間眠るのが適当ですかという質問に対しては、個々人の体質だけでなく日中どのように生活しているのかについても考える必要があると明確に示している結果とも言えます。

②長時間睡眠の運動能力に及ぼす影響

アスリートの睡眠でもう1つご紹介したいのは、シェリー・マーの研究です。彼女は、当時はスタンフォード大学にて研究を行っていました。現在も、アスリートの睡眠は彼女の主要な研究テーマの1つです[6]。よい研究をしているので、2012年6月の日本睡眠学会に招待しお話を伺ったことがあります。

マーは、スタンフォード大学バスケットボール部の11名の現役選手に、毎日10時間という長時間睡眠を約1カ月半にわたってとるように指示しました。睡眠時間の測定は、活動量計による客観的な測定と、自記式の睡眠日誌を用いています。その結果、睡眠日誌では10時間を超える睡眠時間が確保できたことになっていますが、客観的な計測では8・5時間でした。それでも、長時間睡眠をする前のベースラインと比較すると有意な延長が見られます（**図11-4-A**）。

ベースラインの睡眠時間と長時間睡眠を続けた後の競技力の比較をしたのが**図11-4-B**で

A

	ベースライン	睡眠延長
活動量計による1日の総睡眠時間	6.7時間 →	8.5時間
睡眠日誌による自覚的総睡眠時間	7.8時間 →	10.4時間

B

測定項目	普段の睡眠	睡眠延長
282フィートダッシュ	16.2秒 →	15.5秒
フリースロー（10回中）	7.9回 →	8.8回
スリーポイントシュート（15回中）	10.2回 →	11.6回
練習中のやる気（10点満点）	6.9 →	8.8
試合中のやる気（10点満点）	7.8 →	8.8

すべてp＜0.001

C

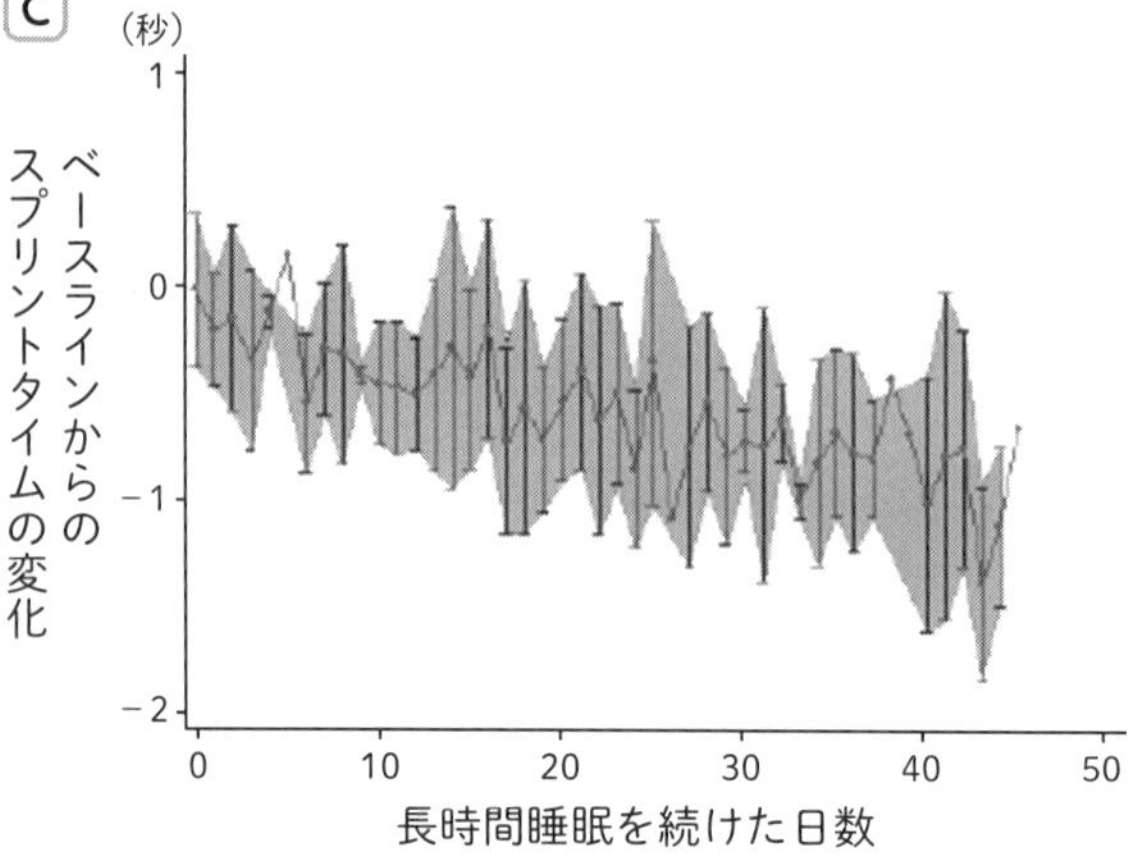

図11-4　長時間睡眠後の運動能力の変化

A）バスケットボール選手に長時間睡眠（1日10時間）を指示し、睡眠時間を記録した。
B）睡眠延長後の各競技力の変化。すべて$p < 0.001$。
C）睡眠延長後のスプリントタイムの変化。
▶文献6より引用。

す。282フィートダッシュとは普段の練習で行うコートを使った折り返しをするダッシュです。やる気は質問紙で測定しています。結果は、すべて長時間睡眠後に改善が見られています。特に、足が速くなっているのには驚きました。

図11-4-Cは、282フィートダッシュのタイムを1カ月半にわたって経時的に示したものです。このグラフを見ると、長時間睡眠を続けるにしたがって、だんだん足が速くなっているように見えます。そして、1カ月半経った後も、まだ定常状態にはなっていないようにも見えます。永久に足が速くなっていくということはないでしょうが、さらによくなる可能性はあるかもしれません。

これらの結果から何が言えるでしょうか。競技力に関して言えば、**競技力を向上させるために十分な睡眠時間をとることは必須である**ということでしょう。もう1つは、おそらくアスリートはトレーニングの状態に比して睡眠不足の状態にあり、この睡眠負債を返すのには1週間くらいでは返しきれていないということがあるようにも思えます。この視点を考えると、睡眠負債を完全に返すためには、少なくとも1カ月半、あるいは2カ月間は十分な睡眠を続ける必要があるのかもしれません。

アスリートは、スポーツ科学の研究対象として特殊なトレーニング環境で生活しているという視点で、非常に有用な研究情報を多く提供してくれます。一方でそこで得られた知見は、一般の人たちの睡眠に対しても有用な知見を提供してくれます。私は、このような視点からスポーツ健康科学の分野で睡眠を研究してきましたが、非常に多くの貴重な経験ができたと思っています。

第2部

臨床睡眠医学

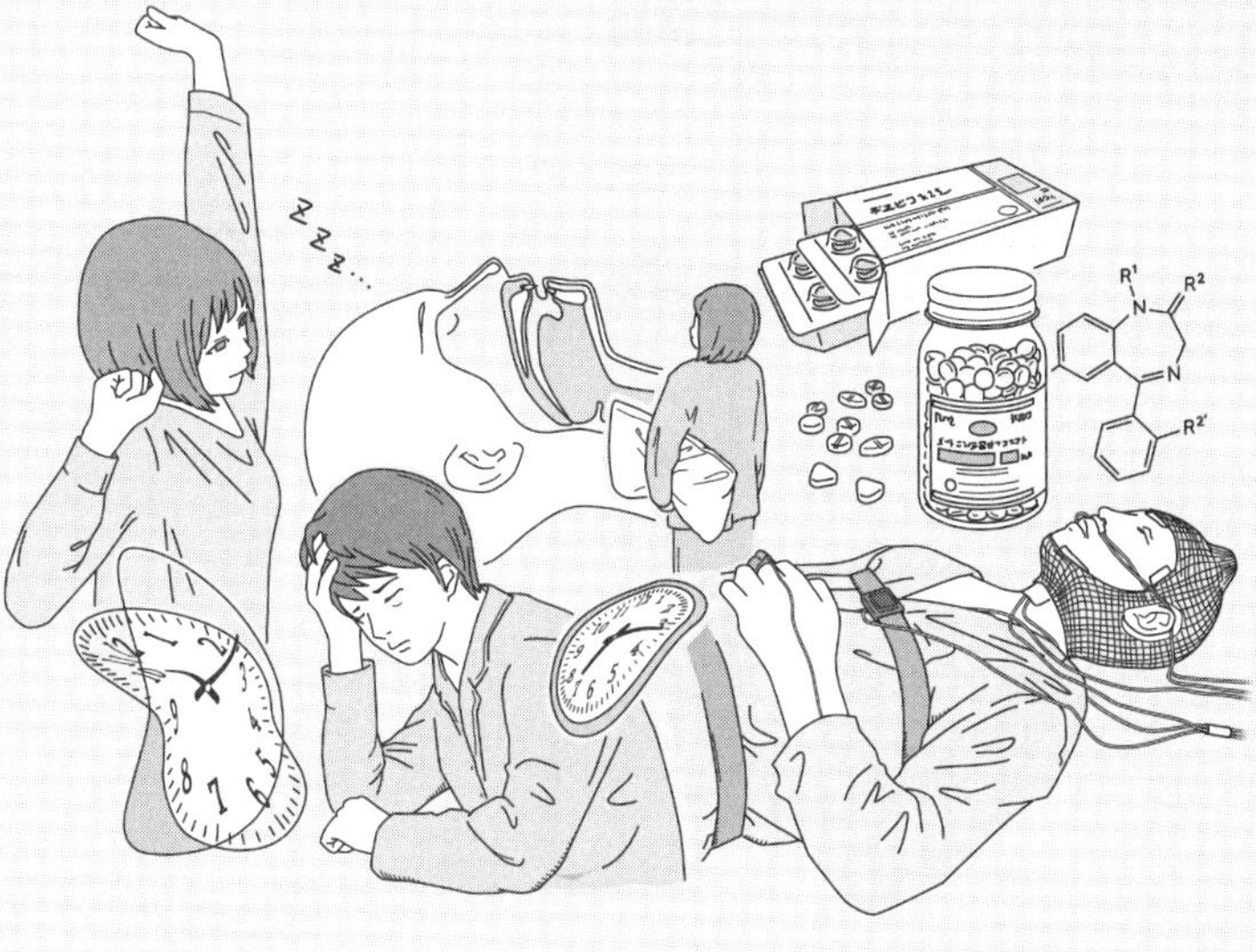

第12章 睡眠障害の分類

1 睡眠障害をどのように整理して考えるのか

睡眠障害といえば、不眠症（眠れない）ということがまず思い浮かぶかもしれませんが、この本を手にとった方は、このほかにもさまざまな睡眠疾患があることをすでにご存知だと思います。眠れない以外にも、昼間眠いということや、眠る時間の長さや時間帯の問題があります。また、眠っている間に寝言を言ったり、呼吸が止まる、夜尿をしてしまう、無意識におかしな行動をしてしまう、などさまざまです。このようなさまざまな睡眠障害をどのように整理していくのかということが、睡眠障害を分類するということになります。

一方で、よく眠れないという症状があれば、それによって昼間の眠気も起こるだろうと思われます。このように睡眠に関するさまざまな症状は、相互に関連して存在しています。しかし、どちらがより根本的な睡眠の原因かを考えると、多くは夜眠れないから昼間眠くなるのであって、昼間眠いから夜眠れなくなるのではありませんから、診断としては、夜眠れないことを優先すべきだとわかります。多くの睡眠障害の症状は、より根本的な原因によるものと付随する症状に整理できますが、根本的な原因をもとに分類は行うべきです。もし、昼間眠いから夜眠れないとすれば、この群は不眠とは別の分類にしてもよいわけです。

さらには睡眠疾患についての研究が進み、さまざまな疾患の原因が明らかになってきています。例えば、ナルコレプシーの原因は私が医師になった１９８０年代にはわかっていませんでしたが、現在はオレキシンという物質が関連していることが明らかになっています。これによって、１つの疾患単位が確立されてきています。

このような考え方をさらに突きつめていく中で、睡眠障害の分類が作られていくわけです。しかしながら、現状では必ずしも完全にスッキリと睡眠障害が分類できているわけではなく、将来的には改定されるものもあると思います。また、さらに睡眠障害の研究が進み、それによって新しく原因と思われる知見が得られ、より明確で細かい分類が作られていく可能性もあると思います。

現在使われている主な睡眠障害の分類には、ICSD-3（国際睡眠障害分類第3版）、

表12-1　睡眠障害の診断分類の大項目

睡眠障害の特徴	ICSD-3（2014）	DSM-5（2013）	ICD-11（2018）	対応する睡眠障害の例
他の原因がないのに眠れない	不眠症	不眠障害	不眠症	不眠症
夜眠れているのに昼も眠い、眠る	中枢性過眠症群	過眠障害	過眠症	ナルコレプシー 特発性過眠症 反復性過眠症 など
睡眠の質には問題がないが、好ましい時間帯に眠れない	概日リズム睡眠・覚醒障害群	睡眠・覚醒障害	概日リズム睡眠・覚醒障害	睡眠覚醒リズム障害 ジェットラグ症候群 など
睡眠中に呼吸が止まって睡眠が障害される	睡眠関連呼吸障害群	呼吸関連睡眠障害群	睡眠呼吸障害	睡眠時無呼吸症候群
安定した睡眠の機能が障害されてしまう	睡眠時随伴症群	睡眠時随伴症群	睡眠時随伴症	夢中遊行 レム睡眠行動障害 悪夢障害 夜尿症
睡眠中の感覚や動きの問題によって睡眠が障害される	睡眠関連運動障害群	レストレスレッグス症候群	睡眠関連運動障害	むずむず脚症候群 周期性四肢運動障害 歯ぎしり

DSM-5（アメリカ精神医学会の診断統計マニュアル第5版）、ICD-11（世界保健機構（WHO）による国際疾病分類第11版）などがあります。これらの主な項目を対応表としてまとめました（**表12-1**）。表を見ると、これらの分類は相互にいくぶんかの違いはあるものの、睡眠医学が対象とする疾患がどのようなものであるのかが見えてくると思います。また、ICSD-3が睡眠医学の分野においては基本となる分類と評価されていて、他の分類もこれに追従していることも伺われます。また、DSM-5は精神医学分野の分類であり、必ずしも精神医学の範疇と言えないものは、一部省かれているようです。しかし、睡眠呼吸障害はDSM-5にも含まれており、睡眠が障害されることが精神的障害となることも示唆される分類と捉えることも可能かもしれません。

2 本書で用いる分類

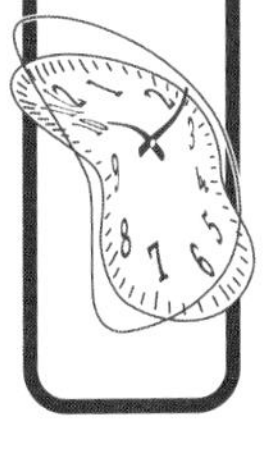

主な睡眠障害の診断分類について取り上げましたが、これらはどれも定期的に改定されています。このように分類が改定される背景には、睡眠障害の研究が進み、その背景にある原因がより明らかになってきたり、これまで正しいと考えられていた分類を使っているうちに、

その分類にうまく合わないケースが多いことが報告される、などから修正の必要が出てくるということがあります。しかしながら、睡眠障害の本質が変わるということではないので、このような分類の改定に期待されるのは、改定によって睡眠障害への理解が深まり、結果としてよりよい医療ができるようになるということです。

本書では、睡眠医学の臨床で最も用いられているＩＣＳＤ-３の診断名に準拠して、その中から頻度が高く重要な疾患を取り上げて解説していきます。

3 国際睡眠障害分類第３版（ＩＣＳＤ-３）

ＩＣＳＤ-３は、睡眠医学では最も使われている分類です。この大もとになった分類は、１９７９年に出版された、「睡眠覚醒障害の診断分類」[1]で、この流れの中で、国際分類が作られる動きができてきています。[2] ＩＣＳＤの第１版は１９９０年に出版され、２００５年にはこれが改定され第２版が出版されています。現在使われている、ＩＣＳＤ-３は２０１４年に出版されており、[3] 日本語版も２０１８年に出版されました。[4] ＩＣＳＤ-３についてその分類の概要を**表12-2**に示します。これらは長いので、まずは、簡単なものを作りましたの

6つの大分類

1. 不眠症
2. 呼吸障害
3. 過眠症
4. リズム障害
5. 睡眠時随伴症（パラソムニア）
6. 運動障害

睡眠時随伴症は、ねぼけ　寝言と暴れ　おもらし
運動障害は、ムズムズ　ピクピク

→これは暗記しよう！

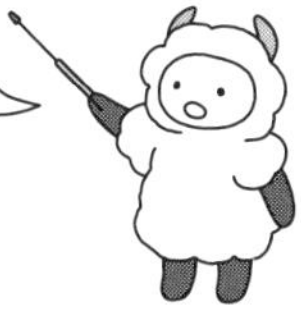

図12-1　ICSDによる睡眠障害の大まかな分類

で、**図12-1**のように覚えてみてください。睡眠医学が包括する分野が、ぼんやりと見えてきませんか？

これまで、ＩＣＳＤが改定されてきた変遷については、さまざまな解説がなされていますが[5]、大項目については、大きな変化はありません。これは、前述したように「睡眠障害をどのように整理するか」ということについて、かなり確立されてきたためであると考えられます。しかしながら、それぞれの項目の中身を見ると、版により考え方の違いが現れているように思います。このような、考え方の差異については、必要に応じて各疾患の章の中で説明するようにいたします。

さらに、最新のＩＣＳＤ-３も、「完全に」睡眠障害を分類しきれているとは言えないと思います。睡眠障害にはさまざまな要素が関わっており、また研究的にもよくわかっていないことが多いため、少なくとも現状では「完全な」睡眠障害分類を作るのが難しいのでしょう。

Ⅴ．睡眠時随伴症群	A. ノンレム関連睡眠時随伴症群	1．（ノンレム睡眠からの）覚醒障害群 ①錯乱性覚醒 ②睡眠時遊行症 ③睡眠時驚愕症 2．睡眠関連摂食障害
	B. レム関連睡眠時随伴症群	1．レム睡眠行動障害 2．反復性孤発性睡眠麻痺 3．悪夢障害
	C. その他の睡眠時随伴症群	1．頭内爆発音症候群 2．睡眠関連幻覚 3．睡眠時遺尿症 4．身体疾患による睡眠時随伴症 5．薬物または物質による睡眠時随伴症 6．特定不能な睡眠時随伴症
	孤発症状と正常範囲の異型	1．寝言
Ⅵ．睡眠関連運動障害群		1．むずむず脚症候群 2．周期性四肢運動障害 3．睡眠関連下肢こむらがえり 4．睡眠関連歯ぎしり 5．睡眠関連律動性運動障害 6．乳幼児期の良性睡眠時ミオクローヌス 7．入眠時固有脊髄ミオクローヌス 8．身体疾患による睡眠関連運動障害 9．薬物または物質による睡眠関連運動障害 10．特定不能な睡眠関連運動障害
	孤発症状と正常範囲の異型	1．過度断片的ミオクローヌス 2．入眠時足部振戦および睡眠時交替性下肢筋賦活 3．睡眠時ひきつけ（睡眠時びくつき）
Ⅶ．その他の睡眠障害		
付録A．身体疾患および神経疾患に関連する睡眠障害 261		1．致死性家族性不眠症 2．睡眠関連てんかん 3．睡眠関連頭痛 4．睡眠関連喉頭痙攣 5．睡眠関連胃食道逆流症 6．睡眠関連心筋虚血
付録B．国際疾病分類第10版・米国臨床修正版（ICD-10-CM）における物質誘発性睡眠障害のコーディング		

▶文献４より引用。

表12-2　ICSD-3における睡眠障害の分類

Ⅰ．不眠症		1．慢性不眠障害 2．短期不眠障害 3．その他の不眠障害
	孤発症状と正常範囲の異型	1．臥床時間過剰 2．短時間睡眠者
Ⅱ．睡眠関連呼吸障害群	A．閉塞性睡眠時無呼吸障害群	1．閉塞性睡眠時無呼吸、成人 2．閉塞性睡眠時無呼吸、小児
	B．中枢性睡眠時無呼吸症候群	1．チェーンストークス呼吸を伴う中枢性睡眠時無呼吸 2．チェーンストークス呼吸を伴わない身体疾患による中枢性無呼吸 3．高地周期性呼吸による中枢性睡眠時無呼吸 4．薬物または物質による中枢性睡眠時無呼吸 5．原発性中枢性睡眠時無呼吸 6．乳児期の原発性中枢性睡眠時無呼吸 7．未熟性に伴う原発性中枢性睡眠時無呼吸 8．治療時出現中枢性睡眠時無呼吸
	C．睡眠関連低換気障害群	1．肥満低換気症候群 2．先天性中枢性肺胞低換気症候群 3．視床下部機能障害を伴う遅発性中枢性低換気 4．特発性中枢性肺胞低換気 5．薬物または物質による睡眠関連低換気 6．身体疾患による睡眠関連低換気
	D．睡眠関連低酸素血障害	睡眠関連低酸素血症
	孤発症状と正常範囲の異型	1．いびき 2．カタスレニア
Ⅲ．中枢性過眠症群		1．ナルコレプシータイプ 1 2．ナルコレプシータイプ 2 3．特発性過眠症 4．クライネ-レビン症候群 5．身体疾患による過眠症 6．薬物または物質による過眠症 7．精神疾患に関連する過眠症 8．睡眠不足症候群
	孤発症状と正常範囲の異型	1．長時間睡眠者
Ⅳ．概日リズム睡眠・覚醒障害群		1．睡眠・覚醒相後退障害 2．睡眠・覚醒相前進障害 3．不規則睡眠・覚醒リズム障害 4．非 24 時間睡眠・覚醒リズム障害 5．交代勤務障害 6．時差障害 7．特定不能な概日睡眠・覚醒障害

第13章 睡眠ポリグラフィー検査

睡眠医学の臨床を行うときには、睡眠の状態を評価するためにさまざまな検査を行います。検査の内容としては、質問紙によるもの、自分で記録をつけていくもの、客観的な記録を行うものなどに分けることができます。それぞれに現在では多くの検査が準備されているので、これらについての知識をもち、必要な検査を必要に応じて行えるようにしていくことが重要です。本章ではまず、睡眠検査で最も重要な睡眠ポリグラフィー検査（ＰＳＧ）を、次章ではその他の検査について説明します。

ＰＳＧは、睡眠時に出現するさまざまな生理学的な変化を経時的に記録するものです。この検査法は睡眠検査のゴールデンスタンダードと言われ、これによって睡眠が確認されれば、別の方法で睡眠と判定されたものが正しかったのかどうかの基準にもなる方法と考えられています。このポリグラフ記録の方法や分析、またその解釈は、研究的には自由に行ってよいわけですが、臨床的な観点つまり患者さんの評価という点では一定のルールに従って行うことがよいと考えられます。それは、その結果を睡眠医学の共通言語として、この患者さんはこういう状態だとほかの治療者に伝えることができるからです。このようなことから、PSGの評価の仕方には一定の基準ができています。これが、第5章で説明したアメリカ睡眠医学会（AASM）の睡眠段階判定基準です。ここでは、実際の検査の方法について説明します。また、PSGは、一晩の睡眠を測定する終夜PSGだけでなく、MSLT検査やMWT検査という日中の眠気を測定する検査にも使用されます。これらについても説明いたします。

1 睡眠ポリグラフィー検査の測定項目（図13-1）

睡眠ポリグラフィー検査に必須の生理指標は、睡眠段階判定に必要な生理指標です。これらの指標を測定し、AASMの基準による睡眠段階を判定するためには、AASMのマニュアルに従って記録する必要があります。また、実際にポリグラフを記録するときには、フィルターのセッティングや時定数などのセットも必要ですが、これらはかなり専門的な内容になりますので、AASMのマニュアルを参照してください。

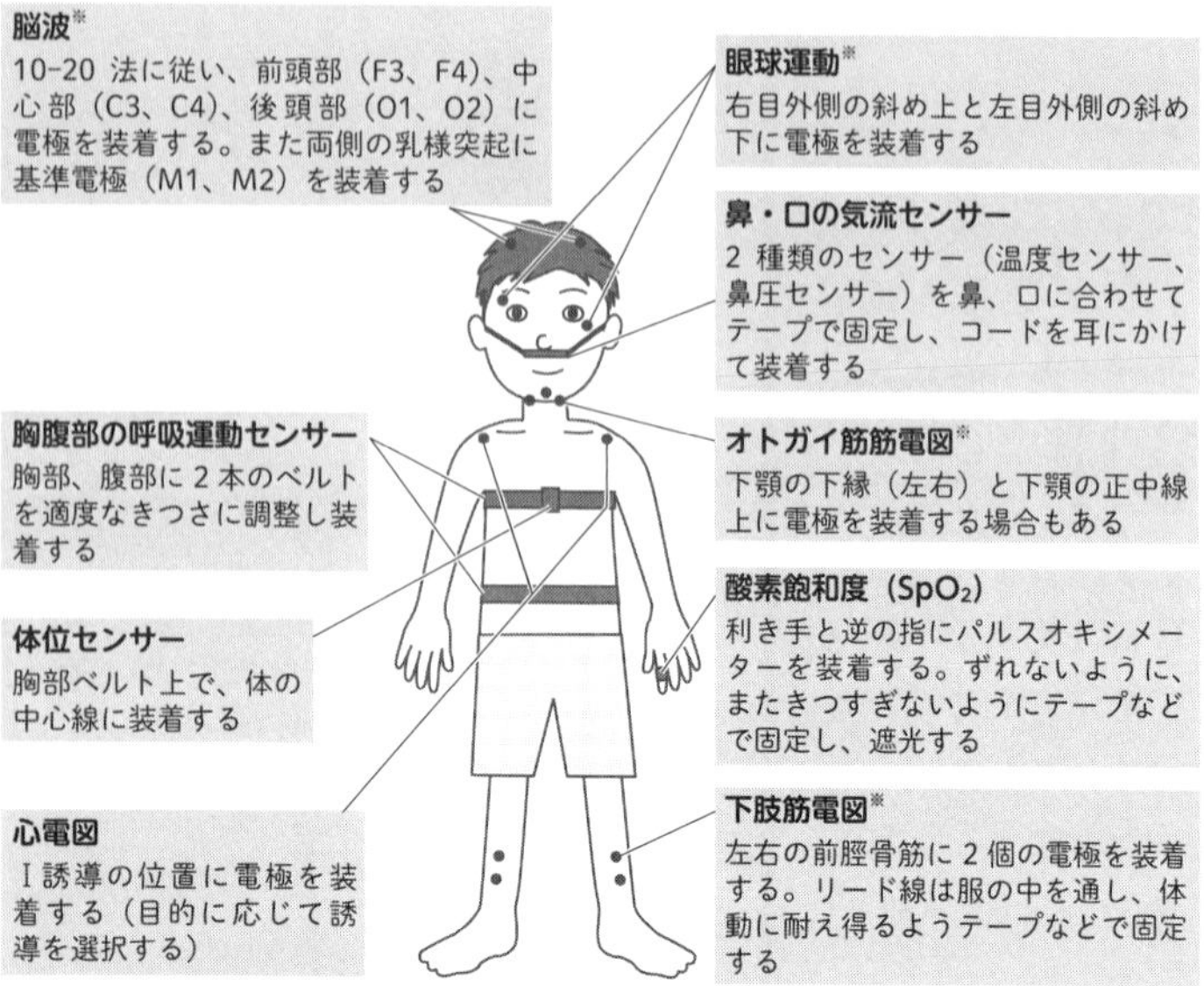
脳波※
10-20法に従い、前頭部（F3、F4）、中心部（C3、C4）、後頭部（O1、O2）に電極を装着する。また両側の乳様突起に基準電極（M1、M2）を装着する
眼球運動※
右目外側の斜め上と左目外側の斜め下に電極を装着する
鼻・口の気流センサー
2種類のセンサー（温度センサー、鼻圧センサー）を鼻、口に合わせてテープで固定し、コードを耳にかけて装着する
胸腹部の呼吸運動センサー
胸部、腹部に2本のベルトを適度なきつさに調整し装着する
オトガイ筋筋電図※
下顎の下縁（左右）と下顎の正中線上に電極を装着する場合もある
酸素飽和度（SpO2）
利き手と逆の指にパルスオキシメーターを装着する。ずれないように、またきつすぎないようにテープなどで固定し、遮光する
体位センサー
胸部ベルト上で、体の中心線に装着する
心電図
Ⅰ誘導の位置に電極を装着する（目的に応じて誘導を選択する）
下肢筋電図※
左右の前脛骨筋に2個の電極を装着する。リード線は服の中を通し、体動に耐え得るようテープなどで固定する

図13-1　一般的なPSGの測定項目と装着部位

※脳波，眼電図（眼球運動），オトガイ筋筋電図，下肢筋電図の電極を使用するものは，アーチファクトの混入を防ぐため，接触抵抗を十分に落として装着する．

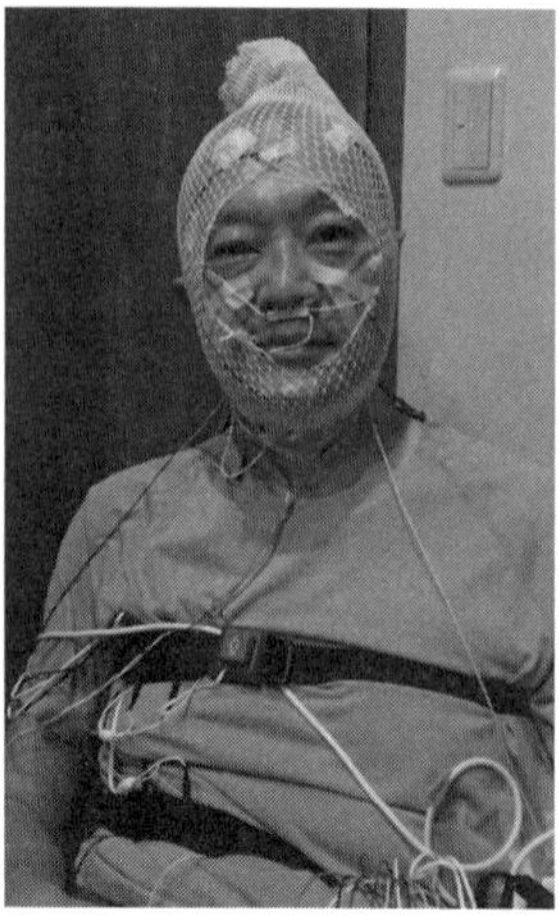

図13-2　実際にPSGの電極を装着したところ（著者）

頭、顔の部分の電極は、ネットや包帯で固定。体の部分のセンサーは、寝返りが打ちやすいように余分なコードは1つにまとめる。

①脳波

脳波は、最も重要な指標で、睡眠中の脳の機能的状態を連続して記録することができます。睡眠の深さもこれによって判定します（第5章参照）。電極は国際10-20法という脳波の電極の国際的標準にのっとって装着されます。電極をつける位置は、頭部右側のF4、C4、O2という3つの部位が必須とされています。また各脳波電極の基準電極としては、対側左側の耳朶（あるいは乳様突起部）の電極が使われます。電極は寝ている間にとれてしまうことが考えられますので、通常は頭部左側の同様の位置（F3、C3、O1）にも装着しておくことが好ましいと思われます。

一方で、例えば睡眠てんかんを診断する場合などは、これらのほかに目的とする頭皮上の部位にいくつも電極を装着することがあります。しかし、これは睡眠段階判定のためではなく、疾患の診断のためのものです。

②眼球運動

眼球運動を測定することは、レム睡眠を判定するために必須です。また入眠期のゆっくりした眼球運動も睡眠段階判定の参考になります。部位としては、図のような右目外側の斜め上と左目外側の斜め下に装着します。基準電極は対側の耳朵にとります。このように斜めに装着する理由は、急速眼球運動が縦にも横にも動くため、斜めに装着すると双方の動きを記録できるためです。しかし一方、どの方向に動いたかはわかりません。

私が以前所属していた睡眠研究室は眼球運動の研究をしていたため、このような斜めでなく、水平の両脇と、垂直に片目の眉毛の上と同じ目の下の４カ所に電極を装着していました。これによって、水平と垂直の眼球運動を分けて記録することができます。

③オトガイ筋筋電図

オトガイ筋筋電図もレム睡眠期の判定のために必要な指標です。ＡＡＳＭのマニュアルによると、筋電図は図の３カ所につけることになっています。そして、万が一３つのうちどれかがとれたときには、残りの２つをつないで記録を続けるということになっています。

この方法は、日本でこれまで行われてきた方法とは少し異なっていると思われます。私が主に行ってきた方法は、口の下に梅干しのようなシワを作り、それを挟んだ両側に電極をつけるものです。この方法で多くの検査を行い論文も発表してきました。アメリカにいたときには、顎の正中線上の上下に電極を装着して記録している施設がありました。

オトガイ筋筋電図は、抗重力筋の筋活動を記録することが目的とされていますが、私は長年睡眠研究をやりながら、顎の筋肉が抗重力筋なのだろうかと時おり不思議に思っていました。おそらく、首の周りの筋肉は、四つ足の動物が立ったときに重力に逆らって首を上げるために使う筋肉であり、顎もそういう筋肉群の1つなんだろうと勝手に思っていたわけです。いずれにしても、この部分の筋活動はレム睡眠で著しく低下します。

以上の脳波、眼球運動、筋電図が睡眠段階判定に必須の電極です。したがって、これがあれば睡眠段階を判定することができます。しかしながら、これだけの電極だけで睡眠ポリグラフィー検査を行っている施設はないと思います。以下の項目は、より標準的に装着されるものからあげていきます。

④呼吸

呼吸は、睡眠段階判定には必須ではありませんが、睡眠ポリグラフィー検査では、必ず測定すると言ってもよいと思います。これは、睡眠時無呼吸症候群有無の確認のためです。呼吸は、鼻孔にとりつけるセンサーにて鼻と口の気流、ベルト型のセンサーで胸郭の動きや腹部の動きなどを記録します。気流がなければ、呼吸はしていないということですが、このほかに胸や腹の動きを見る理由は、閉塞型睡眠時無呼吸（第17章参照）の際は、閉塞中もなんとか呼吸をしようとして、胸や腹が動くからです。通常、閉塞していなければ胸と腹は同期して広がりますが、閉塞があると腹が膨らんで呼吸しようとしても空気が入ってこないため胸はかえって凹むという逆説的（パラドキシカル）な動きになるのが特徴です。これに対して中枢性無呼吸では、脳からの呼吸の司令そのものがないためすべてがフラットになります。

⑤心電図

心電図は、通常循環器の検査で行われる心電図の記録法ではなく、多くの場合は両肩などに電極をつけるI誘導の心電図のみを記録します。これは脳波を判読する際に、脳波に心電図の波形が重畳することがあり、これを確認することが1つの目的です。また不整脈が見つかることがあります。

⑥酸素飽和度

酸素飽和度のセンサーを指先に装着します。これも、睡眠時無呼吸の評価のためです。睡眠時無呼吸症候群の診断のための検査でなくても、一晩にわたって記録をとることは稀であると思われるので、もしセンサーがあるなら装着しておいたほうがよいと思います。

⑦四肢の筋電図

四肢の筋電図は、睡眠中の手や足の動きを記録するためのものです。一番大きな目的は、周期性四肢運動障害を診断するためです。このほかに、てんかん発作が起きたときに、どの時点で筋硬直が始まったのかを脳波との関連で対比する際にとても有用な情報になります。また、レム睡眠行動障害では、ビデオに映らないようなちょっとした四肢の動きを記録できる可能性があります。

⑧脈波

脈波は記録されることが多いとは言えませんが、ノンレム睡眠とレム睡眠に関連した自律神経系の変化などを捉えられることから、装着されることがあります。

⑨ビデオ記録

ビデオ記録はデジタル技術の進歩により最近は手軽に多く記録されるようになりました。睡眠中の映像を記録することにより、体位、動きなどを確認できるため、レム睡眠行動障害、てんかん、夢中遊行症、夜驚症など、睡眠中に動きのある疾患の検査には非常に有効なものです。

2 終夜睡眠ポリグラフィー検査

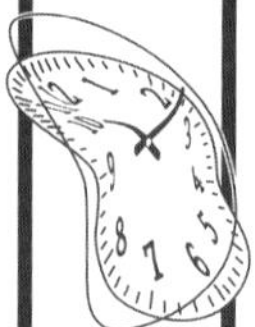

睡眠ポリグラフィー検査を終夜にわたって行う検査です。夜間の睡眠中の生体の情報をできる限り多く記録することを目的としています。通常は、食事や風呂などがすんだ後で、20時頃から電極の装着を始め、終わった後に少しゆっくりする時間をとって、睡眠をとります。通常の記録時間は23時から7時までなどとすることが多いですが、患者さんの生活に合わせて記録を行うことも可能です。夜間にトイレに行きたいときは、いったん記録を中止し、トイレがすんだ後に再開します。

以下のようなさまざまな睡眠関連疾患の診断や評価に用いられますが、特に太字にした疾患において有用です。

- 不眠症
- **中枢性過眠症**

- 概日リズム睡眠・覚醒障害
- **睡眠時随伴症**
- **睡眠関連運動障害**
- **睡眠関連てんかん**

3 24時間睡眠ポリグラフィー検査

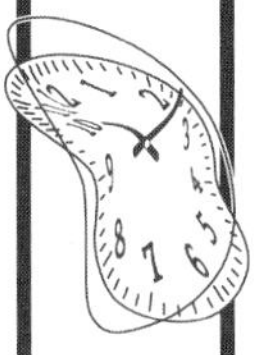

終夜だけでなく、眠っているときも覚醒しているときも含めて、24時間の記録を行います。通常は、病棟内で記録を行い、記録にはポータブル型の脳波計を使用します。これによって、患者さんは自由に病棟内を動き回ることができます。また眠くなったときには自室のベッドで眠ることが許される環境にて生活をします。特発性過眠症の診断基準では、ＭＳＬＴ検査で日中の病的な眠気の基準を満たさなくても、24時間睡眠ポリグラフィー検査にて、６６０分以上の睡眠が確認されることも、診断の条件として記載があります。

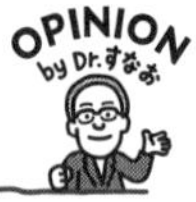

24時間睡眠ポリグラフィー検査は有用な検査方法で、行える医療機関も少ないのでこれを行える医療機関は貴重だと思います。一方で、この検査は次の14章で述べる活動量計による睡眠時間の測定に比べてすべての面で優れているわけでもありません。24時間睡眠ポリグラフィーは、測定できる病院などの特殊な環境の中での記録になるからです。一方で、活動量計は日常生活と同じ環境で過ごすことができます。このため、睡眠時間だけを測定するのであれば、活動量計のほうが優れた面もあると思います。

4 MSLT検査とMWT検査

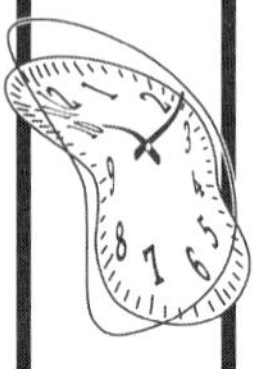

反復睡眠潜時検査（ＭＳＬＴ）と覚醒維持検査（ＭＷＴ）は、日中の眠気の度合いを調べるための検査です。日中眠気があるという訴えがあったとしても、客観的にどの程度の眠気があるのかを調べることは難しいのですが、現在の睡眠医学においては上記の２つの方法が用いられています。

①反復睡眠潜時検査（ＭＳＬＴ検査）

　この検査は、前日の夜のポリグラフ検査から翌日夕方まで丸一日の時間を要する、大変手間のかかる検査です。検査当日は、カフェインなどの睡眠に影響を与えるものの摂取は禁止されています。

　検査前の2週間は規則正しい生活をします。最低6時間あるいはそれ以上の十分な睡眠をとり、睡眠不足のために日中の眠気があるという状態が起こらないようにします。この間は、睡眠日誌をつけます。活動量計での確認も有効です。

　検査当日の夜（前夜の検査）は、通常の終夜睡眠ポリグラフィー検査を行います。この検査により、夜間睡眠時間や睡眠時無呼吸症候群、周期性四肢運動障害などの他の睡眠障害がないかどうかを明らかにします。

　翌朝、再度診察し、前夜の睡眠の様子などを伺います。その際に、夜間睡眠時間が不十分、睡眠時無呼吸症候群が重症であるなどのケースでは、その後の日中の検査を中止し、まずは睡眠時無呼吸症候群治療を行う場合もあります。問題ない場合には、9時頃から2時間ごとに4回あるいは5回（※次ページ参照）、約20分間の昼寝をしていただきます。

　1時間程度の待ち時間が何度もありますが、その間は居眠りや過度な運動を控えるなどの指示はありますが、自由に行動ができます。夕方終了します。

検査の内容としては、毎回眠くなったら眠るように指示して、防音で温度湿度などの整った環境のよい部屋のベッドで昼寝をします。昼寝中のＰＳＧを技師が観察し、早期のレム睡眠（ＳＯＲＥＭＰ）の出現回数や平均睡眠潜時を測定します[1]。

平均睡眠潜時（寝付くまでの時間の平均値）が8分以内であれば、病的な眠気があるものと解釈します。また、前夜のＰＳＧを含めてＳＯＲＥＭＰが2回以上あればナルコレプシーと診断されます。

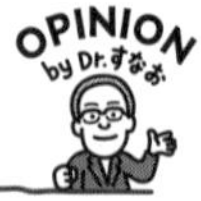

※すでにお気づきになっているかもしれませんが、4回あるいは5回というのは、結果に差が出ます。例えば、4回目までの平均睡眠潜時が7分50秒であれば、平均睡眠潜時8分以内で、過眠症と診断できます。しかし、5回目をやって眠らなかった場合、20分間の睡眠潜時が加わり、(7分50秒×4＋20分)／5＝10分以上となり、過眠症とは診断できません。このように、結果が不安定な検査であることを知っておいたほうがよいでしょう。しかし、では眠気を客観的に測定できる検査がほかにあるのかということについては、現状では普及して使用されている検査はありません。したがって、少なくとも現在は、この検査を行い、またこの検査の弱点も知っている専門医が、総合的に解釈をして、患者さんの問題をどのように治療していくのかを考える材料としていく位置づけがよいのではないかと考えています。

②覚醒維持検査（MWT検査）

ＭＷＴ検査はＭＳＬＴ検査と類似していますが、体位はベッドに座位になり、明かりを消して暗くした部屋で、できる限り覚醒を維持する、起きているように指示をされます。暗い眠くなる環境で、どれだけ起きていられるのかを試すのがこの検査です。この検査は、バスやタクシーのドライバーの眠気について、「今の状態で運転可能です。」という診断をする1つの根拠として使われることがあります。どのような場合にも「運転可能だ。」と言い切ることは難しいのですが、ＭＳＬＴ検査よりも、起きていられるという能力の測定をするという意味のある検査であると考えられています。この検査は、健康保険でカバーされません。

ＭＳＬＴ検査と同様に、検査前は十分な睡眠と規則正しい生活を2週間くらいすることがよいと考えられます。

判定ですが、眠気が強く事故ハイリスクを示すＭＷＴの入眠潜時のカットオフレベルは19分（1回のセッション時間は40分）、逆に運転パフォーマンス障害発現の可能性の低い覚醒度の高い安全域のカットオフレベルは34分とされています[2]。

第14章 その他の睡眠医学検査法

この章では、睡眠ポリグラフィー（ＰＳＧ）以外の、質問紙による検査や、自分で記録をつける検査についてご紹介します。

1 質問紙による検査

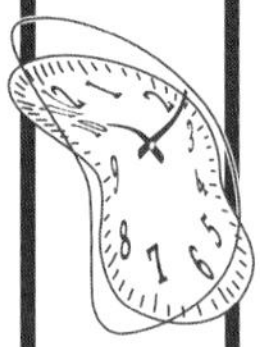

①ピッツバーグ睡眠質問票（ＰＳＱＩ）

ＰＳＱＩは、睡眠全般についての評価をするための質問紙で、非常に普及しているものです[1]。例えば、睡眠の質の悪い人とよい人の2つのグループ分けをするというときにも、PSQIによって行うこともできます。

PSQIには7つの下位尺度があるので、総合得点による睡眠全般の評価だけでなく、睡眠の質、入眠時間、睡眠時間、睡眠効率、入眠および維持の困難、睡眠薬の使用および日中の覚醒困難という7つの異なる側面を別個に評価することができます。したがって、総合点で同じように睡眠の質がよくないとしても、下位尺度を確認することが大切です。

②アテネ不眠尺度（AIS）

8つの質問からなる、短時間で答えられる質問紙で、診察前に患者さんに記入してもらうなど、さまざまな状況で使うことができます（**表14-1**）。自己評価のために使ってみることも可能ですし、それぞれの質問は入眠困難や中途覚醒、昼間の状態などについての質問なので、それを見ながら患者さんの状態をさらにくわしく質問するツールとして使うこともできます。

③不眠重症度質問票（ISI）

不眠症の重症度について、簡単に調査を行うための自記式質問紙です[2]。アテネ式とも似た

表14-1　アテネ不眠尺度（AIS）

過去１カ月間に、少なくとも週３回以上経験したものを選んでください。

1	寝床についてから実際に寝るまで、時間がかかりましたか？	0	いつもより寝つきはよい
		1	いつもより少し時間がかかった
		2	いつもよりかなり時間がかかった
		3	いつもより非常に時間がかかった、あるいは全く眠れなかった
2	夜間、睡眠の途中で目が覚めましたか？	0	問題になるほどのことはなかった
		1	少し困ることがある
		2	かなり困っている
		3	深刻な状態、あるいは全く眠れなかった
3	希望する起床時間より早く目覚めて、それ以降、眠れないことはありましたか？	0	そのようなことはなかった
		1	少し早かった
		2	かなり早かった
		3	非常に早かった、あるいは全く眠れなかった
4	夜の眠りや昼寝も合わせて、睡眠時間は足りてましたか？	0	十分である
		1	少し足りない
		2	かなり足りない
		3	全く足りない、あるいは全く眠れなかった
5	全体的な睡眠の質について、どう感じていますか？	0	満足している
		1	少し不満である
		2	かなり不満である
		3	非常に不満である、あるいは全く眠れなかった
6	日中の気分はいかがでしたか？	0	いつもどおり
		1	少し滅入った
		2	かなり滅入った
		3	非常に滅入った
7	日中の身体的および精神的な活動の状態は、いかがでしたか？	0	いつもどおり
		1	少し低下した
		2	かなり低下した
		3	非常に低下した
8	日中の眠気はありましたか？	0	全くなかった
		1	少しあった
		2	かなりあった
		3	激しかった
合計			［1～3点］…睡眠がとれています ［4～5点］…不眠症の疑いが少しあります ［6点以上］…不眠症の可能性が高いです

もので、どちらかを行えばよいと思います。

④不眠症のQOL評価スケール（QOL-I）

厚生労働省が2020年に作成したスケールです。QOLとはQuality of Life（生活の質）のことで、不眠に関連した生活の質について調べるものです[3]。

⑤睡眠負債の状況を評価する質問紙

産業医学の分野で用いるために作られた質問紙です。眠る時間を削って仕事を続けている人が多い状況がありますが、このためにどの程度睡眠不足がたまっているのかを「睡眠負債の状況」として評価しています[4]。

⑥朝型夜型質問紙（MEQ）

これは、第4章でも説明した質問紙で、朝型傾向と夜型傾向を点数化によって評価する質問紙です。国際的に幅広く用いられています。

⑦ＯＳＡ睡眠調査票ＭＡ版（OSA sleep inventory MA version）

ＯＳＡとは，小栗貢先生，白川修一郎先生，阿住一雄先生の頭文字をとったものです。小栗先生，白川先生，阿住先生とは睡眠研究を通じて，私も交流が多くありました。日本の睡眠研究の創始者の方々といってもよいと思います。１９８５年の文献[5]がありますが，40年前に開発されたものです。現在はＭＡ版がよく使われていますが，これはインターネット上でダウンロードできます[6]。この調査票の説明にもあるとおり，「第１因子：起床時眠気，第２因子：入眠と睡眠維持，第３因子：夢み，第４因子：疲労回復，第５因子：睡眠時間の５因子形16項目」から構成されていて，さまざまな側面から，起床時の睡眠内省を評価することができる心理尺度です。

歴史のある純粋の日本製睡眠調査票で，ぜひ多く活用してほしいものです。

⑧睡眠健康調査票（ＳＨＲＩ）

こちらも，先の白川先生らのグループが開発した調査票です。インターネットから検索するとダウンロードして使用することができます。睡眠健康がやや悪化した中高年や高齢者の睡眠健康の維持や睡眠改善の効果評価に有用な尺度であると解説されています。

⑨エプワース眠気尺度（ESS）日本語版（JESS）

エプワース眠気尺度は非常に頻繁に使用される、簡便に日中の眠気を測定する尺度です。しかしながら、多くの翻訳版が存在することから、より英語版と同じ調査ができる目的で作られたのがこちらの翻訳版です（**表14-2**）[7]。特に睡眠時無呼吸症候群のスクリーニングで用いられることが多くあります。11点以上の得点を過剰な眠気とすることが多いです。

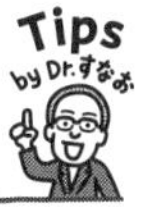

以前大学のゼミ生に行ったところ、JESSにて異常とされる眠気をもつ大学生が多くいました。ですので他の質問紙もそうですが、質問紙の値は参考値として見ながら、総合的に判断するための1つのデータとして用いるのがよいと思います。

2 自分で記録をつける検査

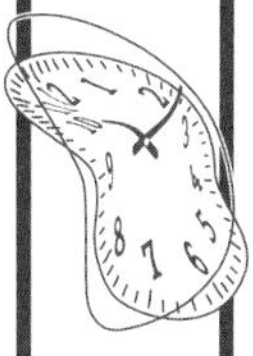

一般に**睡眠日誌**（sleep diary）と呼ばれていますが、私は**生活時間日誌**という名前で読んで使っています。214ページの**図14-1**に示したのは、筆者のクリニックにて使用してい

表14-2　日本語版ESS（JESS）質問票

もし、以下の状況になったとしたら、どのくらいうとうとする（数秒〜数分眠ってしまう）と思いますか。

最近の日常生活を思いうかべてお答えください。

以下の状況になったことが実際になくても、その状況になればどうなるかを想像してお答え下さい。（1〜8の各項目で、○は1つだけ） すべての項目にお答えしていただくことが大切です。 できる限りすべての項目にお答えください。		うとうとする可能性はほとんどない	うとうとする可能性は少しある	うとうとする可能性は半々くらい	うとうとする可能性が高い
1）すわって何かを読んでいるとき（新聞、雑誌、本、書類など）	→	0	1	2	3
2）すわってテレビを見ているとき	→	0	1	2	3
3）会議、映画館、劇場などで静かにすわっているとき	→	0	1	2	3
4）乗客として1時間続けて自動車に乗っているとき	→	0	1	2	3
5）午後に横になって、休息をとっているとき	→	0	1	2	3
6）すわって人と話をしているとき	→	0	1	2	3
7）昼食をとった後（飲酒なし）、静かにすわっているとき	→	0	1	2	3
8）すわって手紙や書類などを書いているとき	→	0	1	2	3

▶文献7より引用。

るものですが、もとは過眠症の杜というサイト(8)に掲載されていたものを少し変更して使用しています。

記載の仕方は、眠った時間帯や、ぼんやりしていた時間帯など睡眠と関連した時間帯を記入するのがメインです。デザインはさまざまですが、基本的には横軸が24時間の目盛りになっており、だいたい2週間くらいを1枚のシートに書き込むようになっています。生活時間日誌と呼んでいるのは、睡眠だけでなく日中にも何をしていたのかを書き込んでもらったほうがいろいろな情報がわかりやすい面があるからです。通常食事などを書き込みますが、例えば運動とか、頭を使う勉強とか、ストレスがかかる仕事があったとか、あるいはお酒を飲んだなど、そのときに応じた記載をお願いしています。

生活時間日誌（睡眠日誌）において注意すべき点は、自記式の記録では、睡眠時間を正確に記録することには限界がある点です。おそらく、覚醒した時刻についてはある程度正確に記入することができると思います。起きたらすぐ枕元にある日誌に覚醒した時刻を記入すれば、実際の覚醒時刻とは大きな差はありません。しかし、入眠時刻は「今眠った！」と思ったときにはまだ覚醒しているわけですから正確な入眠時刻を書き込むことができません。

実際、私は学生と、入眠時刻と不安との関係について調べたことがあります。研究では、客観的指標として活動量計、これに自記式の睡眠日誌、さらには各被検者

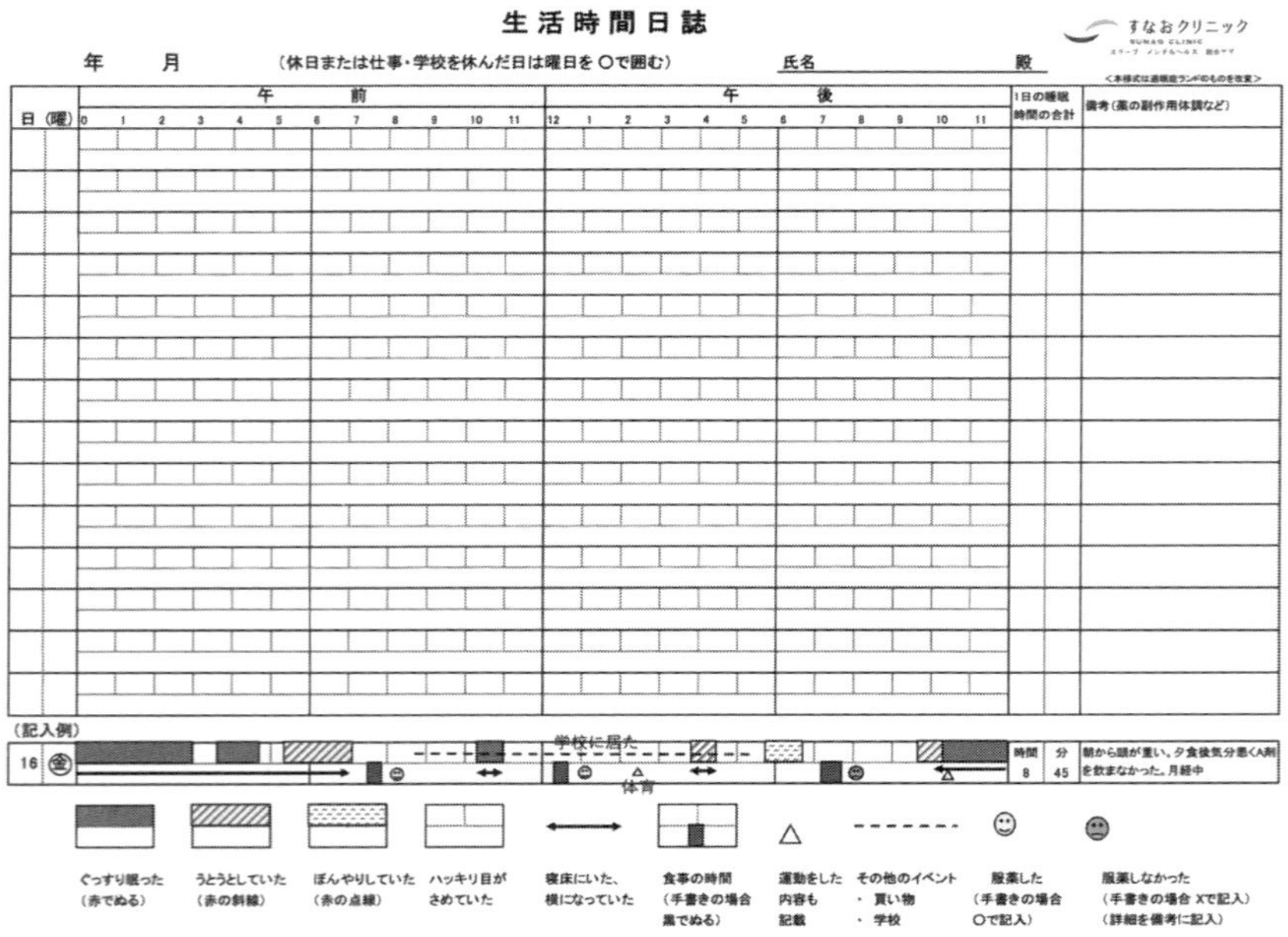

図14-1　生活時間日誌

▶過眠症の杜（http://kaminsho.jp/sleepdiary.html）より改変して筆者のクリニックにて使用しているもの。

に不安に関する心理検査を行ったところ、不安の強い人ほど、実際の入眠時刻よりも遅い時間に入眠したと答えることがわかりました。

自記式の日誌は簡便で使いやすい方法ですが、必ずしも正確なものではないことも加味しながら結果を見ていくようにしたほうがよいでしょう。

3 客観的な検査

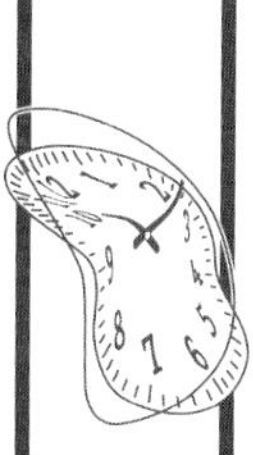

① 自分でできるもの

■スマートフォンアプリ

最近のスマートフォンには、カメラだけでなくさまざまな測定のできる機能がついています。振動センサーもその1つで、スマートフォンに伝わる振動を測定していくアプリを作成することができます。これを使った睡眠測定装置は多く出回っています。それぞれの測定装置をすべて比較検討したものではありませんが、私自身が開発に協力した「熟睡アラーム」[9]を例にとって説明したいと思います。

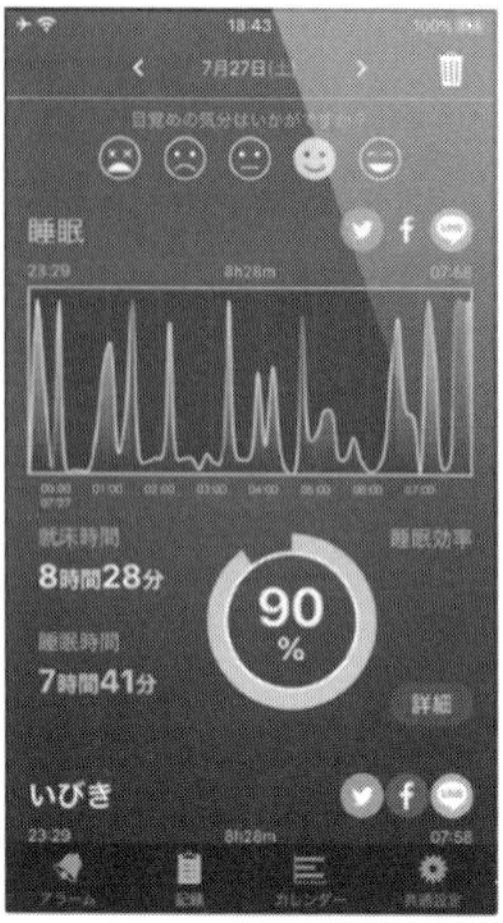

図14-2　スマートフォンアプリ「熟睡アラーム」の計測結果例
文献９より転載。

スマートフォンは通常自分が眠っているマットレスや布団の上に置きます。したがって、マットレスや布団がどのくらい揺れたかによって睡眠を測定することになります（**図14-2**）。このときに、マットレスの硬さや揺れやすさについては通常は考慮しないので、同じように眠ってもマットレスによって結果が異なってくる可能性はあります。したがって、研究のようにさまざまな被検者を使いながらデータを比較する目的では使うことはできないと思います。しかし、いつも同じ寝室の同じマットレスで眠る限りは同じ環境で測定ができますので、相互にデータを比較することは可能であると思います。

このようなアプリは、次にお話しするスマートウォッチと同様に、ノンレム睡眠とレム睡眠を分けて結果を出しているものもありますが、脳波や眼球運動、筋電図などの測定をせずにノンレム睡眠とレム睡眠を区別することはできませんので、正しい値が出ているとは言えません。

日々の睡眠に関心をもって、記録をする方法としては、このようなスマートフォンアプリも有用なツールになると思います。また、睡眠日誌のような毎日の記録を示す機能もついており、睡眠時間がずれてしまう人などにとっても記録をつけやすいツールであると思います。このようなツールは、医学測定機というレベルでは不十分ですが、毎日の記録を睡眠専門家にもっていく方法としてはよいと思います。

■スマートウォッチ

現在は、さまざまなメーカーがスマートウォッチを出しています。スマートウォッチはメールが読めたり、アラームを鳴らしてくれたり、また、タッチ決済ができたりと、スマートフォンと同様、現在のデジタル化の社会では非常に活躍するデバイスの1つです。

大手のＩＴメーカーは実際に生理学者などとさまざまな計測を手がけるようになっています。Apple や Google のようなＩＴ企業は、iOS や Android のようなスマートフォンのＯＳをほぼ独占しています。そうなると、そこに連動するスマートウォッチを用いて振動や心拍などを測定し、これをクラウドに蓄積すると、莫大な量のデータが集められるわけです。契約時に年齢性別などについては用いてよいという契約を結んであれば、匿名であっても膨大な数の平均値が得られ、さらに地域別の違いなども測定できるという大きな利点があります。いわゆる、ビッグデータです。スマートウォッチと従来の活動量計を比較した研究論文なども発表されており、睡眠区間などについての信頼性は高いと評価されています[10]。

②睡眠医学の枠組みで行う施設外での検査

■活動量計

一般向けのスマートウォッチではなく、生理学研究用に作られた活動量計もあります。こちらのほうが信頼性が高いとされていますが、その理由は、これを用いたさまざまな研究の計測データが多くの論文として公開されているからです。また、これらは腕につけるタイプ（**図14-3**）が主流ですが、腰につけるタイプのものも販売されています。

特発性過眠症の診断基準の中には、1日の総睡眠時間が660分以上であるというものがありますが（第16章参照）、この測定には24時間睡眠ポリグラフィー検査を行うほかに、睡眠日誌と活動量計の併用によってもよいとされています。しかし、その場合は、wrist-actigraphyという手首につけるタイプが指定されています。したがってケースレポートなどさまざまな学術的な発表をすることを考えると、腕時計型の活動量計を用いることがよいと思います。

いくつかの製品が出ていますが、結果に大きな差が出ているようには思われません。実際に活動量を提示してそのうえで睡眠判定のアルゴリズムにのっとり、睡眠区間と判定された部分を提示するというものがほとんどです。解説論文などがあり、どのような製品があるのかの参考になるのではないかと思います[11]。

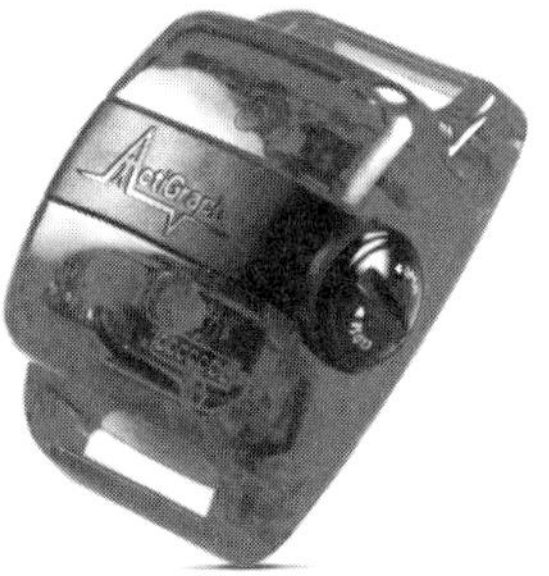

図14-3　腕時計型の活動量計（wGT3X-BT）

画像提供：アクチ・ジャパン株式会社。

腕時計型の活動量計は、腕時計をしているのと何ら変わりない装着感であり、感覚の過敏性がある患者さんでなければ、ほぼ無拘束の状態で生活ができると考えられます。したがって、最も有効なのは概日リズム睡眠・覚醒障害の患者さんが、実際にどのような睡眠時間帯で睡眠をとっているのかを観察する目的での使用です。このほかに、ＭＳＬＴ検査（第13章参照）を行う前数週間の間に、実際に睡眠時間を十分にとっているのかどうかを観察する際にも有用であると考えられます。これには、特発性過眠症の長時間睡眠の確認も同様に含まれます。

医学的に用いる場合には、スマートウォッチでなく専用の活動量計のほうが、経時的活動量など実データにアクセスしやすいという面で、有用であると思います。また、患者さんの個人情報である睡眠記録が、多くの場合スマートウォッチでは企業のクラウドにアップロードされるため、医療情報の安全性を担保する意味からも、医療の目的でスマートウォッチを用いることは避けたほうがよいかもしれません。

■検査施設外睡眠検査（OCST）

アメリカ睡眠医学会（ＡＡＳＭ）による、睡眠センター（臨床的には睡眠医療機関）の外で行う睡眠検査についての認定という文書がインターネット上に公開されています[12]。また、日本睡眠学会でも同様に「検査施設外睡眠検査（out of center sleep testing：OCST）についてのエキスパートコンセンサス」という文書をインターネット上で公開しています[13]。これは主としてＡＡＳＭの基準についての説明です。それぞれについての概要を説明しようと思います。

ＡＡＳＭは、睡眠検査をタイプ1からタイプ4の4つに分けています。1から4の順でより簡易な検査になっています。

- タイプ1は、検査施設外の睡眠検査ではなく、睡眠検査施設で行われるポリグラフ検査です（第13章参照）。

タイプ2から4が施設外検査です。施設外検査は睡眠関連呼吸障害、特に閉塞性睡眠時無呼吸（ＯＳＡ）の診断および治療効果判定を目的として行う検査です。機材は小型で、検査機材を家に持って帰ることができ、また自分で装着できるものなので、家で一人で検査をすることができます。

- タイプ2は、脳波、眼球運動、オトガイ筋筋電図、心電図、口鼻呼吸気流、胸呼吸の動き、酸素飽和度（第13章参照）などを自宅で測定するもので、検査技師など医療者が付き添って記録しないものです。この方法は、脳波を装着するため、通常は自分で装着することはできません。電極などのセンサーの装着は、専門の技師などが自宅に出向いて、あるいは検査を受ける方が医療機関に出向いて装着し自宅に戻って記録を行います。

このようなＡＡＳＭのタイプ分けでは、タイプ2も閉塞性睡眠時無呼吸症候群の診断のためのもので、「それ以外では用いることができない」とエキスパートオピニオンには書かれているのですが、用いることができないことはないと思います。タイプ2の検査機材の多くは、ポータブルモニターと呼ばれる小型のもので、たくさんのチャンネルの同時記録ができません。また、医療者が付き添わないため、その間の状態を観察できません。しかし、必要があれば状態を同時にビデオ撮影することは可能ですし、何よりもよい点は、普段とは違った検査施設でなく、自宅の慣れた環境で検査が行える点です。したがって、医療者が付き添わない方法を安易に使わないようにということは正しいと思いますが、例えばどうしても医療機関で検査のできない患者さんに対して、このような機材を慎重に吟味しながら使用することは、患者さんの利益につながるとも思います。

●タイプ3は、脳波を用いない口鼻呼吸気流、胸呼吸の動き、酸素飽和度、心電図（心拍数）などの測定で（後出の**図14-4-A**）、脳波がないために、睡眠段階判定はできません。したがって、このレベルの検査はどの部分が眠っているかがわからないため、睡眠中の変化を正確には捉えられないという点への注意が必要です。

- タイプ４は、さらに記録チャンネルが少ないもので、タイプ３の基準を満たさないものです。これらの中には、酸素飽和度のみを一晩記録する検査もあります。このような検査だけでは診断をつけることはできませんが、スクリーニングの第１段階として安価に多くの人たちの検査を行うことが可能になります。

■PATセンサーを用いた機器

これらのタイプとは別に、末梢動脈トノメトリー（ＰＡＴ）という生体信号を用いる分析法があります。この方法は、イスラエルのイタマール社が開発したもので、製品としてはウォッチパットという名前で販売されています。これは私も臨床で使用しています。この測定機材はポータブル機材に分類されるものではありますが、上記のタイプ分けを当てはめられません。それは、口鼻呼吸気流、胸呼吸の動きなどを測定しないからです。

測定方法としては、指先にＰＡＴプローブという測定センサーに手指を挿入します。これにより、末梢動脈波とパルスオキシメーターを組み合わせて呼吸イベントを判定することができるとされています。また、ウォッチパットでは、喉の部分に別のセンサーを取りつけ、これにより呼吸音や体位などを測定しています。

この方法では、睡眠図を自動解析によって書き出すことができます。脳波を記録していないため、正確な睡眠段階の判定とは言えません。しかし、自動解析ではノンレム睡眠とレム睡眠を分けて睡眠の時期を判定しています。その結果、この睡眠時間内で、ノンレム睡眠期とレム睡眠期を分けた無呼吸低呼吸指数（ＡＨＩ）を算出できます。ＰＡＴで算出されたＡＨＩはｐＡＨＩとされ、脳波ありのポリグラフで測定されたものとは分けた名前になっています。

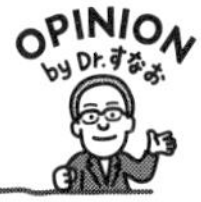

私はウォッチパットを長く使っているので、この機材が非常に便利なものだということは知っています。しかし、同時に脳波は計測していないので、ノンレム睡眠やレム睡眠について鵜呑みにしないようにすることも重要だと思っています。睡眠時無呼吸症候群の重症度はＡＨＩにより分類されていますが（第17章参照）、酸素飽和度の変化を十分にモニターすることも大切です。SpO_2が90％以下になる時間は、ウォッチパットでもパルスオキシメーターを使用して測定していますので、自動判定による推定値でなく、実際の測定値です。したがって、ウォッチパットを利用する際には、この値も注意深く見て、総合的な判定をするようにしています。

なお、この機材の開発の経緯などは、英語版ウィキペディアに非常にくわしいので、そちらをご参照ください[14]。

4 日本の健康保険制度との関連

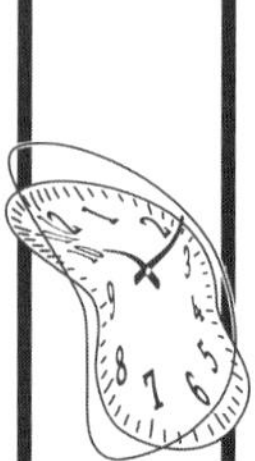

日本睡眠学会のエキスパートオピニオン２[13]を読んでみると、ほぼアメリカのＡＡＳＭのタイプ分けに準拠した説明がなされています。しかし、実際の臨床はこのようなＡＡＳＭのタイプ分けにのっとって行われているわけでもなく、むしろ日本においては診療報酬制度にのっとって検査が行われていると言ってもよいでしょう。睡眠ポリグラフィーの算定条件はＤ２３７という項目に書かれている内容のとおりです。

Ｄ２３７終夜睡眠ポリグラフィー

1 携帯用装置を使用した場合

2 多点感圧センサーを有する睡眠評価装置を使用した場合

3 1及び2以外の場合

イ 安全精度管理下で行うもの

ロ その他のもの

この中で、1、2が簡易的な測定装置です。日本においてもこれらの装置の使用は、睡眠時無呼吸症候群の診断に関わるときにのみ保険で認められています。1の装置は、タイプ3、4にあたる装置で、日本においては独立行政法人医薬品医療機器総合機構（PMDA）において認められたものが保険収載されます。上記で紹介した、PATセンサーを用いた測定装置も日本で認められており、これを用いても睡眠時無呼吸の診断根拠となり、基準に合えばこれによってCPAP治療を導入することが可能です。

また、2の多点感圧センサーを有する睡眠評価装置は、**図14-4-B**のようなもので、寝ているときにシーツのように敷くことで、ほぼ無拘束で呼吸の状態を管理できます。私も、この開発に関わったことがありますが、私が関わった会社は最終的に商品化しませんでした。しかし、性能は高いもので、呼吸だけでなく心拍数も測定できるものでした。これについても、SpO_2は同時測定することが保険適用の条件になっており、指にセンサーを装着するという拘束は必要になります。多点感圧センサーを用いた場合にも、CPAPの導入基準はRDI 40以上になります。

3は、終夜睡眠ポリグラフィー検査で、これは2つに分類されています。これは「安全精度管理下で行うもの」とそうでないものに分かれているのですが、安全精度管理下とは施設が以下の基準を満たす施設であることが条件になっています。

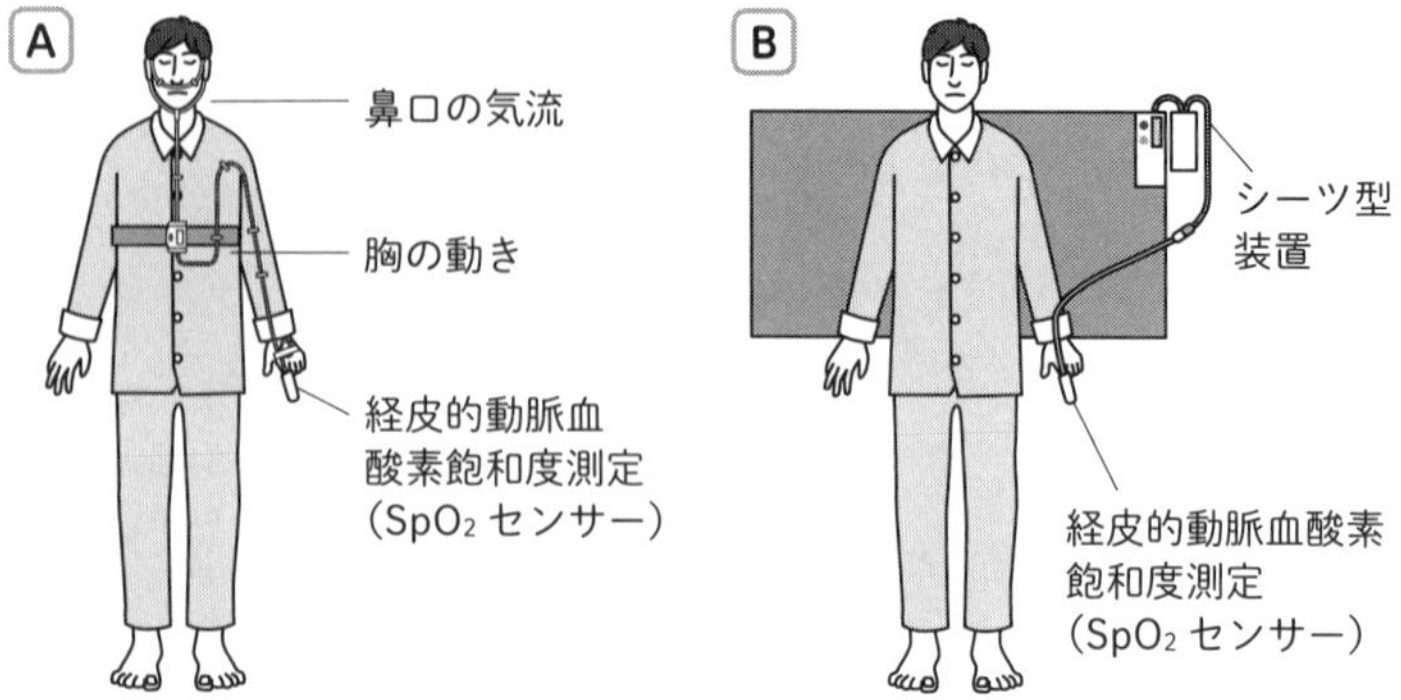

図14-4　自宅での睡眠検査（OCST）の例

A）タイプ3の測定装置の例。

B）シーツ型の測定装置の例。▶文献15より引用。

①睡眠障害又は睡眠呼吸障害に係る診療の経験を5年以上有し、日本睡眠学会等が主催する研修会を受講した常勤の医師が1名以上配置されていること。

②当該保険医療機関の検査部門において、常勤の臨床検査技師が3名以上配置されていること。

③終夜睡眠ポリグラフィーの「**3**」1及び2以外の場合を年間50症例以上及び反復睡眠潜時試験（MSLT）を年間5件以上実施していること。

④当該保険医療機関内で、睡眠検査に関する安全管理マニュアルを策定し、これを遵守すること。

⑤日本睡眠学会から示されている指針等に基づき、当該検査が適切に実施されていること。

私のクリニックは、この基準を満たしていません。これは、上記のうち②の常勤の臨床検査技師が3名以上配置されていることが必要だからです。その他の点は、睡眠医学専門のクリニックであれば容易に満たすことが可能な条件です。臨床検査技師が常勤で3名となれば、それぞれが十分な仕事をするだけの臨床活動があることになりクリニックのレベルでは難しく、おそらく病院などの医療機関がこれにあたるのだと思います。

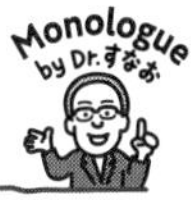

実際、この基準は私は不合理だとも思っていません。と言いますのは、睡眠時無呼吸症候群に限らず睡眠時の検査を受ける患者さんの中には、循環器系の疾患のある方や、ときに高齢者もおられます。そういった場合にわずかであっても、心停止など夜間に予期しない変化が現れることがあるように思います。したがって、そのような患者さんに特別に対応する施設として、このような基準を満たす施設が必要になるのではないかと考えています。また、一方では、そのような施設であっても、このような患者さんの場合にのみ「安全精度管理下で行うもの」が適応されるべきであろうとも思います。

第15章 不眠症

1 はじめに

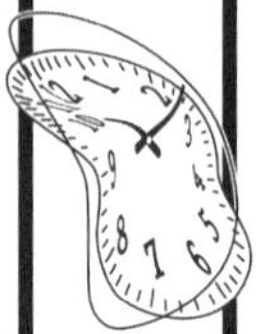

眠れないというのは、睡眠の問題としては最も多いものではないでしょうか。普段当たり前のように眠れていたのが、眠れなくなってしまうということは、誰にとってもつらいことです。仕事をしている人であれば、翌日の仕事にも差し支えてしまいますし、人前で明るく振る舞うことも難しくなってしまいます。仕事をしておらず、昼間は時間があるとしても、頭がはっきりしないような状態で、1日だるい気持ちで過ごすのは、辛いものだと思います。昼寝をするとよいかもしれませんが、昼寝は割とできるけれどもそうすると夜は眠れなく

なってしまうという心配も湧いてきて、堂々巡りになってしまうことも多くあります。

　そうして眠れない日が続くと、次第に「今日の夜は眠れるのかな」と睡眠に対して不安になり、睡眠に注意が向くようになってしまいます。睡眠というのは、「あ、こんな時間か、そろそろお風呂に入って寝ないと」とか「さ、いつまでもテレビ見ていないでそろそろ寝るかな」などと言いながら、横になり自然に眠っていくものです。それが、不眠症から眠りについて不安をもつようになると、さあこれから眠れるかな、どうだろうなと、睡眠に注意が向いてしまいます。睡眠は、多くの場合、少し深くなりまた少し浅くなったりしながらだんだんに深い睡眠に入っていくような流れになることが多いです。不眠に対する不安が強く睡眠に注意が向いた状態だと、すっと眠くなる状態があり少し安心した後、自然な流れでフッと睡眠が浅くなるときに「ああ、また今日も眠れない」と不安な気持ちが強くなり、その結果自分で自分の覚醒度をどんどん上げてしまうことになってしまいます。これが続くと、夜になって眠るのが心配になり、ときには恐怖感さえ感じるようになります。このようにして形成されるのが不眠症です。このような不眠症について、くわしく学んでいきましょう。

2 不眠症とは

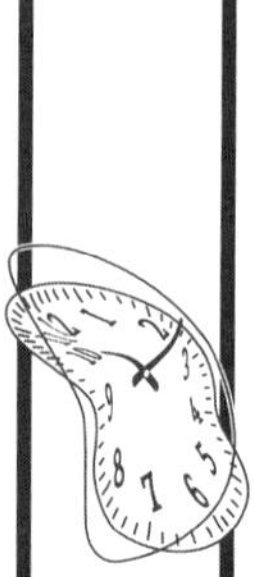

不眠症は、1つの疾患単位として国際睡眠障害分類第3版（ICSD-3）に記載され、診断基準が示されています（**表15-1**）。慢性不眠障害のICSD-3による診断基準は次の**3**で後述しますが、ごく大まかに言えば、眠る時間は十分にあるのに、よく眠れないということです。この場合、その原因が睡眠時無呼吸症候群などほかにあるならそちらの診断が優先します。そういったほかの疾患はなく、眠れないことが主たる症状の場合に不眠症と診断します。もう1つ大事なことは、**眠れないことによって昼間の生活に障害が出ている**ことです。眠れていなくても全然問題ないということであれば、不眠症とは言えないわけです。眠れなくても困っていないという場合は、体質的な短時間睡眠者（ショートスリーパー）である可能性があります。一方で、昼間の眠気がなくても、眠れないことを執拗に悩んでいる場合は不眠症の診断基準に当てはまります。

表15-1　ICSD-3における不眠症の診断基準

A. 以下の症状の1つ以上を患者が訴えるか、親や介護者が観察する。 1. 入眠困難 2. 睡眠維持困難 3. 早朝覚醒 4. 適切な時間に就床することを拒む（ぐずる） 5. 親や介護者がいないと眠れない
B. 夜間の睡眠困難に関連した以下の症状の1つ以上を患者が訴えるか、親や介護者が観察する。 1. 疲労または倦怠感 2. 注意力、集中力、記憶力の低下 3. 社会生活上、家庭生活上、職業生活上の機能障害、または学業成績の低下 4. 気分がすぐれない、いらいら 5. 日中の眠気 6. 行動の問題（例：過活動、衝動性、攻撃性） 7. やる気、気力、自発性の低下 8. 過失や事故を起こしやすい 9. 眠ることについて心配し、不満を抱いている
C. 眠る機会（睡眠に割り当てられた十分な時間）や環境（安全性、照度、静寂性、快適性）が適切であるにもかかわらず、上述の睡眠・覚醒に関する症状を訴える。
D. 睡眠障害とそれに関連した日中の症状は、少なくとも週に3回は生じる。
E. 睡眠障害とそれに関連した日中の症状は、少なくとも3カ月間認められる。
F. 睡眠・覚醒困難は、その他の睡眠障害ではよく説明できない。

▶文献1より引用。

３　不眠症の分類

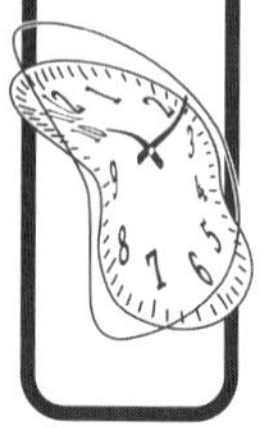

ＩＣＳＤ-３では、不眠症の分類は非常にシンプルです。主なものは、慢性不眠障害と短期不眠障害の２つだけです（１９０～１９１ページの表参照）。長く不眠状態が続いているか、短期で終わるかというもので、その境界は３カ月です。３カ月以上であれば慢性、未満であれば短期となるわけですが、１日の差で分かれるのかどうかなどと厳密に考えることはあまり意味がありません。短期の不眠症は短期で症状が消失するものなので、ここでは、より睡眠専門医が関与することの多い慢性不眠障害を念頭に置いてお話ししていきます。

なお短期不眠症についてはさまざまなケースがありますが、私の経験からは、非常にショックなことが起きてそのために眠れなくなってしまったというようなことが多いように思われます。例えば、自宅が火事になって途方にくれていたが、火災保険がおり、新しい生活の場が見つかるということが３カ月の経過の中で進んでいくと自然に眠れるようになっていくというような場合です。

ＩＣＳＤ-３では不眠障害（insomnia disorder）という言葉が使われていますが、ここでは単純に不眠症（insomnia）という言葉を優先して使います。

4 不眠症の診断アルゴリズム

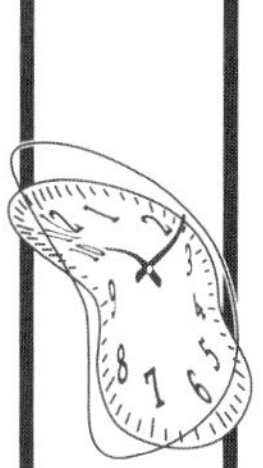

図15-1に示したのは、「睡眠障害の対応と治療ガイドライン[2]」に掲載されている、不眠症状の診断フローチャートです。まずはこのフローチャートに入る前に、上記の診断基準なども参考にしながら本当に不眠なのかどうかをしっかり確かめる必要があります。「眠れない」という訴えがあっても、必ずしも不眠症と言えないケースもあります。

例えば、高齢者の患者さんでときどきあるのは、やることがないので夕方19時頃には床に入り寝付くこともできるが、1時か2時頃に目が覚めてそれから眠れないというものです。これは、生活習慣に問題ありとも言えますが、そもそも不眠ではないわけです。高齢者ではそれだけ眠れれば、おそらく十分なのであって、また早朝に目覚めて周りが暗かったとしても家の中の仕事をやることで時間が使えるなら、そういう生活習慣も悪くはないと思います。こういう状態は、睡眠相前進症候群（第18章参照）と言ってもよいかと思いますが、高齢者の場合は一人暮らしなどの家庭環境や生活習慣の問題である場合が多く、生物学的な体内時計の問題が大きいとも言えません。

このような高齢者に最初に会ったときに、生活の状態や家族関係、ときにはこれまでの成

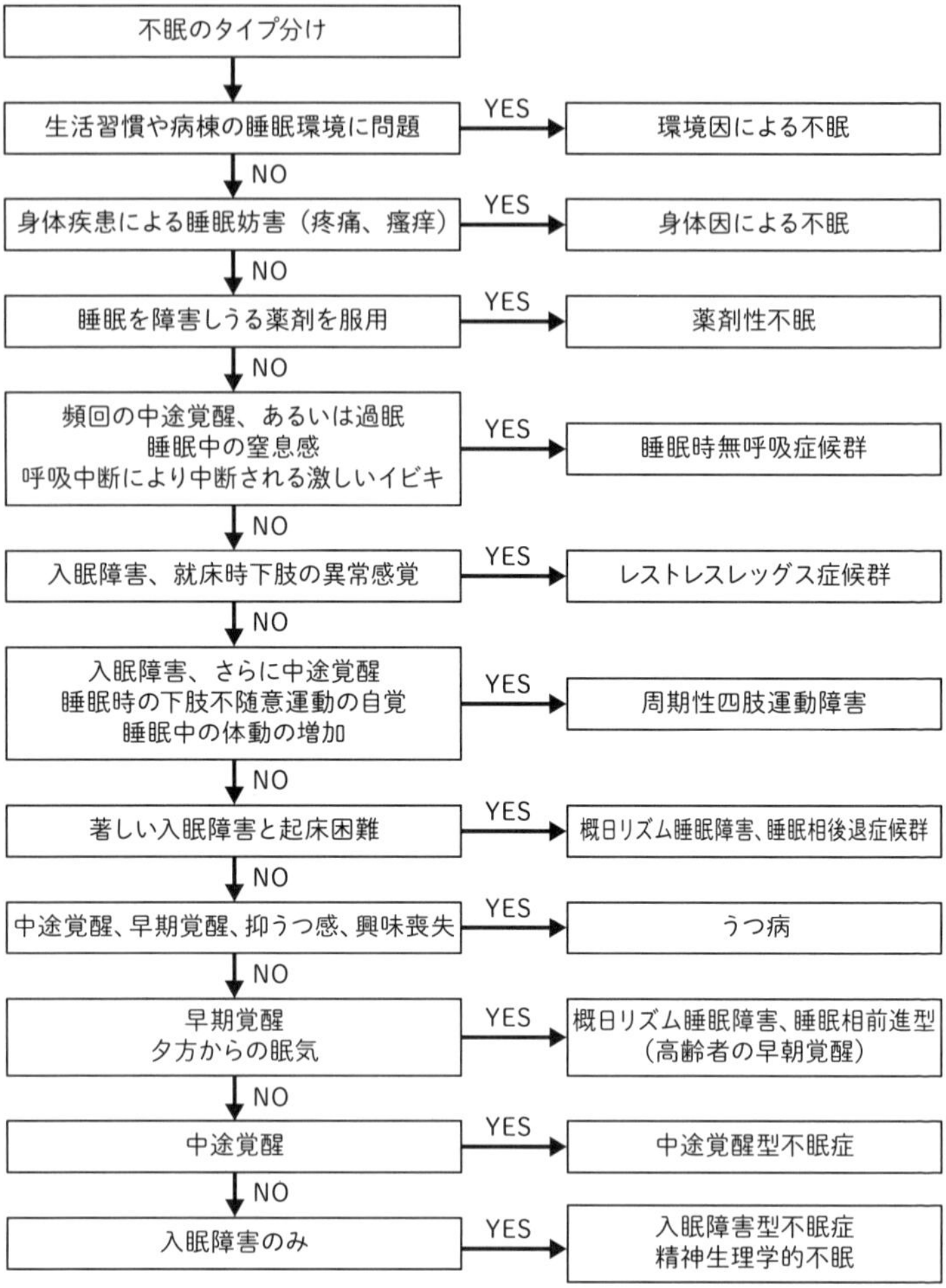

図15-1　不眠症状の診断フローチャート
▶文献２より引用。

育史を含めてかなり詳細に聞くことは、睡眠医学に限らずどのような診療科でもとても大事なことです。これらのことを考えたうえで、問題点を明確にしてフローチャートに入っていくのがよいと思われます。

①生活習慣のチェック

ガイドラインに沿って考えてみましょう。生活習慣については、睡眠時間帯以外にもいろいろなものがありますが、食習慣などについても重要です。何時頃食事をするのか。コーヒー、アルコールは飲むのか。喫煙はどうか。強い葉巻を吸う人も中にはいます。昼寝をしたり、家に帰ってからソファーで居眠りをしたりすることもあります。このようなことは、きちんと質問しないと患者さんからは自発的に話されないこともあります。

②睡眠環境のチェック

睡眠環境については、さまざまなものがありますが（第21章にてくわしくご説明します）、狭義には音、光、温度、湿度などが問題となります。騒音は、アパートであれば上の階の人がうるさいなど。道路沿いの家では交通騒音もあるでしょう。あまり明るい部屋では睡眠は障害されてしまいます。温度や湿度なども、エアコンが壊れている、あるいは経済的理由で使えない場合などもあります。このほかに同室に寝ている人がいるのかなども問題となります。さらに、太陽光や人工光による光環境も睡眠に影響を与えます。

しかし、このような睡眠環境の問題も教科書通りにはいかないこともあります。例えば、眠れない理由は夜間電力を使った給湯器の低周波騒音かもしれない、ということがありました。この低周波騒音は、社会的な問題ともなっていて睡眠障害の1つの原因になると考えられています[3]。一方で、本当に低周波だけの問題なのかどうかが見極めにくい症例もあります。こういった場合には、近隣との騒音の問題をどう解決するのかについても一緒に考えたり、また感覚の過敏性に関わるようなその患者さんの特徴についても考え、騒音を取り除くだけでなく、他の側面も同時に改善していくことが必要になります。実際、近隣の協力を得て給湯器を止めても、不眠が治らないケースはあります。

太陽光による光環境は、カーテンやシャッターにてある程度コントロールできますが、同室で寝ている人と意見が合わないということが問題となることもあるでしょう。温度や湿度などは、寝室の環境だけでなく、寝具の状態などにも関わってきます。また、環境と言えるかどうかわかりませんが、同室で眠る人についても問題となることはあります。例えば家族などと一緒の部屋で眠らざるをえない状況があることがあり、これが問題となる場合は、さらに家族関係について入り込んで聞き取ることもあります。

③身体的要因のチェック

身体的なものは、多くの場合患者さんご自身が自覚していて、自分から話されると思います。痛みや、かゆみなどはそうです。しかし、中には睡眠とは直接関係ないと思っておられる方もいますので、ガイドラインにあるように身体疾患について丁寧に質問をすることは重要です。

他の疾患がないということについては、内科的な病気がないかどうかは注意深く診察を行うことが重要です。また、精神疾患が背景にないかどうかについても、不眠を主訴として来られた患者さんの診察では、特に注意して不眠以外の話を聞く必要があります。私は多くの高齢者の不眠症を診ていますが、その中のかなりの割合の方々が、過去につらい経験をもっています。それは、幼少期からの親子関係の問題であることもあれば、成人してからの結婚生活の問題であることもあります。こ

のような問題は、親や配偶者の方に主な問題があったということだけでなく、その患者さんの特質としてのパーソナリティーや発達特性の問題があり、親も共通した特性をもっていることもあります。またこのようなことから他人との人間関係の中でも苦労のある関係を作ってしまっていることがあります。そういったことが語られる症例であれば、単に不眠症を治療するというよりも、そのような問題を掘り下げて根本的な精神療法をしていくほうがよいわけです。こういった問題は、精神科のかなり専門的な分野に入るわけで、治療には経験や技術がいります。したがって、経験がなければ必ずしもこのような掘り下げが治療的によい結果とならないこともあるので、あまり掘り下げずに不眠の問題だけを取り上げて治療することが悪いということでもありません。ただ、そういうことがあることを頭に置いておいたほうがよいでしょう。

生物学的には不眠症の患者さんは覚醒時も睡眠中も脳の活動が上昇しているというデータもあります。エリック・ノフツィンガーらのＰＥＴを用いた研究では、不眠症患者の脳全体、および覚醒に関わる部位の両方に、覚醒時、睡眠時ともに脳の高い代謝レベルが認められます(4)。おそらく、慢性的な緊張状態がそこにはあり、眠っているときもこれが続いている、いわば眠ってもリラックスできていない状態であるとも考えられます。したがって、治療はこの緊張をいかに解いてあげるかということが重要になってきます。

④薬剤性不眠の確認

薬物については、精神科の診療では特に重要です。ある薬が不眠の原因でありそうだと思っても、必ずしもその薬を即座に中止できないこともあります。そういう場合は、不眠が起きてきた時期と薬物を服用し始めた時期についてくわしく聞くのがよいでしょう。

⑤鑑別疾患

これらがクリアできたら、ガイドラインに沿って他の疾患を除外します。これは、睡眠時無呼吸症候群、レストレスレッグス症候群、周期性四肢運動障害、概日リズム睡眠障害などです。これらを除外するためには、専門的な終夜睡眠ポリグラフィー検査や、活動量計などによる生活リズムの検査を必要とすることもあります（第13～14章参照）。また、うつ病などの精神障害がその背景にないかを十分に確かめる必要があり、これは実際の臨床場面では、たとえ「眠れません」という主訴で来院された患者さんでも、さらに生活の様子などをくわしく聞くことが必須であることを示しています。そのうえで、不眠の状況を丁寧に聞いて、不眠症の診断をしていきます。

ここまで、不眠症診療の最初の部分を、ガイドラインに沿って説明したのですが、すでにお気づきになっているように、ガイドラインに沿っても、実際には一筋縄ではいかず、ときには家族関係や、患者さんの特質などについても慎重に情報を得ながら、さまざまな可能性を考え診断を進めていく必要があります。ここが、睡眠専門医の腕の見せどころとも言えると思います。

5　不眠症の疫学[5〜7]

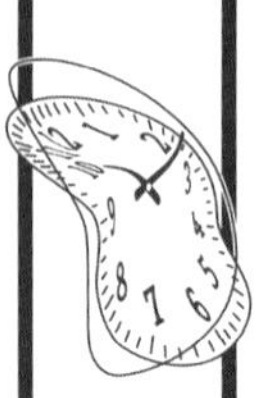

①不眠症のタイプ

不眠症は、眠る時間があっても眠れないということが診断の根拠になるわけですが、そのうえで、不眠のタイプ分けというものがあります。主には、布団に入ってもすぐ眠れない、寝付きが悪いという「**入眠障害**」、寝付くことはできるが、眠りが浅くて何度も目が覚めてしまう「**中途覚醒**」、早朝に目が覚めて再入眠できない「**早朝覚醒**」などの時間によるタイプ分けと、寝てはいるのだが寝た気がしない、疲れがとれないという「**熟眠障害**」などがあります。このような不眠症状のタイプは、治療について考えるときには重要な情報になります。

②有病率

これまでの調査を見ると不眠症の有病率は、不眠症の診断基準や調査対象によってさまざまな結果が得られています。それらを総合しておおむね人口の約30％に不眠症状があると一般的に考えられています。診断基準の要件という視点からは、不眠症状に関する昼間の機能障害や苦痛を含む診断要件が追加されると約10％の有病率となります。さらに厳格なＤＳＭ-Ⅳの診断基準（不眠症状が少なくとも1カ月間続き、他の睡眠障害、精神障害、物質または医学的状態の直接的な生理学的影響の存在が排除される）を用いると、現在の有病率の推定値が約6％になります[8]。わが国においての調査では、日本における慢性不眠症の有病率は約20％であるとされています[9]。

③年齢

また、不眠症の有病率は年齢が上がるにつれて高まるという特徴があるとされています。

しかし、若い人と年をとった人の違いは、生物学的な老化による変化だけではありません。年をとると、退職して社会的なつながりがなくなる、配偶者が亡くなって一人になる、またさまざまな病気をもつ人も増えてきます。それらが不眠症状を引き起こしている可能性があり、研究によればそのような要因を取り除くと若い人と変わりない、あるいは若干増える程度という報告もあります[10]。一方で、脳波によって睡眠の測定をすると、健康であっても年をとると徐波睡眠は減少し、中途覚醒は多くなることは事実です（第8章参照）。したがって、老化により睡眠の質が低下することは確かですが、これが日中の機能不全につながるかどうかについては、前述のさまざまな要因（交絡因子）が関連している可能性があると考えるのがよいと思います。

④男女差

男女差については、一般に女性のほうが不眠の訴えが多いということも報告されています。日本での調査で入眠困難の問題をもっている人の調査時点での割合は男性で14・2％、女性で20・0％。中途覚醒（睡眠の維持）の問題については、男性18・1％、女性23・4％で、いずれも女性の割合のほうが多い結果でした[11]。このような男女の違いは、おそらくは女性の性周期なども含めたホルモンの変化が関連しているのだろうと言われています。このような変化は閉経後大きくなる傾向があります。海外での研究ですが、45歳以上の不眠症の有病率は、女性が男性より約1・7倍多いとされています[12]。

6 不眠症の治療

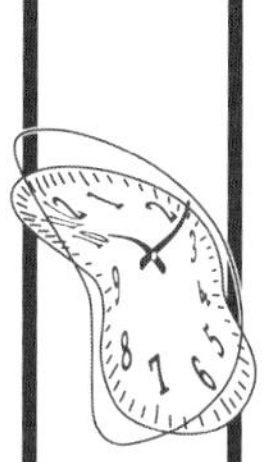

① 不眠症治療の概要

不眠症の治療は大きく非薬物療法と薬物療法に分けられます。非薬物療法は、睡眠衛生指導（生活指導やこれに含まれる運動療法）、認知行動療法などがあげられます。**図15-2**に示したように、まずは非薬物療法を行い、それがうまくいかなければ薬物療法ということになります。実際にこれを実践することは重要ですが、非薬物療法だけでは不眠が解決するまでに時間がかかることもあり、生活指導を行い、簡易的な認知行動療法を行い、そしてなるべく依存性のない薬物を投与するというようにしている臨床家が多いように思います。しかし、特に患者さんが薬物療法を用いない治療を望まれる場合は、積極的に薬物療法を勧めることはせず、まず睡眠衛生指導をすることが重要です。このようなことを実践するためには、知

- まずは、**睡眠衛生教育**
  - ○睡眠の状況について十分な確認をする。
    場所、時間帯、環境（光、音、食事）など。
  - ○不眠に関わる、その他の身体的問題がないかどうかについて問診する。
  - ○日中の活動性についても問診する。
  - ○年齢相応の睡眠がどのようなものかについて、説明をする。
- １日の生活がどのようなものか、日中の活動性はどうかなどについて十分な把握をする。**睡眠日誌**を用いる。
- さらに問題があれば**認知行動療法**を導入する。
- 多くの場合は、**薬物療法**を併用する。

図15-2　不眠症の治療の順序

識が必要です。また、薬物療法としては睡眠薬だけでなくさまざまな種類の薬物が用いられます。ここでは、それぞれの治療について、学びましょう。まずは、どのガイドラインにも示されている、より優先される非薬物療法について学びましょう。

②自分の睡眠について知る

睡眠の認知行動療法の実際の治療に入る前に、患者さん自身が自分の睡眠について十分に把握することはとても重要なことです。そのために第14章でご紹介した生活時間日誌をつけます。睡眠日誌とも言います。これによって、患者さんとともにどのように睡眠をとっているのか、日中の活動、食事、昼寝、服薬などについて共有することができます。睡眠は日によって異なっていますから、だいたい２週間くらいの記録をつけることを目安にしてください。
　このような方法で、生活の様子を共有してから認知行動療法を始めることになります。

7 不眠症の認知行動療法（CBT-i）

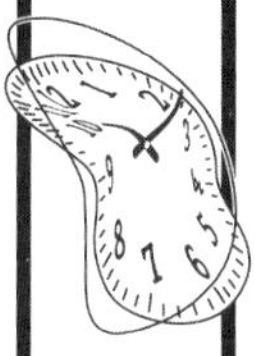

　不眠症の認知行動療法[13]は、認知行動療法（ＣＢＴ）に不眠症（insomnia）のｉをつけて、ＣＢＴ－ｉと略されます。このような不眠症の認知行動療法の有用性についての研究には、１９８０年代のケニス・リヒシュタインとテッド・ローゼンタールの研究が大きな役割を果たしています。彼らは、不眠の原因として「身体的な要因よりも、入眠の妨げになる余計な認知のほうがはるかに多く不眠患者に認められ、これを取り除いていくことがより重要視されるべきだ。」と述べています[14]。これは、不眠症の根本的な治療についての真実を言いあらわしており、不眠症の患者に接する際には、薬物療法をするにしても、このことを忘れずに治療を行うことが重要であることを示しています。この考え方は、現在では認知行動療法として発展してきています。
　ＣＢＴ－ｉは、方法論がかなり確立されている治療法で、精神分析療法のように治療の理論はあるものの、治療者の力量が大きく効果に及ぼしたり治療を受ける側の個別の状況によって柔軟にその内容を考えていく必要があったりする治療法よりも方法論的に確立されたプログラムと言ってもよいと思います。そして、このＣＢＴ-ｉのプログラムは、その効果がランダム化比較試験（ＲＣＴ）によって検証されています。例えば、グレッグ・ジェイコブスらの研究[15]によれば、ＣＢＴ-ｉと薬物療法と、その両者を合わせた治療を比較して、ＣＢＴ-ｉ単独が最も効果が大きく、また治療効果の持続もよいとしています。ＲＣＴによって効果が検証されていることは重要なことで、本書の最初のほうの「この本の読み方」で説明したエビデンスレベルが高いということを示しています。つまり、ＣＢＴ-ｉは効果のある不眠症治療法です。そして、おそらくは一定のトレーニングを受けた人であれば、精神分析療法よりも個人間の技術差による影響も少なく、多くの治療者が効果的に行える治療であるとも言えます。このようなことから、ＣＢＴ-ｉはもっと普及すべき治療法だと思います。

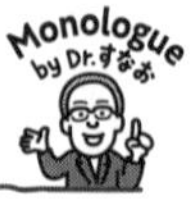

精神分析療法はおそらく、非常に熟練した治療家が行うのと初学者が行うのを比較すると効果に大きな差が出ますが、ＣＢＴ-ｉは一定のトレーニングを受けていれば、誰がやってもそんなに大きな変わりがないとも言えるのではないかと思います。おそらく、ここまで言い切るとそうでもないという反論が出ると思いますが（笑）。しかし、精神分析と認知行動療法の技術的な差異についてはおわかりいただ

けたのではないでしょうか。

CBT-iは成書によって幾分の違いがありますが、主として以下の方法によって構成されています。

- 睡眠衛生指導
- 刺激制御法
- 睡眠制限法
- リラクゼーション

順に説明します。

①睡眠衛生指導

睡眠衛生指導は、日本においては「健康づくりのための睡眠ガイド2023[16]」が作成されています。また2014年版において作成された睡眠12箇条があります（**図15-3**）。また、厚生労働省のPDF冊子も手に入れることができます。

1．良い睡眠で、からだもこころも健康に。
2．適度な運動、しっかり朝食、ねむりとめざめのメリハリを。
3．良い睡眠は、生活習慣病予防につながります。
4．睡眠による休養感は、こころの健康に重要です。
5．年齢や季節に応じて、ひるまの眠気で困らない程度の睡眠を。
6．良い睡眠のためには、環境づくりも重要です。
7．若年世代は夜更かし避けて、体内時計のリズムを保つ。
8．勤労世代の疲労回復・能率アップに、毎日十分な睡眠を。
9．熟年世代は朝晩メリハリ、ひるまに適度な運動で良い睡眠。
10．眠くなってから寝床に入り、起きる時刻は遅らせない。
11．いつもと違う睡眠には、要注意。
12．眠れない、その苦しみをかかえずに、専門家に相談を。

図15-3　睡眠12箇条
▶厚生労働省：「健康づくりのための睡眠指針2014」より引用。

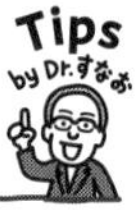

健康づくりのための睡眠ガイド２０２３では、各年代ごとのアドバイスなどもあり、非常に詳細な内容についても述べられています。インターネットでも公開されているので、読者はそちらも参考にされるとよいと思います。２０２３年版には12箇条などはないので、こちらでは２０１４年度版を取り上げました。

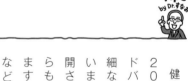

この項目を読んでみると、具体的な生活指導に関わるところは図の2と9の**運動**、5と8の**睡眠の長さ**、7と10の**睡眠覚醒リズム**、6の睡眠環境などです。ほかは、睡眠の重要性（1、3、4）および睡眠障害への注意（11、12）と考えられます。ここでは、不眠

症に関わる生活指導として、運動、睡眠の長さ、睡眠覚醒リズムについて整理したいと思います。

■運動と睡眠の関係

運動と睡眠の関係については、本書ではくわしく取り上げています。これは私が早稲田大学スポーツ科学学術院の教授だったときに、主な研究テーマの1つだったということもあります。運動と睡眠の関係については第11章をご覧ください。

ここでは、簡単にそのエッセンスを説明します。運動をするとよく眠れるようになるということはあると考えています。しかし、今日の夜眠ろうと思って運動しても必ずしもよい睡眠が得られるかどうかはわかりません。しかし、運動習慣のある人たちの睡眠は、ない人たちの睡眠に比べて質が高いという結果は多く、正しいと思います（第11章参照）。

質が高いということは、時間が長く、深い睡眠（N3）が多く、中途覚醒が少ないということです。これは、加齢による睡眠の変化とは逆の変化で、運動することによって睡眠が若返ると言ってもよいのかもしれません。

■睡眠の長さ

睡眠の長さは、人それぞれですし、年齢によっても変わってくると言われています。これは第7章にてくわしくお話ししましたが、大事なのはその個人に応じた長さについて理解することです。また、睡眠の質は明らかに高齢になると悪化します。悪化というのは、浅い睡眠が多くなり、中途覚醒が増えるということです。このような加齢による正常な睡眠の変化を受け入れられる、つまり過剰に心配に思わないか、それともこれを不安に思うかということが人によって分かれます。高齢者の不眠の中にはこのような変化に対して過剰な不安を抱き、睡眠薬を服用し、その結果として服薬を止められなくなっているケースもあります。

■睡眠覚醒リズム

睡眠覚醒リズムについては、その人固有の体内時計の特徴を知ることが重要です。大まかにリズムを知るときには、生活時間日誌（睡眠日誌）を書いてもらうことが便利です。高齢で夜ふかしする人もいます。そういった人は、若い頃から夜ふかしの習慣があるということが多いと思います。また、その逆もあります。高校生などの若年者では、睡眠相後退症候群が問題となることが多くあります。睡眠相後退症候群は、第18章で述べるように睡眠覚醒概日リズム睡眠障害の一型（睡眠相後退型）ですが、寝付きが悪くてそのせいで朝起きられないという訴えで相談に見える方も多くいます。大事なのは、一般的によいとされる時間帯に眠ることだけを優先せず、その人の体内リズムの特徴に応じた眠り方を一緒に考えてあげることです。

このような睡眠衛生指導を丁寧に行うと、比較的多くのケースで改善が見られます。また、並行して薬物療法を行う場合でも、薬の量を少なめに適正に使用することができるように思います。

②刺激制御法

刺激制御法は、リチャード・ブーツィンという研究者の開発した不眠症治療法です。刺激制御というのは、わかりにくい言葉ですが、眠れない状態でベッド（寝床）にいることや、ベッドが眠る以外の場所だという間違った刺激をなるべく与えないようにするという意味です。この刺激は、布団の中で眠れないと思って一生懸命眠る努力をする時間をできるだけ減らすことと考えてもよいでしょう。また、ベッドあるいは布団の上でテレビを観たり、パソコンを触ったり、電話をしたり、携帯を見たり、あるいは食事をしたりするような習慣がある人は、そのような眠るということを妨げる行為と寝床が関連してしまうので、こういった行為をしないようにするということも刺激制御の1つになります。ブーツィンの文献には非常に明快な図が出ています（**図15-4**）[17]。

具体的な方法としては、睡眠以外にできるだけベッドを使わないようにするということです（セックスは例外的に睡眠以外のベッド上で許されている行為ということになっていま

ベッドでこれらのことをするのを避ける
- 食事
- 読書
- テレビを観る
- 仕事をする
- 眠れない状態でベッドにいる
- 就寝前の寝室掃除

図15-4　刺激制御法
▶文献17を参考に作成。

す）。つまり、ベッドと睡眠以外のことが結びつく割合が大きくなると、パブロフの条件反射のようなベッド→睡眠という条件反射が鈍くなってしまうということです。ブーツィンの文献にもパブロフの条件反射が書かれているのは興味深かったです。簡単に説明すれば、寝室に入ったら、眠るんだなという条件反射が生まれるようにするというのがこの治療法の目的です。

また、この治療法はさまざまな不眠のタイプに効果的ですが、入眠困難の改善に最も役立つ治療法であるとも言えます。注意が必要なケースとしては、高齢者の寝たきり、あるいはベッドから起き上がると転倒しやすい、または認知症があるようなケースについては、適応を慎重にするということです。つまり、眠れなければベッドから起き上がるので、その際に転倒してしまっては本末転倒ということです。

このような原則の中で、眠いときだけベッドに横になる。セックスだけが唯一の例外としているところは興味深いです。セックスは、一般的にはストレスの発散とともに睡眠にはよい影響を与えるとされていますので、そういった意味でも不眠に対してはよい効果があるかと思われます[18]。このような枠組みでもし眠れなければ、具体的には10分以上眠れない時間が続くなら、布団から出て寝室以外の静かな場所で過ごします。このときには、照明環境も大切で、明るい居間でテレビを見るなどはよくありません。間接照明などで薄暗い部屋で、少しゆっくりするのがよいと思います。読書は刺激の強いものでなければよいかもしれません。そして、眠気が出たらベッドに戻るということになります。眠れなければ、ベッドから出て別の部屋で過ごすということを繰り返します。朝は、夜間睡眠の状態によらず決めた時刻に起きて、昼寝は避けます。

刺激制御法は柔軟に運用したほうがよいということもあります。例えば、10分以上眠れなければ外に出るという決まりについて、時計が気になりすぎることによってよけい眠れない悪い要因となってしまうケースもありますので、そういう場合には時計は部屋に置かず、しばらく横になって眠気が来ないなぁと思ったらいったんベッドから離れる。患者さんから、「しばらくとはどのくらいですか?」と聞かれたら、15分くらいですかね、と答えるなどです。このような習慣を続けることで、不眠が解消されることが期待されるというのが、刺激制御法です。

③睡眠制限法（睡眠スケジュール法）

睡眠制限法は、１９８７年にアーサー・スピールマンらによって考案された方法です[19]。睡眠は、短時間の睡眠で睡眠不足になると一般的には睡眠圧（睡眠をとろうとする生理学的圧力）が高まります。寝不足の翌日は眠いのはこのためです。この原理を利用して、短くしか眠らないことを課して不眠症の患者さんの睡眠圧を高め、このことで眠りやすくし、「眠れない」という不安や恐怖心を次第に取り除いていくというのがこの方法です。

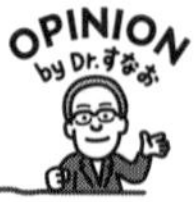

睡眠制限法では、現在眠れている時間をもとに、はじめの短めの睡眠時間を設定するわけですが、不眠症の患者さんは一睡もできないとおっしゃるケースもあると思います。また、具体的に最初の睡眠時間をどれくらい短く設定するかは、実際の臨床場面では苦労するところだろうと思います。したがって、このあたりは原理としての睡眠時間の短縮が睡眠圧を高めるということをまず念頭に置き、患者さんと相談しながら、効果的である、あるいは妥当な睡眠時間を決めていくのが最もよいと思います。

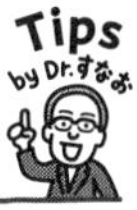

この治療法は、文献19にあるようなオリジナルの方法を厳格に行う必要はありません。むしろ、まずは適応を見て、睡眠圧の上昇という原理を説明し、そしてそれをやってみたいという意欲のある方と、不安のないシステムを一緒に考えながら行っていくのがよいと考えます。増減する時間にしても、例えば15分が最適かどうかは各個人によって異なってくると思います。さらには、睡眠時間を制御するので眠らないことに非常に不安を感じる患者さんに対しては適応が難しい可能性がありますので、必ずしも誰にも効果がある方法とも言えないように思います。

8 リラクゼーション

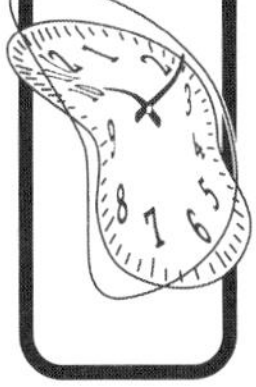

寝る前に緊張を解いてリラックスすることが大事です。この方法について解説します。

① ストレッチ

まずは、リラクゼーションについてですが、これはストレッチがよいと思います。ストレッチは副交感神経優位な状態を作り、睡眠をとりやすくします。スポーツ科学の分野においても、ストレッチが副交感神経優位の状態を作り出すことはさまざまな研究から知られています。

例えば枝 伸彦らは、ヨガの経験のない若い男性を対象として唾液中のストレスホルモンと、心拍変動による自律神経系の変化を指標に、ヨガストレッチの効果を検証しました。その結果、ヨガストレッチの後、特に2時間後にはストレスホルモンは低下し、心拍変動は副交感神経優位となる有意な差が認められました[20]。

このようなことから、ストレッチにはリラックスした状態を導き出す効果があると考えられます。しかし、実際に患者さんにストレッチを指示しても、前屈や後屈、側屈程度のストレッチですぐに終わってしまうことも多くあります。それで、私はYouTubeで「寝る前のストレッチ」とか「10分ストレッチ」などを検索して、気に入ったものがあったらそれと一緒にやることをお勧めしています。そうすれば、ある程度の時間ストレッチに費やすことになり、毎日行えば効果が出やすいとも思います。

また、私の医療法人と、早稲田大学スポーツ科学部の教え子の創設した会社の共同で、YouTubeにいくつかのストレッチビデオを掲載してあります。この中の①

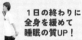

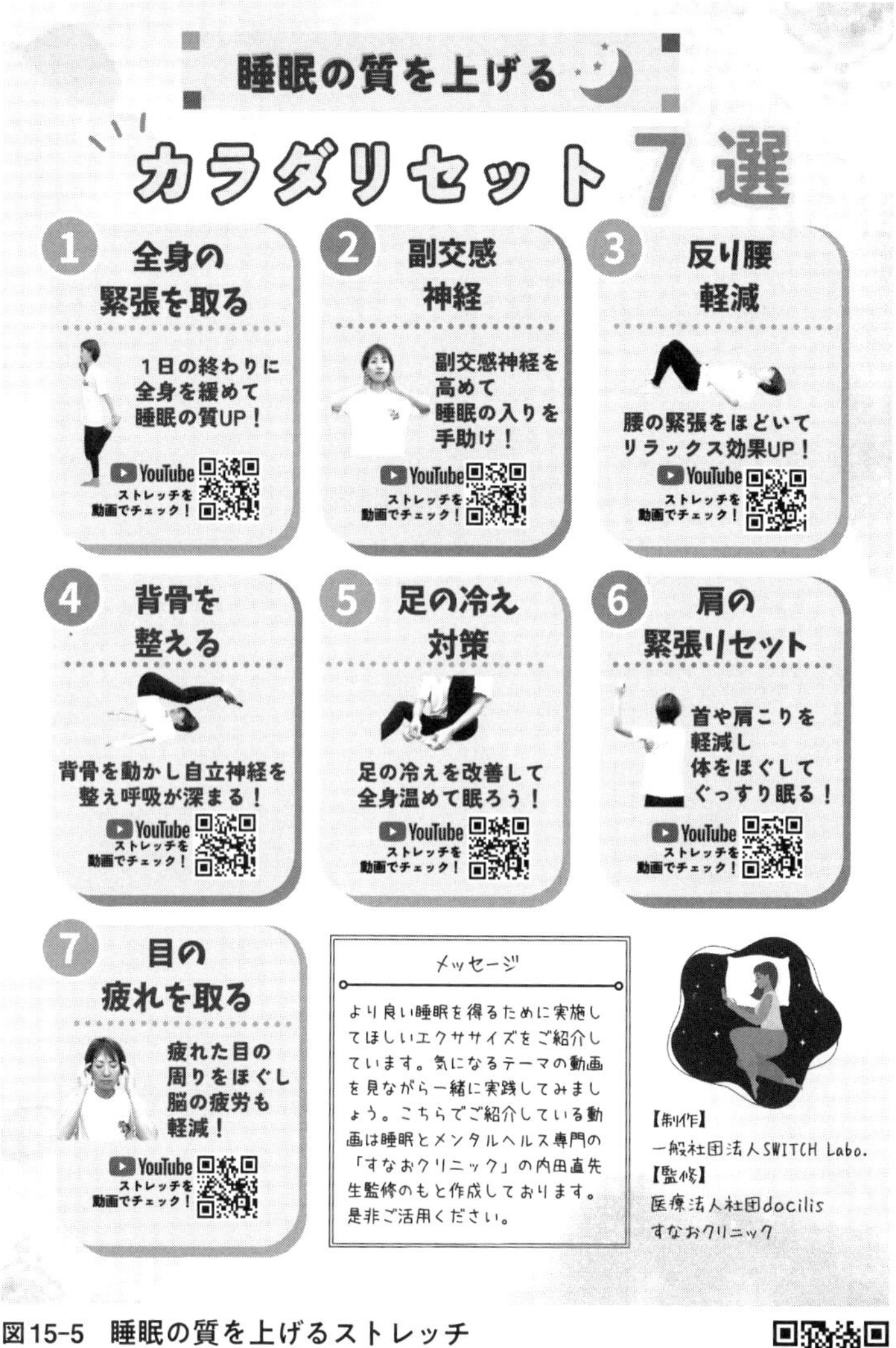

図15-5　睡眠の質を上げるストレッチ

右の二次元コードのリンク先からも、①～⑦の各動画を再生することができます。上の図中の二次元コードが読み取れない場合はこちらをご利用ください。
▶画像提供：一般社団法人 SWITCH Labo.（スイッチラボ）

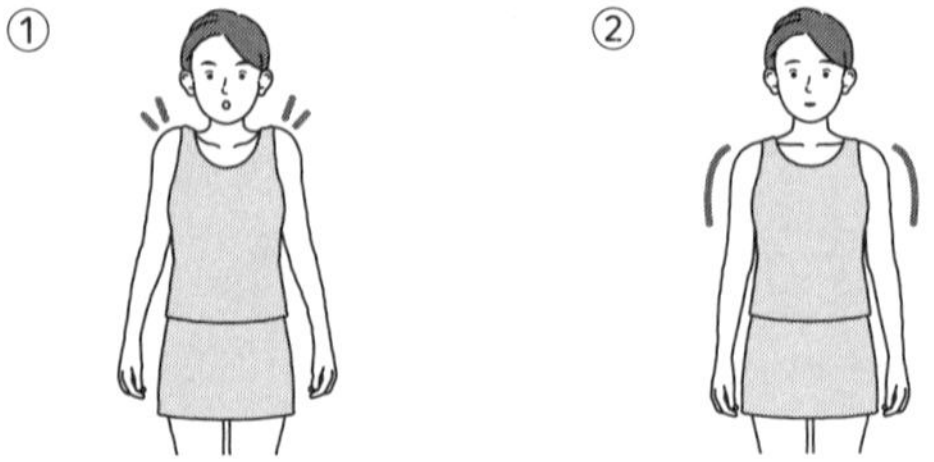

図15-6　漸進的筋弛緩法

（肩の場合）

①両肩を耳に近づけ、肩をすくめるようにして肩の緊張状態を５秒ほど続ける。なお、肩だけを緊張させるため、両腕はダラーンとまっすぐ伸ばした状態にしておく。

②一度に力を抜き、両肩全体が弛緩した状態を20秒ほど続け、緊張と弛緩の違いを感じる。

- 力を入れる際は、60～70％の力を入れるぐらいで行う。
- 力を抜くときは一気に抜き、力が抜けたときに力を入れていたときの「じわ～」とした余韻が感じられるとよい。
- 過去にけがをしていたり身体的障害などがある場合は、緊張を高めることで、かえって痛みや不快感を引き起こす危険性があるため、その際は力を加える度合いを加減したり、緊張なしでリラックスのみを行うようにする。
- 重度の肩凝りや腰痛、足がつりやすい場合は注意して行う。

番と、自分の身体の状態に応じて他のストレッチを選んで、寝る前などに行うとよいと思います（**図15-5**）。

②漸進的筋弛緩法

漸進的筋弛緩法というのはわかりにくい名前ですが、この方法を１９２９年に開発した、内科医であるエドムンド・ジェイコブソンが発表したProgressive Muscle Relaxation Techniqueを翻訳したものです。漸進的ということの意味は、体の各部を少しずつ段階的にというような意味合いだと思います。オリジナルの方法は筋肉を16の群に分け、それぞれを順番に力を入れ、その後弛緩させるというものです。その後、1973年にダグラス・バーンスタインとトーマス・ボルコヴェックという研究者が認知行動ストレスマネジメントに応用しました。これが、不眠症の認知行動療法の中でもこの方法が紹介されている理由だと思います。現在は、これをやりやすい形に修正して紹介されているものが多くあります[21]。

具体的な方法としては、障害者職業センターのホームページに紹介されているものが参考になります[22]（**図15-6**）。また、この方法も自分に合った形に変更して行うのがよいとも紹介されています。

漸進的筋弛緩法は、寝る前に行うこともできますし、夜間にいったん目覚めてしまったときに行うこともできます。この場合に、睡眠制限法も併用している場合には、ベッドから出て行わなくてはなりませんが、もし一人であればベッド上で行うことも悪くないと思います。

コラム

インドヨガの瞑想と睡眠
―インドとの共同研究による結果

瞑想は、気分を改善し、集中力を増すなどさまざまなメンタルヘルスに対する効果があるとされています。瞑想の睡眠への効果について、私はインドの研究者といっしょに研究を行ったことがあります。この研究論文を引用して、説明していきたいと思います。

インドのバンガロールにある、国立精神衛生神経科学研究所（NIMHANS）という研究施設は、さまざまな精神医学と神経科学の研究を行っている国立の研究機関です。NIMHANSでは睡眠研究も盛んですが、ここで睡眠研究を中心的に行っているビンドゥ・クティ教授とは、とても親しく交流させていただいています。

私は、彼らのグループが行っているヨガ瞑想が夜間睡眠に与える効果についての研究に参加しました。この論文の作成中に私は、ビンドゥ先生からヨガマスターの睡眠の質が驚くほど変化していること、特にレム睡眠が非常に増加していることについて相談を受けました。最初は私はこの結果に対して、瞑想でそんなに睡眠、特に睡眠構築が変化するというのは考えにくいと思ったのですが、ちょうど現地をカンファレンスで訪れる機会もあり、彼らのグループから研究チームへも誘われたので、早めに訪問してデータ処理などを一緒に行いました。

対象は、20名のヴィパッサナー（Vipassana）ヨガをマスターした人たちと、19名の一般のコントロール群の人たちです。ヴィパッサナーヨガは、ヨガの流派の1つですが、瞑想が主体となっています。このヨガをマスターした人たちは、覚醒しながらも思考しないという、瞑想状態に入ることが可能で、これを毎日実践しています。このヨガマスターと、一般の人たちの睡眠を終夜睡眠ポリグラフィーを用いて測定し、これらを比較したのがこの研究です[23]。

その結果は、ヨガマスターはコントロール群に比べて、徐波睡眠もレム睡眠も有意に多いというものでした。また、ヨガマスターでは中途覚醒は少なく、比較的浅いノンレム睡眠である睡眠段階2も減少していました。さらには、レム睡眠中の眼球運動の密度も高く、これらはすべて統計的に有意な変化でした。

他のヨガ流派のグループについての同様の測定をしての比較をしていないので、なんとも言えませんが、ヴィパッサナーヨガは瞑想を主体とするため、瞑想がこれらの変化に大きく関与している可能性があると考えられました。さらには、瞑想はストレッチのように指導されればそれなりにできるようなものではないので、瞑想という「覚醒しながら頭の中では何も考えない状態」を作り出せるようになる人たちとそうでない人たちとの比較でもあり、さらにはそういった瞑想は毎日行うものなので、このような習慣をもった人たちとそうでない人たちの比較でもあります。

このような多くの要因が考えられることもあり、有意な差が出た理由ははっきりとしていません。実際、瞑想が実際にできるようになること自体、精神的な安定がなければできませんから、瞑想が直接的に睡眠に影響を及ぼしているのか、そのレベルの精神的な安定がある人たちの睡眠を見ているのかも明確ではありません。しかし、少なくとも驚くほど睡眠構築が変化したという現象は、注目すべきものであると考えています。

私は、実際の被検者の方たちの何人かともお会いしましたが、普段の生活は会社員だったり、病院の放射線技師だったりと普通の職業をもった人たちで、決して長いひげをはやして白い服を着て森の中で何日も瞑想しているような人ではありません。このようなこともあり、私はヴィパッサナーヨガの2週間の合宿に参加しようと誘われたとき、そうしたいという気持ちが強くなったのですが、残念ながらそれだけ長くインドに滞在する機会もなく、実現はできませんでした。しかし、機会があればそうしてみたいとは今でも思います。

9 そのほかに不眠があるときに自分でできること

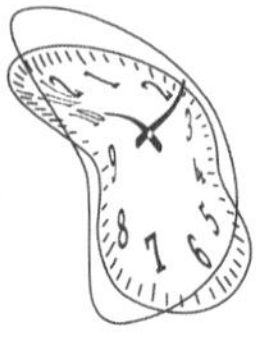

これらが、睡眠の認知行動療法[24]ですが、不眠を解消しよい睡眠をとるための方法がさらにいくつかあります。これらをご紹介いたします。

① 時計を見ない

寝室のベッドサイドに目覚まし時計を置いている人はたくさんいるでしょう。最近は、目覚まし時計と言うよりはスマートフォンのほうがより利用されているかもしれません。夜中に起きても、時計を見て「あ、まだ2時過ぎか。まだたっぷり眠れるな。」という状態であれば、何の問題もありません。ベッドサイドに時計を置くことがいけないという意味では決してないということです。しかし、不眠がある場合にはこれが不眠をより悪化させる要因になることがあります。

睡眠に関連して夜中に時計を見ること「clock watching」が不眠症の病状を悪化させるこ

とが明らかになったのは、ピーター・ハウリによる功績が大きいと考えます。ニューヨークタイムズにもその追悼記事が出ており、その中でも時計をベッドルームに置かないことが示されています[25]。

このように、時計を見ないということが不眠を解消するために重要であることは、前述したローゼンタールらの考えと一致した考え方です。すなわち、不眠症の患者さんは今日は眠れるんだろうか、寝るのに何時間かかるんだろうか、夜中に起きるんじゃないだろうかという不安で頭がいっぱいになっているわけです。それに対して、時計を見るという行為が、その不安をより強める効果があるため、時計を見ないということが重要だとされています。時計があると「ああ、もう2時だ。1時間以上も眠れていない。」とか、「もう30分が経過した。」などと、自分の状態を確認する材料が増え、頭を空っぽにして睡眠に向かうことが非常に困難になってしまうわけです。

時計を見ないほうが、不眠症が改善するということは、その後科学的エビデンスとして検証されてもいますので、2つご紹介します。1つはニコル・タンらの研究[26]で、彼らは睡眠に問題のある人たちとない人たちを30人ずつ集めて、時計を見る15人と見ない15人の群に分けて睡眠の様子を観察しました。その結果、時計を見る群は寝る前の心配が強く、寝付くのに時間がかかりました。そしてこの有意差は睡眠の問題あるなしにかかわらず、両方の群に共通して認められたということです。また、彼らはさらに寝る前に時計を見る場合と比べて、時計でない単なるデジタル画面を見る場合の不安の度合いは時計を見るときより少なかったとしています。これらから、寝室に時計を持ち込み時計を見るという行為が、より睡眠に対する不安を増強させる結果となっていると結論付けています。

２つ目の研究として、スペンサー・ドーソンらは、４、８８６人という非常に多い集団を対象に、媒介分析（mediation analysis）という方法を用いて、時間を見る行動と不眠の重症度、そして睡眠薬の服用という3つの要素の因果関係について調べました。その結果、時計を見る行動が不眠への不安を引き起こし、それが不眠を悪化させ、結果として睡眠薬の量が増えるという結果になっているとしています[27]。

このような研究を見ても、もし不眠があるならば、寝室に時計を持ち込まないということは大事なことのように思います。朝起きるための目覚ましとして機能させるのであれば、時刻はわからないように反対側を向けてしまうとか、スマートフォンであれば、ベッドから起き上がって裏返さなければ時刻がわからないような棚の上に置くなどの工夫をするとよいと思います。

②逆説志向

逆説志向はparadoxical intention（ＰＩ）の訳ですが、心理学的な認知行動療法の１つです。これは、簡単に言うと、そうしようそうしようと思うとむしろそれができないということから、逆の方向の努力をするものです。不眠症に当てはめてみると、「眠ろう、眠ろう」と努力するからそのことで頭がいっぱいになり眠れないので、「眠らないで起きていよう」と考えるようにするという治療法です。この治療法については、認知行動療法の大家コリン・エスピーが２０１１年によい解説をしています[28]。

具体的な方法を示します。まず、現在の睡眠についての構えを評価するために、グラスゴー入眠努力スケール（Glasgow sleep effort scale）を用いて入眠への努力の度合いを評価します。そして、この得点が高い場合には、眠ろうという意識が強すぎると考えられます。このような不眠症は眠ろうとしすぎるための不眠とも評価でき、こういった場合には、逆説志向が有効である可能性が高いと考えられます。

眠ろうとする努力をやめる具体的な方法を以下に２つ示します。ともにエスピーが説明する方法です。

■Method 1（眠る努力をやめる）

- 発送の逆転。
- 不眠であることを気にしないようにする。
- 眠れずベッドから出ることをむしろ愉しみとする。

- 自分は不眠症だと受け入れる。
- 眠れなかったらどんな悪いことが起こるのかを考え、結局それが大げさに考えすぎたと知る。
- 眠れないことを災難だとは考えず、その時間を楽しめる時間とする。

■**Method 2（逆説志向）**

- なるべく起きていられるようにする。
- ベッドに横になり、部屋を暗くして目を開けたままとする。
- 眠ろうとする努力を放棄する。
- 眠れないことへの心配を放棄する。
- もし目を閉じたくなってきたら、「もう少し起きていよう。眠るときには自然に眠れるのだから。」と自問する。
- 意図的に起きているようにする必要はありませんが、眠りに落ちようとすることから考えを移すことができれば、自然に眠りにつくことがわかるでしょう。

このような逆説志向は、不眠症の認知行動療法の他の方法と合わせて行うことが推奨されています。これだけを単独で行うよりも、他の方法も併用しながら、眠ろう眠ろうと睡眠に意識を向けている患者さんの意識を取り除いていくほうが、自然な睡眠への導入を導きやすいと考えられます。

この方法は、私は不眠症で使ったことはありません。しかし、強迫神経症の患者さんに試したことはあります。しかし、その枠組みについて自分は十分に熟練していなかったということもあり、うまくいきませんでした。この不眠症に対する逆説志向もすべてのケースに適応がある治療法とは言えないと思います。しかし、眠らなきゃ眠らなきゃと必死に考えてしまい、頭の中を空っぽにできないということを盛んに訴える患者さんに対して、この治療に経験のある治療者が行うのであれば効果があるケースもあると思います。一方で、十分な経験やスキルをもたない治療者がこれを行っても、よい結果が得られないかもしれません。これはエスピーも指摘していますが、そういった意味では認知行動療法の一部というより精神療法としての位置づけが適当であろうと思います。

③食事

食事と睡眠の関係については、2つの要素があります。1つは、タイミングや食事の量。もう1つは、食事の内容、つまり何を食べるのがよいのか、何を食べるのが悪いのかということです。

■タイミング

食事のタイミングはとても大事です。マウスを用いた動物実験の結果では、食事のタイミングをずらすと、中枢系である視交叉上核の体内時計リズムと、末梢の細胞の体内時計リズムがずれていってしまうことが示されています[29]。

これは動物実験の結果ではありますが、食事をとるタイミングは体内時計に影響を与え、睡眠への影響も出ます。食事、特に夕食は、睡眠をとる少なくとも3時間くらい前にすませることが大切ですし、毎日の夕食の時間をなるべく一定の時間にすることもさらに重要です。

仕事が忙しく、どうしても夜遅く帰宅して食事をするということになる人にとっては、なかなか実行しにくい課題だと思いますが、もし可能ならお弁当などを仕事の途中で食べるなどの工夫も可能かもしれません。しかし、基本は夜遅く食事をとる生活は体に悪く、また睡眠の質を悪化させる結果になるということを知っておくことが重要だということです。特に多忙な時期はやむをえないとしても、そういった生活が続かないようにするということは、職場の衛生管理者や産業医なども知っておく必要があると思います。

■食事の量

食事の量は、苦しくなるほど多量に食べすぎないということですが、これは健康のための一般的注意としてもよいでしょう。

■食事の内容

アメリカの睡眠財団のホームページに、睡眠のためのよい食事の内容についての記載があります[30]。

その中では、キウイ、タルトチェリー（酸味の強いアメリカンチェリーの一種）、麦芽乳、青魚、ナッツ、米類などが睡眠の改善に役立つと示されています。これらの効果については、いくつかの論文も出ています。これらの食品が睡眠を改善する根拠は、メラトニン、オメガ3脂肪酸、また各種のビタミンやミネラルが多く含まれており、それが睡眠によいのだろうとされています。

逆に、食品として避けたほうがよいものは、カフェインやアルコール類、刺激の強いスパイス、辛い食品などがあります。特に就床時刻に近い時間にこれらの食品をとることは避けたほうがよいでしょう。

このようなことを知ると、睡眠によいとされる食品に頼りがちになり、これらを多く摂取しようとする方もおられるでしょう。しかし大事なことは、不眠症はあるものを食べたら改善するというものではなく、この章でご説明しているように、さまざまな角度から精神的にも身体的にも健康な生活をする中で改善が見られるというものだということを大前提として頭に置いておくことが重要です。

④アルコール

アルコールは入眠を早める効果はあるものの、睡眠の質を悪化し、さらに連用すればアルコール依存に陥る可能性もあります。

欧米に比べて日本では、不眠があるときに医師に受診して薬物療法をする前に、アルコールを試すケースが多いという報告もあります[31]。しかし、結果は十分に良質の睡眠がとれずに不安が強まり、さらにアルコール量が増えるということが起きがちです。**眠れないからといって、アルコールを飲むことはやめましょう。**

⑤アロマ

アロマがリラックスした精神状態を作り、その結果として睡眠が改善することは経験的にもよく知られています。これまでにもその効果について調べた研究はありますが、エビデンスレベルは必ずしも高いとは言えません。おそらく重症の不眠症に対してアロマのみで治療できるケースは少ないと思いますが、寝室環境の改善などの目的で親和性のあるケースには積極的に使ってみてもよいと思います。一方で、嗅覚の過敏性がある患者では、心地よいアロマも刺激が強いことがあり、用いにくいケースもあります。したがって、本人が希望する場合など、ケースを選んで用いることがよいと思います。

これまでの研究の集積から推奨されるアロマは、ラベンダー、カモミール、シトラス、サンダルウッドなどです。これらは、比較的よく知られているアロマなので、香りもご存じの方が多いのではないでしょうか。例えば、10例の被検者を対象に、ラベンダーを用いたアロマ環境で4週間過ごさせたところ睡眠の質に関する質問紙（ＰＳＱＩ）の点数が改善したというもの[32]、また、更年期の女性を対象として、柑橘系のアロマオイルとアーモンドアロマオイルを4週間用いるという比較をしたところ、柑橘系が有意に効果が高かったという研究もあります[33]。また、動物実験でラベンダー、オレンジ、サンダルウッドなどの香りを配合したオイルが、マウスの脳内セロトニンやＧＡＢＡを増加させたというものもあります[34]。この研究は脳内物質の変化を見たという点で興味深いものです。しかし、動物実験については、香りへの嗜好性がヒトとマウスで同じなのかどうかなど、これを直接ヒトへの効果の裏付けと考えるのには疑問が残ります。

システマティックレビューにてもアロマに睡眠改善効果があるという論文も発表されています[35][36]。この研究では、これまで行われた34の研究を調べ、アロマが不眠症に有効であるとしています。また、二次的な効果としてストレス、抑うつ、不安、疲労なども改善しています。興味深いのは、複数のアロマを用いるよりも、1種類のアロマを用いたほうが効果が大きく、その中ではラベンダーの香りが最も効果が大きかったということです。ラベンダーは睡眠に効果があることはさまざまな研究で言われていますが，このようなシステマティックレビューでも同様な統計的結果が出るということは興味深いです。もしかしたら，ラベンダーを対象とした研究が多いためなのかもしれません。

ここに紹介した研究全般からは，アロマが睡眠によい影響を及ぼすということは正しいように思います。しかしそのメカニズムとしては，アロマに含まれる化学成分が直接的に睡眠のメカニズムに働きかけて改善をしているのか，それとも，アロマがリラクゼーションの助けとなり，その結果として睡眠を改善するのかは明らかではないように思われます。私はおそらく後者，つまりアロマの全般的リラクゼーション効果が大きいのではないかと思います。

⑥光

光と睡眠の関係については第21章にてくわしく解説していますが，不眠症の生活指導の中でも，光の影響について知り，睡眠を妨害しないような光環境で生活することは改善の一助になります[37]。夜間の高照度の光は，脳を活性化し，メラトニンの分泌を抑制します。また夜の遅い時間帯に浴びると，体内時計の位相が後退します。したがって，不眠症の生活・環境改善のためにできることは，1つは部屋の明かりを暗くするということであり，もう1つはスマートフォンやタブレットなどを用いないようにすることです。

欧米の家に招待された経験がある方は感じているかもしれませんが、間接照明や部分照明を多く使い、部屋全体の明るさは暗くしていることが多いように思います。以前ヨーロッパのあるお宅にお邪魔したときに、ろうそくの明かりのみで食事をしたことがありましたが、なかなかよい雰囲気でした。一方、日本のリビングルームは、最近は間接照明が多くなってきたように思いますが、明るくしているお宅も多いのではないでしょうか。不眠の問題がないのであれば、これはお好みで過ごされればよいと思いますが、もし不眠の問題があるのであれば、リビングルームの明かりなどは暗めにするのも1つの方法です。また、睡眠への影響が大きい夜間に、スマートフォンやタブレットなどの使用頻度が上がることが示されています[38]。スマートフォンやタブレットには時間を定めて青白光をカットして褐色の画面になるソフトウェアがセットされているものもあり、どうしても使用する必要がある場合には、こういったものを利用することも1つの方法であると思います。

また、睡眠中の寝室の照明は、真っ暗にすることが推奨されています。部屋を明るくして眠るのは、中途覚醒が多くなるなど、よい影響はないと考えられます。寝室は、真っ暗あるいはできる限り暗くして眠るのがよいと考えられます。

さらには、夜間にトイレに起きる場合などもあまり明るい環境は脳を活性化してしまいます。フットライトや間接照明などを用いて行動できる環境を作ることもよいと考えられます。

⑦入浴

日本人は非常に風呂好きですし、寝る前に風呂に入る人も多くいると思います。入浴は、リラクゼーションとしても有用ですし、体を洗い清潔になって眠るのは睡眠衛生上も大切なことです。このようなことからも不眠に対しても就寝前の入浴はおすすめです。

さらには、体を温めることによい効果があることも知られています。シャハブ・ハガイェグらは就床前の入浴に関する論文を精査して、就寝前の風呂シャワーなどによって体を温めること、つまり温水浴が睡眠によい影響を与えることを示しています[39]。具体的には、40～42.5℃の温水浴が自己評価による睡眠の質と睡眠効率の両方の改善と関連しており、就寝の1～2時間前に10分間ほど温水浴をすることで、寝付きが有意に改善します。

このような温水浴が入眠効果につながるメカニズムは、十分に確かめられているとは言えませんが、1つの有力な仮説としては、体を温めることで、末梢の体温が上がり、深部体温の低下に促進的に働くということがあります[40]。これまでの研究では、24時間のリズムをもつ深部体温が次第に低下するフェーズにおいて眠気が起こり睡眠が出現する確率が高いことが知られています。したがって、深部体温が下がりやすくすることは、入眠を助けるという可能性も示唆されます。深部体温を下げるためには、体温を上げるエネルギー供給が少なくなることと、末梢からの熱の放散が多くなることの2つが考えられます。実際に末梢からの熱の放出は入眠期にあり、眠くなった子どもの手が暖かくなることをご存じの方も多いと思います。温水浴は、末梢の体温を上げ、毛細血管の血流を増加させて深部体温の低下に貢献することから、入眠を促進している可能性があります。

10 鍼灸療法

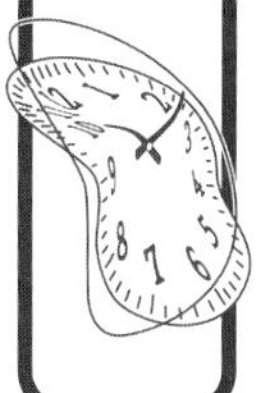

鍼灸や漢方薬などの東洋医学による不眠症の治療も行うことができます。漢方薬の治療については、薬物療法の項目で解説いたします。

不眠症の鍼治療については、そのエビデンスレベルを確かめた研究があります[41]。この研究では、鍼治療が不眠症の治療として効果があるというエビデンスはまだ十分ではないという結論です。しかし、それは効果がないのではなく、効果があると言うには研究が足りないということです。その理由は、研究の方法が不十分である。また、対象もさまざまな患者さんを対象として均一でないということなどがあげられます。

しかし、それぞれの研究を見ると、おおむね鍼治療が不眠症に対してよい効果を示しているようです。また、鍼治療のみで不眠症を治療するものよりも、他の治療と合わせて治療を行っているケースで、鍼治療の不眠症への効果が高いようです[41]。

不眠症の灸による治療についてもやはり同様で、これまでの研究を振り返ると、個々の研究は効果があったとするものが多くありますが、やはり全体を見渡すと、方法論的な問題もあり、十分なエビデンスがあると結論づけるには至らない段階です[42]。

このような鍼治療や灸治療については、鍼を打つ部位、灸を据える部位などについても研究を含めて、どのような方法がどのようなケースに効果があるのかなどを、エビデンスとして明らかにする研究が今後さらに行われていくとよいと思います。これにより、効果の証明だけでなくこれらの治療法が睡眠に影響を及ぼすメカニズムなども明らかになっていくように思います。

Tips by Dr.すなお

睡眠改善に用いられるツボ（経穴）については、筆者が以前共同で睡眠障害の治療を行っていた高橋裕美鍼灸師（鍼灸院ＣＩＮＱ 世田谷区）による論文[43]からの図を引用いたします（**図15-7**）。これらの経穴は、実際に施術をしながら患者さんの反応を見ながらより効果のある場所を選んでいくということがなされているようです。

OPINION by Dr.すなお

一方で、鍼灸の施術は、施術者が身体的なケアをしながら、リラックスできる部屋で過ごし、また診察室とは異なった環境で話を聞くなど、鍼灸の刺激そのものだ

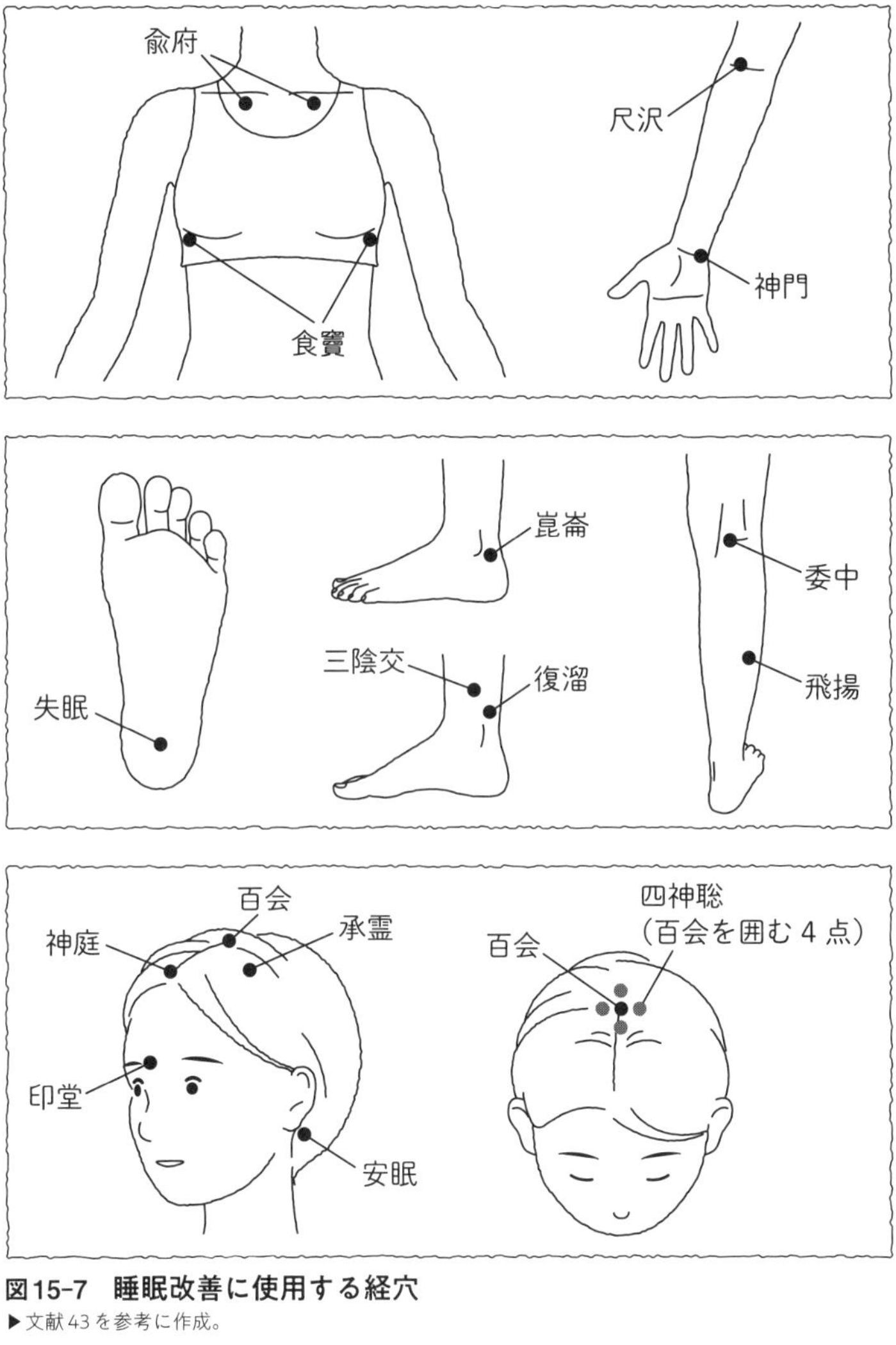

図15-7　睡眠改善に使用する経穴
▶文献43を参考に作成。

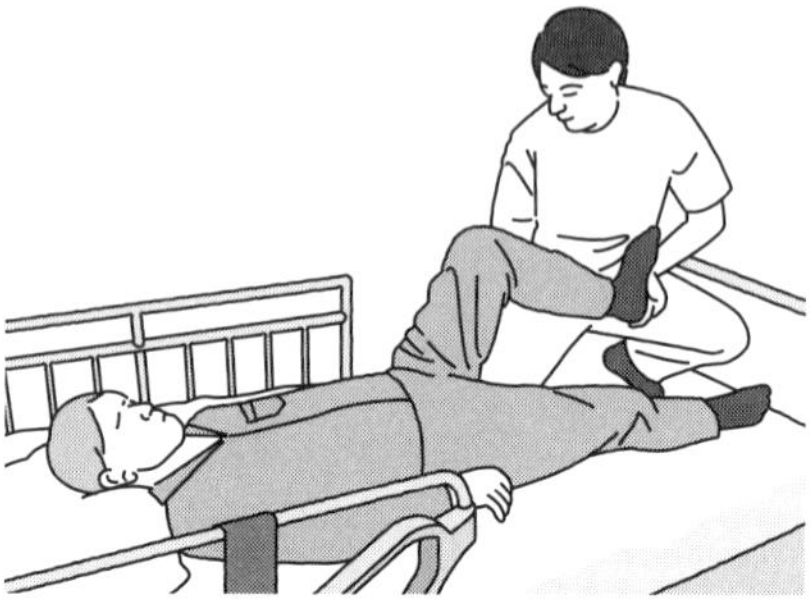

図15-8　あん摩マッサージ指圧師（秋元誠吾・治療室リハネット所長：さいたま市中央区）による訪問マッサージと運動指導の様子（レッグプレスの施術を行っているところ）。不眠症の治療を兼ねている。

けでなく、多くの要素が含まれた治療であるとも言えます。そのような治療が精神療法的な効果を含めて、不眠症の治療に効果があることは十分に考えられます。したがって、不眠症に対して鍼灸治療を行い、効果を感じられるならばこれを続けることで、単純な薬物療法よりもよりよい治療効果があげられる可能性もあるのではないかと思います。

私は、以前毎日新聞(44)にも取り上げられましたが、訪問マッサージと連携して不眠の問題のある高齢者への訪問リハビリテーションも行っています（**図15-8**）。これにより、身体的な回復だけでなく、訪問者がいることによる孤独感の改善、見守り、精神療法的効果も得られると考えています。

11 不眠症の薬物療法

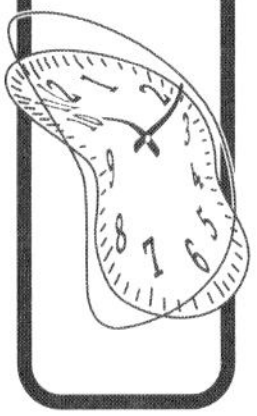

不眠症の薬物療法の原則は、まず非薬物療法を行ったうえで、効果が不十分であるときに薬物で効果を補完するというものです。不眠症の治療に用いられる薬はいろいろな種類があります。実際に不眠症治療薬として承認されている薬のほかにも、睡眠を改善させるための助けになる薬を用いることが多くあります。また、その背景にある不安なども一緒に解決するとなると、さらにほかの薬物を用いることもあります。このように、不眠症の治療にはさまざまな薬物を選択するわけですが、ここでは「睡眠の改善」という狭い意味での薬物療法について、不眠症の適応のある治療薬と不眠症の適応のない治療薬に分け、それぞれについてさらに薬の作用などに従って解説します。

不眠症の非薬物療法には、睡眠衛生指導や認知行動療法が含まれることは述べましたが、これが優先される治療であるにもかかわらず、現在の医療では多くの場合は薬物治療がまずなされることのほうが多いと思われます。薬物を投与するときに、生活面で気をつけることをアドバイスすることはあると思います。しかし、主体は薬物療法でありそれを補完するものとしての生活指導という位置づけが多いのではないでしょうか。この状況は、変えていく必要があると思います。

厚生労働省は２０１８年度診療報酬改定で、不安の症状又は不眠の症状に対するベンゾジアゼピン受容体作動薬を、２０１８年４月１日以降の処方を対象として、１年以上連続して同一の成分を１日あたり同一用量で処方した場合に、処方料・処方箋料を減算する規定を設けました。そして２０１９年４月１日からこの規定が適用されています。ただし、このような治療に関して適切な研修を受けた医師が行う処方、又は精神科医から直近１年以内に抗不安薬・睡眠薬の処方について助言を受けている処方は除外されるという付帯条項もあります。これは、非常に踏み込んだよい制度であるようにも思います。この中で専門医がいったん多くなった処方を減量していくことも、診療報酬を減点されずにできるからです。一方で、これが処方の継続のための言い訳に使われてしまう可能性もあると思います。調査資料[45]ではまだこの改定でベンゾジアゼピン受容体作動薬の使用が減少しているのかは明らかではありません。この調査には「睡眠薬や抗不安薬の長期処方の是正を目的とした平成30年度（2018年）診療報酬改定の効果は本データベースでは解析できなかったため、今後の調査が望まれる。」と述べられていますが、実際に新しい調査の傾向を見てみたいと思います。引き続き臨床家はベンゾジアゼピン受容体作動薬減量の方向性が重要だと考えて努力を続けるべきだと思うものの、そうならない原因もあります。英国の記事[46]を見るとこのような変化の障害として、医療保険のカバーする範囲の問題も指摘されています。日本においても認知行動療法はうつ病等の疾患に対するものが保険点数化されていますが、不眠症の認知行動療法は点数化されておらず、仮に認定されたとしてもおそらく30分以上の時間を使う必要があるため、通院診療の中に組み込むことが非常に難しいという構造があるのです。このような状況を補完するものとしては、スマホアプリがあります。日本では、この1つ（サスメド社：Sleepio）が保険点数化されるようです。このアプリは臨床試験を経ており、効果が期待できると思います。

いずれにしても、不眠症治療がよりよいものになるために、現状を一つひとつ改善していくことが重要になると同時に、臨床家はしっかりと効果のある対応ができるよう自己研鑽することも大事なのだと思います。

12 不眠症の適応のある薬物

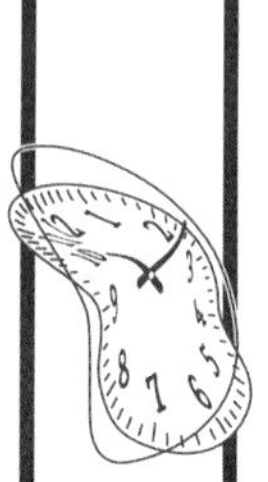

① ベンゾジアゼピン受容体作動薬

ベンゾジアゼピン受容体作動薬（以下、ベンゾジアゼピン）は、１９５５年にその最初の合成物であるクロルジアゼポキシドが発表されて以来、現在でも非常に多く使われています。しかし、ベンゾジアゼピンは依存性があり、最近は使用を制限していく動きがあります。先に述べたように２０１８年春の診療報酬改定でも、ベンゾジアゼピンである睡眠薬と抗不安薬を、１年以上にわたって変更なく投与することは、診療報酬の減点対象になっています。

ベンゾジアゼピンがこれだけ普及したのは、ベンゾジアゼピン以前に使われていたバルビツール酸などの古い睡眠薬が、「睡眠薬自殺」に象徴されるように危険な薬物だったからです。しかし、現在では一般のクリニックの外来で、このような古い睡眠薬を処方することはほぼないと言ってもよいでしょう。ベンゾジアゼピンは、多く服用しても死に至る可能性は低いと考えられます。考えられるケースは意識が朦朧とする中で嘔吐などがあり、そのための窒息などです。しかし服用は決められた量以上を自己判断で行うことは好ましくありません。

表15-2　睡眠薬の種類と特徴

一般名、（　）は商品名		1日用量(mg)	半減期(時間)	筋弛緩作用
ベンゾジアゼピン受容体作動睡眠薬				
超短時間型	トリアゾラム（ハルシオン）	0.125〜0.25	2.9	+
	ゾピクロン（アモバン）*	7.5〜10	3.9	±
	ゾルピデム（マイスリー）*	5〜10	1.8〜2.3	±
	エスゾピクロン（ルネスタ）*	1〜3	約5	±
短時間型	エチゾラム（デパス）	0.5〜3	6.3	++
	ブロチゾラム（レンドルミン）	0.25	約7	±〜+
	リルマザホン（リスミー）	1〜2	10.5	±
	ロルメタゼパム(エバミール/ロラメット)	1〜2	約10	+
中間型	フルニトラゼパム（サイレース）	0.5〜2	約7	+〜++
	エスタゾラム（ユーロジン）	1〜4	約24	++
	ニトラゼパム（ベンザリン/ネルボン）	5〜10	25.1	+〜++
長時間型	フルラゼパム（ダルメート）	10〜30	5.9（未変化体） 23.6（代謝活性物）	++
	ハロキサゾラム（ソメリン）	5〜10	24〜72	+〜++
	クアゼパム（ドラール）	15〜20 (30)	36.6（絶食時） 31.9（食後30分）	±
	ロフラゼプ酸エチル（メイラックス）	1〜2	122 （第1、第2代謝活性物の合計）	+
メラトニン受容体作動薬				
ラメルテオン（ロゼレム）		4〜8	1	
オレキシン受容体拮抗薬				
スボレキサント（ベルソムラ）		15〜20	12	
レンボレキサント（デエビゴ）		5〜10	17〜19	
ダリドレキサント（クービビック）		25〜50	6〜10	
抗ヒスタミン薬				
ヒドロキシジン（アタラックス-P）		20〜75	7〜20	

＊非ベンゾジアゼピン系

▶文献47、60、61を参考に作製

ベンゾジアゼピンは、構造上ベンゾジアゼピン（チアノジアゼピンを含む）に属するものと、構造は異なるがベンゾジアゼピン受容体に作動する非ベンゾジアゼピンに分類されるものに分けることができます。

表15-2には、わが国で用いられている主なベンゾジアゼピン系睡眠薬と非ベンゾジアゼピン系睡眠薬（非ベンゾ）を示しました。これらの薬物は血中半減期の長さによって、タイプ分けされています。非ベンゾは、ゾルピデム、ゾピクロン、エスゾピクロンの3種類のみです。非ベンゾはベンゾジアゼピンを改良して作られた薬物ですので、ベンゾジアゼピンよりもいくつかの点で優れています。比較的血中半減期が短い薬物が多いので、翌日に薬の影響が残りにくいという特徴があります。また、眠気以外の副次的な作用としての筋弛緩作用などが少なく、ふらつきなどが起こりにくく、さらには脳の報酬系への刺激が低いため依存性が少ないとされています。一方で、健忘などは重要な副作用で、注意が必要です。

■ベンゾジアゼピン受容体作動薬の薬理作用

ベンゾジアゼピンは、シナプスに存在する、ベンゾジアゼピン-ＧＡＢＡ-塩素イオンチャネル受容体複合体に作用します。ベンゾジアゼピンは、単体では神経細胞に影響を与えません。しかし、受容体複合体のベンゾジアゼピン部位に結合すると、ＧＡＢＡ部位にＧＡＢＡがより結合しやすくなります。これによって同じ量のＧＡＢＡでも、より強いＧＡＢＡの効

表15-3　ベンゾジアゼピン受容体のサブタイプ

サブタイプ	脳内の分布	機能
α1	脳全体	鎮静（睡眠）、抗痙攣、記憶障害、依存
α2	皮質、海馬、扁桃体、基底核、視床下部、前頭	睡眠覚醒のスイッチ、抗不安、筋弛緩
α3	皮質、視床網様核	睡眠、抗不安、抗うつ、筋弛緩
α5	皮質、海馬	記憶、筋弛緩

▶文献49～52を参考に作成

果が生まれるようになるわけです。GABAの効果としては、塩素イオンチャネルを開口し、これにより細胞外に多い塩素イオンが神経細胞内に流入します。神経細胞内はもともと陰性に帯電していますが、塩素イオンが入ってくるとさらにマイナス方向に膜電位が変化します。神経は膜電位がプラスの方向に変化すると発火が起きるしくみになっていて、ベンゾジアゼピンとGABAによって、よりマイナス方向に膜電位が変化すると容易には発火が起こらなくなります。これによって神経の興奮が抑えられ、眠気や精神安定化作用、神経の異常な興奮の広がりの結果であるてんかん発作などの治療に役立つわけです[48]。

■ベンゾジアゼピン受容体のサブタイプ

ベンゾジアゼピン受容体作動薬が作用するベンゾジアゼピン受容体は複合体のアルファとガンマサブユニットの間にあり、そのアルファサブユニットにはいくつかのサブタイプがあります（**表15-3**）。それぞれのサブタイプは脳内の分布（所在）が異なっており、分布している脳の部位の機能と関連しています。ベンゾジアゼピンの種類によって、親和性のあるアルファサブタイプが異なっており、その結果として上記の分布の違いから効果も異なってきます。このような特徴を知りながら薬物を選んでいくことも大切です。

　このような理由で、睡眠薬として用いられるベンゾジアゼピンには、α1、α2、α3などへの親和性が強いものが多くなっています。また、後述のベンゾジアゼピンの依存に関連しているα1との関連が強いものも多く、依存との関連は注意が必要です。このようにα1サブユニットは両刃の剣とも言える特徴があり、鎮静作用や睡眠への影響、さらには抗痙攣作用がある一方で、これを服用して眠ると夜の間に電話をとっても覚えていないなどの記憶障害が出たり、連用すると依存が形成されるということがあり注意が必要です。

　ここでアルファサブユニットの話の中で、1、2、3、5は出てくるけど4や6はどうなってるんだという疑問をもつ方がいると思います。ベンゾジアゼピンの多くは1、2、3、5に親和性があり、4、6には親和性がほとんどないということのようです[51]。したがって、ここでの議論はアルファサブユニットの1、2、3、5に終始しています。

■睡眠薬の半減期

ベンゾジアゼピンを特徴づけるもう1つの指標は血中半減期です。これは薬を服用したあと、その薬が体からどのくらいのスピードで分解排出され、血中濃度が低下していくのかを示す値です。薬の作用時間によって、超短時間作用型、短時間作用型、中間作用型、長時間作用型、などに分類されます（**表15-2**）。この中で、超短時間作用型は、睡眠導入剤と呼ばれることがありますが、これは便宜上の呼び名であって、本質的に神経薬理作用が異なるわけではありません。一方で、中途覚醒の問題を改善するなど、睡眠の維持については、中間作用型あるいは長時間作用型が主に用いられます。翌朝には血中濃度が下がる超短時間作用型の睡眠薬のほうがよいと思われるかもしれませんが、必ずしもすべての面でよいとは言えません。例えば、早朝覚醒型の不眠ではこのような薬物はあまり有効ではありません。むしろ長時間しっかりと作用がある薬物のほうが効果があります。逆に時差ボケの治療などには、長時間作用型は向きません。また長時間作用型にはハングオーバーといって、薬物の効果が翌日まで残ってしまう副作用が起こりやすいという難点があります。さらに重要なことは、このような血中半減期は、多くの場合健康な若年成人を被検者として測定しているため、高齢者や代謝能力が低下する疾患がある場合などは、血中半減期は表示されているものより長くなるということです。したがって、何歳になっても若年者と同じように超短時間型は朝には効果がほぼなくなっていると考えないほうがよいでしょう。実際の臨床でどの薬物を用いるのがよいのかは、いろいろな要素を総合的に考えて選択されます。

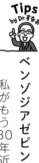

ベンゾジアゼピン睡眠薬の睡眠構築への影響

　私がもう30年近く前に発表した論文の研究で、ベンゾジアゼピン睡眠薬の睡眠構築への影響を調べました。薬物はフルニトラゼパムで、７日間投与したあとの睡眠脳波をコンピュータによって周波数解析をしました。脳波のさまざまな周波数を抜き出してベンゾジアゼピン投与前後で比較しました。その結果、ベンゾジアゼピンを服用している夜の睡眠では、遅い周波数はほぼなくなっていました。一方で、10ヘルツ以上の速い周波数の波の成分は多くなっています。

　このように、ベンゾジアゼピンは脳波に非常に強い影響を与えます。この影響はベンゾジアゼピンによって異なっていますが、多くのベンゾジアゼピンでは睡眠徐波の成分が著しく少なくなり、そのかわりに10ヘルツ以上の成分（睡眠紡錘波やベータ波と呼ばれる速波）が多くなります。

　言い換えれば徐波睡眠が減るということですが、これは必ずしも脳が休まっていないという意味ではないと私たちは考察しています。実際に適切な量のベンゾジアゼピンで睡眠感が向上し疲れがとれたと自覚されます。おそらく、ベンゾジアゼピンは徐波睡眠の発現メカニズムを阻害するのだと思います。これは、神経活動の抑制と関連があると思われますが、詳細なしくみはわかっていません。

■ベンゾジアゼピンと依存

依存というのは精神依存と身体依存に分けることができます。東京都保健医療局の説明文を引用すると「身体依存とは薬物が使用できなくなると、汗が出る・手が震える・幻覚や意識障害が起きるなどの離脱症状が現れる状態です。精神依存とは、薬物を使わないと、物足りない・不安になる・薬物なしではいられなくなるといった、薬物が欲しいという強い欲求である渇望が現れる状態です。」とされています[53]。的確な説明だと思いますが、この精神依存には脳の報酬系が関わっています。

脳の報酬系とは、なにか充実したことをすると喜びの気持ちが湧くというようなことと関連しています。例えば、大きな仕事を1つ完成した、よく頑張った、ということになれば喜びの気持ちが湧きます。そのときには報酬系が刺激されているわけです。そして、その喜びをまた得ようと思って努力するということもあります。そういった学習は、人を好ましい方向に導くことが多いわけです。

ところが、人はそういった努力をしなくても報酬系を刺激することができることを知ると、文字通り狂ったようにその行為を続けるようになります。例えば、覚醒剤は直接的に報酬を刺激し快感を与えますので、それを知ったらもうやめられなくなります。ベンゾジアゼピンも覚醒剤のような直接的な働きではありませんが、報酬系を刺激します。

アルコールもベンゾジアゼピンと同様、依存性があります。また、ベンゾジアゼピンと併用すると相乗効果もあり、お酒をたくさん飲んだあとさらにベンゾジアゼピンの睡眠薬を服用すると、昏睡や呼吸抑制などが起きる可能性もあります。この点は患者さんにも十分注意を促す必要があります。

多くのベンゾジアゼピンは、α1受容体への親和性が高く、依存が形成される結果となります。このような中で比較的最近開発された非ベンゾの中でもエスゾピクロンは、α2、α3への親和性が強いというほかにない特徴をもっていて、他の多くのベンゾジアゼピンの処方日数が30日以内になっているのに対して、処方日数の制限がありません。

次にご紹介するメラトニン受容体作動薬とオレキシン受容体拮抗薬はベンゾジアゼピン後に発売された新しい睡眠薬です。これらの睡眠薬の特徴は、何と言ってもベンゾジアゼピンのような精神依存がないことです。したがって、これらの薬物は今後不眠症治療の第1選択薬となっていくように思います。一方で、ベンゾジアゼピンのような眠気に対する切れ味のよさが足りないと感じることもあり、一時的にはベンゾジアゼピンを用い、その後これらの薬剤に切り替えるという方法をとることもあります。

②メラトニン受容体作動薬

メラトニンは第4章で述べたように、脳の松果体から分泌される神経ホルモンです[54]。日本で用いることができるメラトニン受容体作動薬には、メラトニンそのものが医薬品の認可を受けているため、メラトニンとメラトニンと同様の働きをするメラトニン受容体作動薬であるラメルテオンの2つがあります。このほかに、海外ではタシメルテオン（tasimelteon）とアゴメラチン（agomelatine）という2つの薬物が使用されているようです。ここでは、ラメルテオンについて主に説明します。

ラメルテオンとメラトニンの共通点は、メラトニン受容体であるMT_1とMT_2の受容体に作用する点です。すなわち、睡眠覚醒に関わる機能については、ラメルテオンはメラトニンと同様の効果が期待できるということです。しかし、ラメルテオンはメラトニンのように、乳がんや前立腺がんの増大を抑制する効果は確認されていません。

しかし、同様と言っても違う物質なので、全く同じとは言えません。1つは、受容体への親和性が異なっています。ラメルテオンのほうが受容体への親和性が高く、少量でメラトニンと同等の効果が出る可能性があります[55]。ラメルテオンの錠剤は1錠8ミリグラムであり、受容体への親和性だけを考えるとMT_1については、メラトニン45・6ミリグラム相当、MT_2についてはメラトニン27・6ミリグラム相当となります。ただし、これが親和性についてで、効果についてのデータは見つけることができませんでした。

ラメルテオンの適応は、不眠症治療薬です。したがって、不眠症の患者さんに対しては、眠前に8ミリグラム投与します。

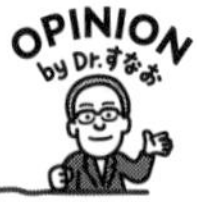

実際にラメルテオンを使用してみると、比較的うまく作用する患者さんもおられますが、一方で「思ったほど寝付きもよくないし眠れないのだけれども、そのわりに昼間に眠くなってしまう」という患者さんも多くいます。これは、受容体に薬物が結合したあと、長くとどまることから生じる現象である可能性もあります。したがってどのくらいの時間で受容体から離れていくのかという解離速度などが重要と思われますが、データを見つけることができませんでした。ラメルテオンは依存性のないよい薬だとも思いますので、1回8ミリグラムよりも少量から用いながら、穏やかな効果を期待して、非薬物治療などを併用しながら用いるのがよい薬であるように思います。

また眠前に服用することにより、ジェットラグ症候群のときなど、睡眠覚醒を速やかに順応させる作用もあり、ジェットラグ症候群だけでなく、睡眠覚醒サイクルが乱れている患者さんにも効果が発揮できる可能性があります。

ラメルテオンのもう1つの作用は、睡眠相が後退している患者さんに対して、夕方の時間帯に投与し睡眠相を前進させる作用です[55]。この場合の投与量は、一般的には睡眠薬としての量よりも少量で効果があるとされています。この研究では、1回1ミリグラム、2ミリグラム、4ミリグラムを投与した場合に有意に位相の前進が認められ、数値的には1回4ミリグラムが一番大きな効果があったようです。1回8ミリグラムでも前進はありましたが、プラセボとの有意差はありませんでした。この作用は、日本においては適応外の使用法になります。

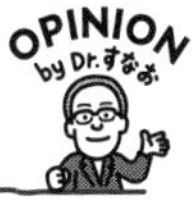

通常の臨床で睡眠相を前進させる場合、私は4分の1錠、つまり1回2ミリグラムも用いることが多いですが、半錠でもよいのかもしれません。しかし、半錠を服用させると服用直後の夕方の時間帯に眠いという患者さんも多いため、4分の1錠とすることが多いです。

③オレキシン受容体拮抗薬

現在日本で使用されているオレキシン受容体拮抗薬は、日本での認可順にスボレキサント[56]、レンボレキサント[57]とダリドレキサント[58]の3種類です。これらは、どれも基本的にはオレキシン受容体に結合してオレキシンが作用することを阻害するという点で、同じ働きと考えてよ

表15-4　オレキシン受容体拮抗薬の半減期

薬名（一般名）	血中半減期	解離半減期
スボレキサント	12時間	42.2分
レンボレキサント	17〜19時間	11.2分
ダリドレキサント	6〜10時間	—

▶文献60、61を参考に作成

いと思います[59]。

オレキシンの働きについては、第3章のオレキシンの項目にて説明しましたが、簡単に説明すると、過眠症であるナルコレプシータイプ1でオレキシンが減少していること。また、ナルコレプシーの患者さんは覚醒ができないわけではないことから、覚醒を維持するために必要な物質であるという考え方でよいと思います。オレキシンが働いていないと、急に眠り込んでしまう睡眠発作などが起こります。

オレキシン受容体拮抗薬は、完全にオレキシンの働きを阻害してしまうわけではないので、通常の治療量を服用していればナルコレプシーのように睡眠発作が起きるということはありません。しかし、覚醒維持の働きが弱まるため、自然な形で睡眠が誘導されるようになると考えられます。オレキシン受容体拮抗薬が開発された背景には、ナルコレプシーの病態にオレキシンが関連しているということがわかったことが大きく関係しています。

スボレキサント、レンボレキサント、ダリドレキサントの3つは、どれもオレキシン受容体であるOX1とOX2の両方に結合して阻害しますが、3つの薬は何が違うのでしょうか。これらの薬の違いを示す指標としては、半減期、解離半減期などがあります。これらの指標の示す値の違いによって、これら3つのオレキシン受容体拮抗薬の性質が異なってくるように考えられます（**表15-4**）。

レンボレキサントは、血中半減期は他の薬剤に比べてやや長いのですが、解離半減期がスボレキサントに比べて短い薬物です。これは、受容体に作用しながらもいつまでも受容体には残っておらず速やかに受容体から離れることを示しています。また、これらの薬物はオレキシンとは競合的に受容体と結合するので、朝起きてオレキシンが多く分泌されると受容体の占有が少なくなり作用が低下すると想像されます。

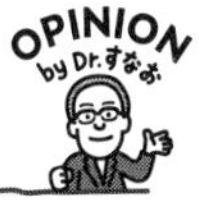

オレキシン受容体拮抗薬の特徴として、睡眠への効果が比較的穏やかである一方で、翌日の眠気を訴える患者さんが多いということがあります。これはおそらく、受容体にいつまでも薬物が結合したままになっているために、なかなか覚醒を維持するオレキシンが作用しきれないということがあると考えられます。一方で、解離半減期が短いと比較的早く受容体から離れるため、朝になってオレキシンが作用しやすく、覚醒をしっかり維持できることが期待できます。このような薬物の特徴を考えて、最初にある薬物を選び、午前中の眠気などの訴えが強ければ解離半減期の短いものを、また中途覚醒が十分改善できなければ解離半減期の長いものを選ぶということも試せると思います。

最初にスボレキサントが日本で発売されたときには、多くの臨床家が悪夢を惹起するという副作用を報告しました（例：文献62）。実際に、臨床を行っていると、明らかに悪夢を訴える患者さんが、他の睡眠薬よりも多いという印象をもちます。このような、悪夢の副作用がオレキシン受容体拮抗薬の種類によって、異なっているのかどうかを明確に示した論文はありません。第3章で述べたように、オレキシンの2つの受容体は、脳内の分布が異なっており、受容体特異性をもった脳機能はあると考えられますが、夢との関係については、今後の研究が期待されるところです。

④漢方薬

私は漢方専門医ではありませんので、本書での解説は非専門医として日常臨床でどのように漢方薬を用いているのかという視点での説明になります。不眠症の漢方薬治療は日常の臨床においてもよく行われるところですが、いわゆる西洋薬の睡眠薬との違いは、一般に漢方薬を寝る前に服用して眠くなると言うよりは、睡眠が改善するような身体の状態を作るために、1日を通じて服用する飲み方をすることが多いということです。1日3回毎食前に顆粒のままあるいは煎じ薬のようにお湯に溶かして服用するという服用の仕方です。これはどの漢方薬にもある程度言えることだと思いますが、不眠症の治療のための睡眠薬も、全体とし

表15-5　不眠症に使われる漢方と構成生薬

	読み仮名	酸棗仁	茯苓	甘草
酸棗仁湯	さんそうにんとう	○	○	○
抑肝散	よくかんさん		○	○
抑肝散加陳皮半夏	よくかんさんかちんぴはんげ		○	○
加味帰脾湯	かみきひとう	○	○	○
帰脾湯	きひとう	○	○	○
柴胡加竜骨牡蛎湯	さいこかりゅうこつぼれいとう		○	
桂枝加竜骨牡蛎湯	けいしかりゅうこつぼれいとう			○
竹筎温胆湯	ちくじょうんたんとう		○	○
温胆湯	うんたんとう		○	○
四逆散	しぎゃくさん			○
甘麦大棗湯	かんばくたいそうとう			○

て睡眠が安定する体やこころのコンディションを作っていくための治療と位置づけるのがよいように思います。

ときに、薬を2倍量や3倍量投与として眠前投与することがあるようです。おそらく、この方法は最後に述べる漢方薬の成分の神経受容体への効果を強めることが目的だと思います。2倍量、3倍量を用いる方法は私は使いませんが、もしこのように西洋薬的に物質の特異的薬理作用を強めるのが目的であれば、例えば治療初期には西洋薬を併用し、その後漢方治療を主体にしていくという方法もよいように思います。また、漢方薬の効果は一般には穏やかですが副作用も出現することはあるので注意も必要です。

不眠症の治療に使われる漢方薬について、ここではその主なものを紹介します。

- 酸棗仁湯《さんそうにんとう》：不眠の漢方薬としては代表的なもの

だと思います。私は使うことが多いです。基本は1日3回食前に服用しますが、寝る前だけ使うケースもあります。

- 抑肝散《よくかんさん》、抑肝散加陳皮半夏《よくかんさんかちんぴはんげ》：これらは鎮静作用を目的として使うことも多くあります。子どもの夜泣きなどにも使われることがあります。
- 加味帰脾湯《かみきひとう》、帰脾湯《きひとう》：不安や緊張を鎮めるという鎮静作用から不眠にも効果がある漢方です。
- 柴胡加竜骨牡蛎湯《さいこかりゅうこつぼれいとう》、桂枝加竜骨牡蛎湯《けいしかりゅうこつぼれいとう》：高ぶった神経を鎮める働きがあり、不眠にも効果があります。
- 竹茹温胆湯《ちくじょうんたんとう》、温胆湯《うんたんとう》：イライラを鎮め寝付きをよくする効果。悪夢に対して改善効果があることもあります。
- 四逆散《しぎゃくさん》：胆嚢炎や胃炎などが適応ですが、精神的な高ぶりを鎮める働きもあるとされています。
- 甘麦大棗湯《かんばくたいそうとう》：夜泣きに使われ、心身の興奮を鎮める働きがあるとされています。

これらの漢方がどのような薬理的なメカニズムで不眠を改善するのかということについても、少しずつ研究は進んでいます。カトリーン・ホフマンら（2016）は、鎮静作用などに関わる神経伝達物質であるセロトニン3A受容体やGABA-A受容体に対して121種の生薬がどのような親和性があるのかを調べる研究を行っています[63]。また、アムリンダー・

シンとカイクン・ジャオ（2017）は、不眠に使われる漢方薬の薬理作用についての総説を著しました[64]。ここで彼らは臨床データに基づいて、酸棗仁、茯苓《ぶくりょう》、甘草《かんぞう》などが最も頻繁に使用される生薬であり、これらに共通する主な薬理学的作用メカニズムは、主としてGABA-A受容体の刺激を介して作用するとしています。一部のハーブは、セロトニン5-HT1A受容体の阻害を介して鎮静作用を発揮すること、さらにオレキシン受容体-1、およびレプチン受容体にも作用し間接的に不眠症の改善に役立っていると解説しています。

13 不眠症に適応はあるが、使用しないほうがよい睡眠薬

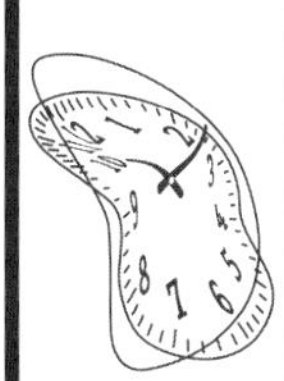

バルビツール酸系、ブロムワレリル尿素などは、現在でも日本では処方が可能な薬物です。しかし、多量服薬（OD、オーバードーズ）により死に至る可能性が高く、使用しないことが原則であると思います。ごく稀ではありますが、他院に受診していた患者さんの処方の中にこのような薬が用いられていることがあり、私が担当した場合はすべての患者さんで減量して中止しています。もちろん、この章の中で繰り返し述べているように、同時に生活指導

や背景の精神的な問題についても治療的にアプローチしながら減量を行いますが、中止できなかったケースは一例もありません。

このような薬物は、私は、早く日本での使用を中止したほうがよいと考えています。しかし一方で、強い不眠のある入院適応のある一部の患者さんに対しては、十分な管理のもとに使用せざるをえないケースがある可能性もあります。また、てんかんの発作を止めるためバルビツール酸系を用いる必要が生じることもあると考えられます。したがって、使用されるとしてもごく限られた適応の中で使用されるべきだと考えます。実際に、ブロムワレリル尿素は２０２５年3月末の経過措置をもって、催眠鎮静薬としては市場から撤退することになったようです[65]。

睡眠薬として使用されるバルビツール酸系には、ペントバルビタール（商品名：ラボナ）などがあります。これらは、ベンゾジアゼピンと同様に塩素チャネルを開口させ膜電位を低下させることで細胞の働きを抑制します。しかし、バルビツール酸系は直接的に塩素チャネルの開口時間を延長するため、呼吸抑制が起こり死に至ることがあります。また、依存や耐性が生じやすく、さらには作用量と致死量が近いため、決められた用量以上の服用は危険で、**外来で用いるべき薬物ではありません。**

14 不眠症に使用されることがあるが不眠症の適応のない薬物[66]~[68]

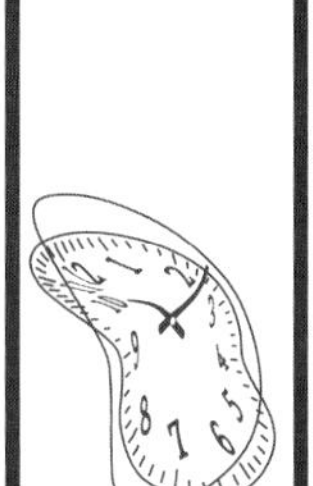

２０１８年春に診療報酬改定があり、多くの臨床家の間でベンゾジアゼピン系の睡眠薬は使わないほうがよいという意識が定着したように思われます。そこで、どのような薬物を使うのがよいのかということになり、1つはメラトニン受容体作動薬、もう1つはオレキシン受容体拮抗薬が用いられるようになりました。

一方で、不眠症のために開発されたわけではない薬物も不眠を改善するために用いられることが多くなってきています。それらの薬物は、うつ病や統合失調症の治療のために用いられる向精神薬が主体です。うつ病や統合失調症でも不眠などの睡眠障害は症状として出現しますが、ここで紹介される薬剤はこういった疾患の診断がされていない患者さんに、薬物を使用するために保険病名をつけて使用する薬物です。こういった使い方を適応外使用あるいは off-label use と呼んでいます。

このような薬物は不眠症には適応がないが、不眠症に効果があると思って臨床家は使用しているわけです。私も処方しています。実際によく眠れると言う患者さんが多くおられます。

表15-6　不眠症に使用されることがあるが不眠症の適応のない薬物（主たるもの）の受容体遮断作用

薬名（一般名）	主な適応症	α1	H1	5-HT1A	5-HT2
トラゾドン	うつ病	+++	++	+	+
ミルタザピン	うつ病	+	+++	−	++
ミアンセリン	うつ病	++	+++	−	++
クエチアピン	統合失調症	+++	++	+	+
オランザピン	統合失調症	++	+++	−	+++
レボメプロマジン	統合失調症	+++	+++	−	+++

▶文献69〜73を参考に筆者が作成。受容体への作用は、傾向を示している。

一方で、しっかりとした不眠症に対する効果の検証がなされていないために適応がないわけで、そういったことも頭に置く必要がある薬物だと注意喚起もされています[66]。**表15-6**に示したのが主な薬物ですが、ノルアドレナリンα1、ヒスタミンH1、セロトニン5-HT1A、5-HT2に対して遮断作用のある薬物が催眠鎮静作用を有して、睡眠に効果があると考えられています。不眠に対してよく用いられる薬物の受容体遮断の特異性を表に示しました。

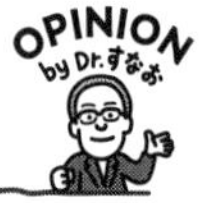

不眠症に対して向精神薬を使用することについて、私はベンゾジアゼピンなどに優先して用いることもあります。それは、これらの薬物が精神依存を形成しないことも1つの大きな理由です。また、私が精神科医であるため、これらの薬物を使い慣れていて、副作用などに十分な注意が向けられることもその理由です。

私がこういった薬物を利用するときに感じるこ

とは、睡眠に対する効果について個人差が大きいことです。1つのエピソードですが、亡くなった父親が眠れないと言うので、ミルタザピン15㎎錠の4分の1を処方しました。眠前に服用したところ翌日午後3時頃まで強い眠気が取れず、床に伏しており、もうこの薬は飲みたくないと言うのです。

十分に少ない量から投与したつもりでしたし、ときに1回15㎎錠を2錠投与しているる不眠で高齢の患者さんもいるので、無茶な量を投与したつもりはありませんでした。そこで個人差を考え、自分はどうか試したところ、やはり4分の1量で翌日午後まで強い眠気がありました。そこで、どのくらい少ない量なら睡眠を改善できるのか試したところ、私は10分の1以下の量が朝もスッキリ起きられる量でした。

このような試みは十分に検証されたエビデンスではありません。したがって鵜呑みにするのはよくないと思います。しかし、他方ではエビデンスというのは多くの場合平均値の差が有意であるかどうかを統計的に見るもので、個人個人の特徴はかき消されてしまいます。個人の特徴を評価して適した医療を行うテイラーメード医療は不眠症治療でも重要なことになるように思われます。

15　臨床で睡眠薬を用いるときの考え方

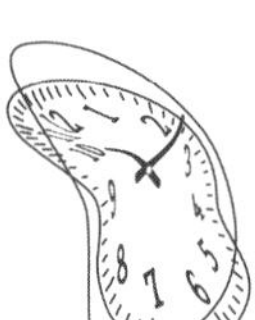

①睡眠薬の服用を始めるかどうかの判断

これはとても重要です。薬を始めずに、生活改善だけで不眠を治したいと考えて来院する患者さんは大勢います。睡眠薬は効果があるので、医者はつい処方を開始しがちです。しかし、特に患者さんの希望があるのであれば、薬を使わずに生活改善などの治療を行うことから始めることも重要です。そのときに、ここで説明した非薬物療法の知識が生きてくるのです。もう１つの理由は、いったん薬を始めると、止めることが難しくなることも多くあります。したがって、もし始めるなら、どういう道筋でやめるのかのイメージは患者さんと共有しておくほうがよいでしょう。

②適切な睡眠薬の選び方

睡眠薬の使用に際しては、ベンゾジアゼピン以外の薬を優先して用いることがよいと思います。しかし、ベンゾジアゼピンは危険な薬ではないうえに、高い確率で効果が出るので、短期で薬をやめられそうな人には最初に使うこともあります。

メラトニン受容体作動薬やオレキシン受容体拮抗薬はよい薬ですが、効き目が穏やかであるということもあり、効かないと言われることもあります。また効かないわりに翌日眠いという感想もあります。こういった薬は、中途覚醒をなくして朝までぐっすり眠れるようにすることを目標にせず、穏やかに不眠を治療するということが適当である患者さんに用いるようにしています。その際に、全く中途覚醒しないのは年齢的にも不自然な睡眠で、中途覚醒してもまた眠れることを優先していると説明することもあります。

向精神薬は、慣れた医者が使うようにしたほうがよいと思います。慣れていれば、ファーストチョイスで使うこともよいでしょう。また、背景に抑うつ傾向がある人の場合に優先して使うこともあります。

薬には副作用があります。副作用は出現しやすい人とそうでない人の個人差もあるので、どの薬を選ぶにしても特に使用初期ではこれらについて注意しながら用いたほうがよいでしょう。

このほかに、不眠の背景に重篤な精神疾患があることがあり、こちらの治療を優先しその症状の一部として不眠を治療することになる症例を見逃さないようにすることも重要です。

こういった場合は、主たる疾患の治療を優先する薬の選び方になります。

③睡眠薬の副作用

睡眠薬にはさまざまな種類があるので、副作用もさまざまです。睡眠薬の使用で、特に注意すべき副作用は日中の眠気です。患者さんの言うがままに睡眠薬を増量していくと、日中の眠気が出現し、日中の活動性は低下し、居眠りも多くなります。その結果、さらに夜間熟睡できない、そして睡眠薬の要求という悪循環に入ることがあります。このようなことには十分注意して、生活指導をしながら薬は必要最小限にしていくことが重要です。このような、日中の眠気も睡眠薬の副作用としてしっかりと注意することが必要です。

そのほか、向精神薬の中には薬剤性のパーキンソン症候群が出現するケースもあります。このような副作用についての知識はどのような薬を使う場合にもしっかりと把握しておく必要があります。

また、比較的多く遭遇するのはオレキシン受容体拮抗薬による悪夢です。悪夢はかなりグロテスクな内容であることもあります。こういった場合には、治療薬を変更せざるをえません。

OPINION by Dr.すなお

悪夢考

悪夢の副作用について考えていると、夢についての思索が深まります。自明かもしれませんが、夢というのは自分自身の情動や記憶が絡み合って生成されるものだとあらためて認識できます。したがって、覚醒時の実世界の経験と異なって、外の世界の出来事を知覚によって捉えてそれに対してヒトが外界に反応するものと違い、怖い夢が生成されそれを見て怖いというよりも、怖いという情動が実世界の記憶の断片と統合されて客観的認識のよう体験されるものと思います。そう考えると、フロイトの「すべての夢は無意識の表象である」という言葉にも頷けます。ここでさらに興味深く思うのは、オレキシン受容体拮抗薬がこれを修飾するということです。いったいこれはどのような作用なんだろう、と思います。

Tips by Dr.すなお

睡眠薬のやめかた

睡眠薬はさまざまな種類があることは学びました。そして、睡眠薬に依存性があるものがあることも学びました。また、睡眠薬は日中の脳の活動にも影響を及ぼします。ですので、これはやめていくことがやはり好ましいと思います。

薬をやめることができずに苦労している人たちも多くいますので、私はクリニックのホームページに薬のやめ方についての説明を掲載しました[74]。それを見て、遠方の患者さんが実践し、やめることができたと当院に電話をしてきてくれることもときどきあります。では、どのようにしてこの薬を減らしていったらよいのでしょうか。

多くの睡眠薬は依存性があるので、すぐに服用をやめると眠れなくなります。また、不眠の背景にある要因が解決していなければ、不眠がまた出現してくる可能性もあるので、この点についても評価が必要です。したがって、やめるタイミングは専門家による評価が必要だと思いますが、自分で考えて、「特にストレスもないがやめると眠りにくいので、医者に薬を取りに行っているのが何年も続いている」というような方は、減薬の対象になると思います。

自分でやってみることにはリスクはあるものの、慎重に自分でやればうまくいくケースはあると思います。一方で、途中で不眠が悪化するケースもないとは言えないので、専門的なアドバイスのできる主治医をもって減らしていくほうが安全だと思います。また少し減らしてうまくいかないようなら専門家のアドバイスをもらうようにしてみてもよいと思います。

■**漸減法で減らしていく**

漸減法とは、少しずつ減らしていくということです。教科書には、１日おきの服用なども書いてありますが、飲む日と飲まない日の差が出て安定しないので、私は少しずつ減らしていく漸減法がよいと思い、ほぼ常にこれを使って患者さんの指導をしています。

■実際の減らし方

減らし方は、非常にゆっくりのペースです。例えば、複数の薬を飲んでいたら、なるべくやめたほうがよい薬をまず選びます。この選び方には専門的な知識がある程度必要です。やめたほうがよくても、効き目が強い薬を第一に選ぶと眠れなくなる可能性もあるので、そういった薬を少し減らして、次に別の薬を減らしてみるなども考えます。このようなことは、複数の薬を飲んでいる場合ですが、そうでないのであれば減らし方はさほど難しくはありません。

そして、減らす薬が決まったらその薬を1錠の8分の1くらい減らします。8分の1ですので、たいていは問題なく眠れます。いつもより少し眠りが浅いなと思う方もいるかもしれませんが、こういうことはチャレンジする不安もありますから、薬理作用だけを考えるなら薬を8分の1減らしたから眠れないということはあまりないと思います。どうしても不安な場合は、減らした8分の1を枕元に置いておいて、いつでも飲めるようにしておくことをお勧めしています。8分の1に減らすのは、ピルカッターを使うと便利です。これは100円均一でも通販でも手に入ります。

８分の１減量で眠れたとしても、その後すぐにさらに減らすということはしません。同じ量を２週から４週くらいのあいだ、続けます。その後、十分に眠れているようなら、さらに８分の１減らします。これで、４分の１減らせたことになります。その場合も、眠れれば、これを２週から４週続けます。その後また同様に減らします。減らして、眠れない感じがあれば、もとに戻してさらに２週から４週続けることもあります。減量の間隔は、患者さんの状態や来院の間隔などによって柔軟に対応していくのがよいと思います。

このようなペースで減量がうまくいけば、早ければ４カ月くらい、長くても８カ月から１年で１つの薬剤が減らせます。しかし、うまくいかなければさらに時間をかけてもよいと思います。諦めずに少しずつ減らすことが大事です。

■ベンゾジアゼピン以外の薬も併用する

もし、次第に減らすことがうまくいかなければ、他の薬物を併用しながらベンゾジアゼピンを減らしていくこともよいと思います。ベンゾジアゼピン以外の睡眠薬や睡眠を改善するために用いられる薬は依存性がないものが多いので、これらの薬を併用しながらベンゾジアゼピンを減量していきます。また、睡眠を改善する漢方薬を併用すると薬を減らしやすくなることもあります。漢方薬は、就寝前に服用するのではなく、主には日中食前に服用して、体調全体を改善し不眠への不安感を軽減させます。このような中でベンゾジアゼピンから離脱できれば、さらに併用した薬も減量して、睡眠薬から離脱を果たすことができます。

■生活を改善する

私のクリニックの取り組みとして、最も中核的なことが生活の改善です。座りがちな生活（セデンタリーライフスタイル）は、生活習慣病を併発させるだけでなく、気分の低下を引き起こし、睡眠の質を悪化させます。このような状態の中で、薬を変えていっても本質的な問題の解決にはなりません。目指すところが、健康な生活を取り戻すことだということも考えながら、治療を進めていくことが大切です。

■メンタルヘルスのケアを同時に行う

いずれの場合も重要なのは、不眠の背景にあるメンタルヘルスの問題があれば、これを考えずに減量するのは好ましくないということです。ときには、まだ減量の時期でない場合もあります。また減量を行うとしても、もし、心配事などがあればそれの解決の糸口を一緒に探していくメンタルケアも行いながら薬物の減量はしていくべきものです。

■睡眠薬をやめられてよいこと

睡眠薬は、日中への影響があることも多く、過剰投与になれば頭がボーッとすることも多くあります。ベンゾジアゼピン受容体作動薬から離脱された患者さんは、

「頭がモヤッとした感じがないですね。こんなに頭はスッキリしているものなのですね。」と言われる方もいます。また、日中の活動性が上がり、そのために睡眠が改善するということもあります。また、筋肉量が増えて体力がつけば、より活動的で健康的な生活になります。本来大切なのは、このような健康的な生活を取り戻すということです。

睡眠が非常に障害されていれば、薬物療法を行うことは悪いことではありません。しかし、漫然と睡眠薬を使い続ければ、依存が形成されてやめることが難しくなります。これを、辛抱強く減らしていき、より健康的な生活を取り戻したいものです。

睡眠薬の長期連用は避けたほうがよい

毎日飲むことが必要な薬、例えば血圧の薬や糖尿病の薬は、きちんと毎日飲むことが前提でそれによって症状が安定します。しかし、飲み忘れや薬がなくなっても忙しくて病院に行けないという人もいます。これに対して、睡眠薬はそういうことが少ない薬です。睡眠薬がなくなるのは困るので、忘れずに早めに病院に行くようになります。これは、いわば依存の結果の探索行動で、きちんと病院に通うのでよいことのようにも見えますが、実は依存が形成されているためとも考えられます。

実際に、薬をやめていきましょうという記事をホームページに掲載したところ、多くの患者さんが来院されました。減らしたい、やめられるならやめたいということです。そういう中には、実際に多量のベンゾジアゼピンをゼロにし、飲まなくなった人もいますし、ほかの薬のみで維持している人もいます。

したがって、少なくともベンゾジアゼピンについては、本人のやめようという意思があれば、やめていくことは可能だと思いますし、そのようにしたほうがよいと思います。しかし、その意志がない、まあ、悪いのはわかるけれども、今のままでよいですよという考えである場合は、やめることは難しいと言わざるをえません。

そういう人にも処方を続けるのがよいかどうかは各医師の判断になりますが、一方で、次に示すように、睡眠薬は絶対にやめなければいけないのかどうかについては、まだ解決していない部分があるようにも思っています。

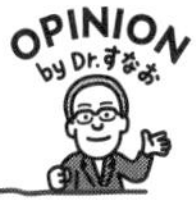

睡眠薬は絶対にやめないといけないでしょうか

睡眠薬にはさまざまな種類があることを述べましたが、睡眠薬の長期連用はベンゾジアゼピンを含めて、やめたほうがよいということと矛盾しているのですが、睡眠薬は絶対にやめたほうがよいのかについては、まだ完全に問題が解決していないとも考えます。

例えば、高血圧の治療は減塩、減酒、禁煙、運動などの生活指導が優先されますし、ストレスの少ない生活をすることも重要です。しかし、これによって十分な降圧効果が得られなければ、薬物療法を開始します。そして、高齢者などで生活指導だけでは十分な降圧効果が得られないケースであれば、降圧薬を継続して血圧を下げることにより、動脈硬化の進行が遅れ、結果として生命予後が改善されます[75]。

不眠症治療ではどうでしょうか。まず、非薬物療法が優先されます。生活指導や認知行動療法を行います。しかし、それでも改善が得られない場合には適量の薬物を投与し睡眠を改善させます。そうすると、よく眠れて翌日はスッキリするという感想が得られ、それによって日中の活動が活発になるケースもあります。決して多量の睡眠薬を投与するものではなく、非常に少ない量の睡眠薬、例えばベンゾジアゼピンでも４分の１錠などの少ない量を服用する場合です。それによって、日中のストレス度が低下し、運動などの活動性が向上し、さらには食欲も改善するということがあるのであれば、これを続けるのと、常に睡眠薬をやめることを勧め、しかしやめられないと悩むのとどちらが健康度の維持や生命予後によい効果があるのかと迷うことがあります。

この問題は、しっかりとエビデンスを示して明らかにしていくべきことだと思います。しかし、そのエビデンスを得るのは大変なことです。適量の睡眠薬とはどのようなものでしょうか。また、どの薬物が最も適しているのでしょうか。このような研究は、真に重要な臨床研究なのですが、なかなか実行するのが難しい研究でもあります。私自身は、臨床では個々の患者さんとのやり取りの中で、最もよいと考えられる1つの選択肢として、少量の睡眠薬を続けることも残しておいてもよいようにも思います。

第16章 中枢性過眠症

中枢性過眠症は睡眠を司る脳の何らかの問題から、睡眠時間が長くなったり、日中に眠気がひどかったりする疾患の総称です。中枢性過眠症について、初期に詳細な研究を行ったのは、チェコの神経学者ベドリッチ・ロスです。彼の「ナルコレプシーと過眠症」（Narcolepsy and Hypersomnia）という著作は、この分野の古典だと思います。

現在の国際睡眠障害分類第3版（ＩＣＳＤ-３）においては、過眠症は中枢性過眠症群という項目で分類されています（１９０～１９１ページの表参照）。この章では、睡眠障害として中枢性過眠症群に含まれる主な疾患を紹介するとともに、最近私が臨床で非常に多く経験している思春期・青年期から若年成人に多く認められる眠気の問題についても取り上げようと思います。この部分は、経験に基づいているため、主観的な意見も入ると思いますが、エビデンスレベルとしてはエキスパートオピニオンとして読んでください。

　また、身体疾患、精神疾患、薬物や物質などによる過眠については問題となっている原疾患の治療が優先しこちらからは省きます。また、長時間睡眠者（ロングスリーパー）は短時間睡眠者（ショートスリーパー）とともに第7章の睡眠時間の項目で解説しましたのでそちらをご参照ください。

1　過眠症の診断

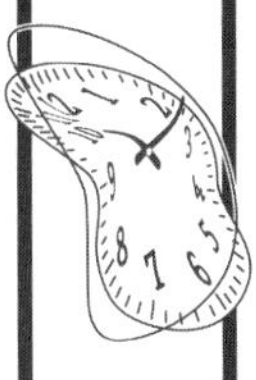

　過眠症の診断で、まず行うべきことは、**ナルコレプシー、特発性過眠症、反復性過眠症以外**の可能性を除外することです。睡眠関連呼吸障害を含めた身体疾患や精神疾患、あるいは薬物や睡眠不足によって昼間眠いということであれば、その原因となるものを取り除くことを考えなければなりません。残りの3疾患の中で反復性過眠症は、過眠になる病相期には刺激を加えてもぼんやりしているなど、意識障害を疑わせる状態があり、病相期を脱すると無症状になります。それに対して、ナルコレプシーと特発性過眠症は、過眠の病態が基本的に継続します。したがって、反復性過眠症を除いた、ナルコレプシーと特発性過眠症が診断のうえで、重要な鑑別疾患になります。

ナルコレプシーには情動脱力発作があるタイプ1と、ないタイプ2があります。また、1つ前の国際診断基準であるICSD-2では、特発性過眠症は長時間睡眠のあるタイプとないタイプに分かれていました。ICSD-3では、この分類がなされていませんが、これら2群の特徴について研究した論文もあり[1]、ICSD-3の診断基準でも**１日平均の総睡眠時間が660分以上である**、という条件の項目があるため、ここでは特発性過眠症も長時間睡眠のあるものとないものを分けて示します。

情動脱力発作

情動脱力発作はカタプレキシーとも呼ばれ、感情的な興奮状態、例えば大笑いしたとき、びっくりしたとき、怒ったときなどに力が抜ける症状です。力の抜け方が、さまざまな重症度で起こります。軽ければ、自分しかわからない程度に表情が作りにくい、しゃべりにくい、物を握っていられないなどが見られ、重くなると膝がガクッとする、立っていられず転倒する、などがあります。このような症状は、特に軽いものの場合にはくわしくよく聞いてみることが重要です。

この症状はレム睡眠関連症状（後述）であるとされ、そのメカニズムとして、扁桃体のＧＡＢＡ作動性ニューロンが、レム睡眠抑制領域〔青斑核（ＬＣ）、縫線核（ＤＲ）など〕に抑制性の入力を送り、その結果、レム睡眠関連症状である筋トーヌスの低下が活性化され、カタプレキシーが起こると考えられています。オレキシンの低下するナルコレプシータイプ1に情動脱力発作が認められることから、オレキシンの低下が情動脱力発作を抑制するモノアミンの活動低下を介して症状形成に関連している可能性が示唆されています[2]。

図16-1に示したのはこれら4群の配置です。このように直線上に4つの過眠症を示すのは適当でないと思われる方もいるかもしれませんが、臨床的にはこのような配置は、理解しやすいと思います。

それぞれの診断基準は各疾患の項目に掲げますが、まず過眠症と診断するためにはMSLT検査（第13章参照）にて平均睡眠潜時が8分以下になることがあげられます。しかし、この図の両端の疾患は、この基準が当てはまらなくても過眠症となる基準が示されています。それは、ナルコレプシータイプ1は、脳脊髄液中のオレキシン濃度が低下していること、特発性過眠症で長時間睡眠を伴うものは、平均1日11時間（660分）以上の睡眠時間が確認できることです。このように特例が設けられているということは、それぞれの疾患が強い特徴をもっているということの証でもあります。ナルコレプシーについては、タイプ1の生物学的な原因としてオレキシンの機能不全があることがわかってきており、これが診断基準に組み込まれているわけです。一方の特発性過眠症で長時間睡眠を伴うものはまだこのような生

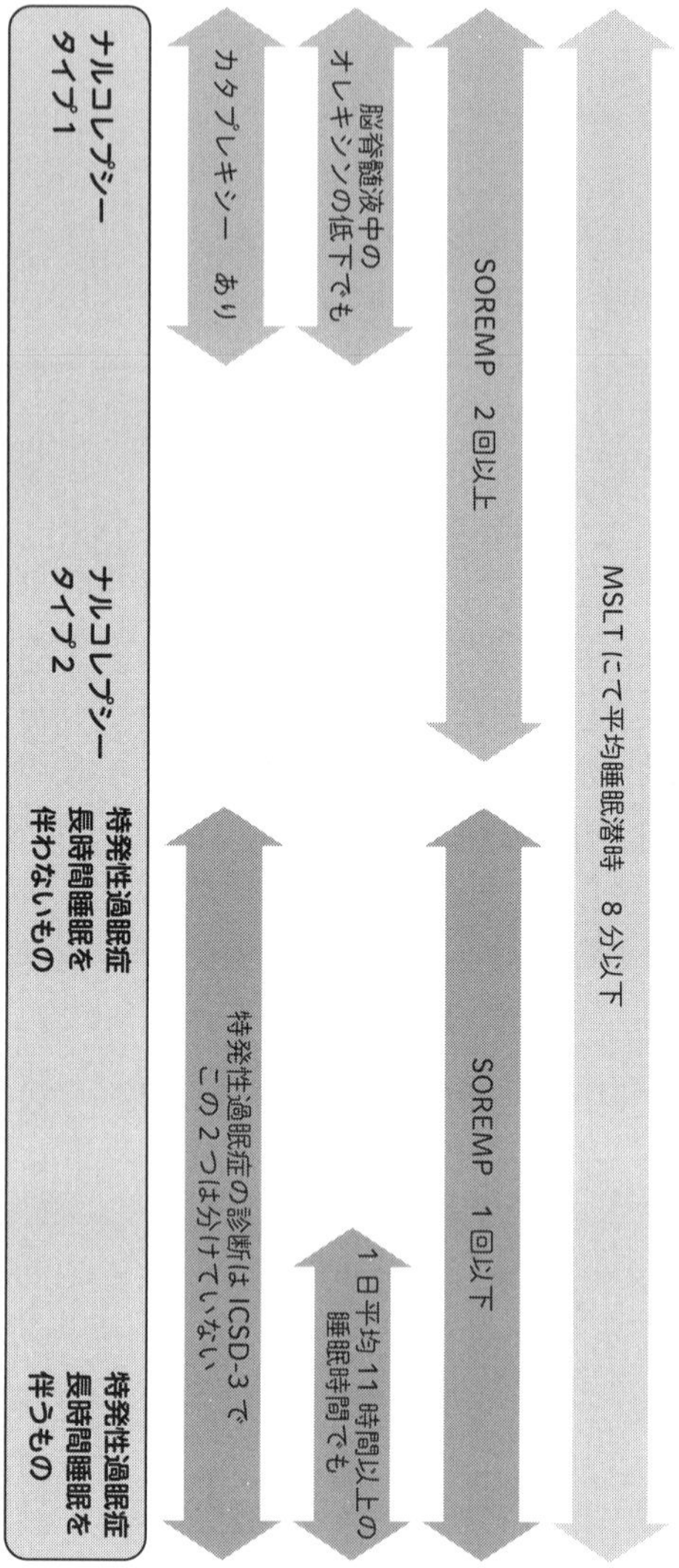

図16-1　ナルコレプシーと特発性過眠症の分類
SOREMP：早期レム睡眠の日数

物学的な原因がわかっていません。したがって、行動（あるいは症状）の特徴が基準に入っていると考えてよいでしょう。

診断の2番目のポイントは、SOREMP（sleep onset REM period）と呼ばれる、睡眠開始の早期（15分以内）にレム睡眠が出現する現象についてです。MSLTを行う場合のSOREMPのカウントは、前夜に行う終夜睡眠ポリグラフ記録で出現した場合も、追加してカウントすることができます。

そして、3番目のポイントは、ナルコレプシーのタイプ分けではカタプレキシー症状があるかどうかです。また、ICSD-3では分けていませんが、特発性過眠症では長時間睡眠が見られるのかどうかを確認しておくことは臨床的に重要だと思います。

この中で、脳脊髄液オレキシン濃度の測定は通常は臨床では行いません。行っているところもあると思いますが、脳脊髄液オレキシン濃度の測定は、採血でなく髄液穿刺を行って脳脊髄液を採取して、測定します。これは、背中に針を刺す手技ですので、通常の採血よりも技術がいります。したがって、診断にはMSLT検査によるSOREMPの回数が使われることがより多いと考えてもよいと思います。

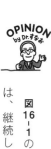

OPINION by Dr.すなお

図16-1の両端にある、ナルコレプシータイプ1と長時間睡眠を伴う特発性過眠症は、継続して眠気のある過眠症の2大疾患と言ってもよいと思います。図の真ん中

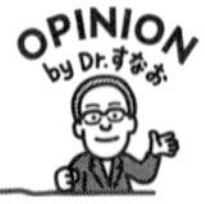

に位置するナルコレプシータイプ２と長時間睡眠を伴わない特発性過眠症には、後で述べるように診断基準もＳＯＲＥＭＰの回数の違いくらいしか差がないため、検査するたびに診断名が変わったりすることもありえます。したがって、一部の過眠症の診断は靄に包まれたようなところがあり、今後の研究によって、より明確な基準が生まれてくるとよいと思っています。

　そして、カタプレキシーのないＳＯＲＥＭＰが２回以上のものはナルコレプシータイプ２、カタプレキシーのないＳＯＲＥＭＰが１回以下のもので長時間睡眠がないものは特発性過眠症で長時間睡眠を伴わないものという診断になります。そう考えると、真ん中の２つの日中の過度の眠気があり、あとはＳＯＲＥＭＰの出現によって、疾患は区別されるだけです。

　真ん中の２つの疾患の間の境は、かなり曖昧だというのが私の印象です。また実際、同じ症例に複数回ＭＳＬＴ検査を行うと、診断が違ってくることも示されています[3]。さらには、カタプレキシーと思われる症状があるけれども、ＭＳＬＴでＳＯＲＥＭＰが２回なかったというケースも稀にはあります。そういう場合は、オレキシンを測定していなければ診断基準で特発性過眠症ということになるわけですが、こういうケースは、ぜひとも脳脊髄液のオレキシン濃度を測定して診断を確定させるのがよいと考えます。このように考えると、オレキシンの機能不全の睡眠への関与がわかったことは、過眠症診断においてはこの疾患についてとても重要な発見だったと思います。

2 ナルコレプシー

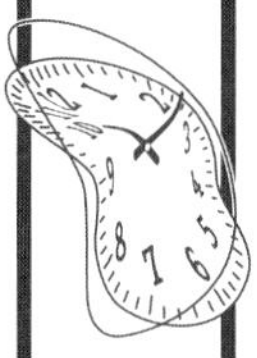

ナルコレプシーは、最も代表的な過眠症です。名前の由来は「ナルコ」＝「眠り」と、「レプシー」＝「発作」を組み合わせたもので、〝突然眠り込んでしまう〟という睡眠発作を表現したものです。睡眠発作のほか、入眠時幻覚と睡眠麻痺、そしてカタプレキシー（情動脱力発作）がその3徴候と言われます（**表16-1**）。

また、ナルコレプシーの特徴としては夜間睡眠が障害されていることもあげられます。過眠症で眠気が強いため、夜間睡眠は深く眠っているように思われがちなのですが、ナルコレプシーの患者さんは中途覚醒が多く見られ、睡眠が安定しないことがあります。

表16-1　ICSD-3におけるナルコレプシーの診断基準

ナルコレプシー タイプ1 （基準AとBが満たされること）	**ナルコレプシー タイプ2** （基準A〜Eのすべてが満たされること）
A. 耐えがたい睡眠要求や日中に寝込んでしまうことが毎日、少なくとも3カ月以上続く。 B. 下記のいずれか、あるいは双方が存在する。 1. 情動脱力発作が存在、かつMSLT基準を満たす。 2. CSFオレキシンA濃度低値（CSFオレキシン欠乏）	A. 耐えがたい睡眠要求や日中に寝込んでしまうことが毎日、少なくとも3カ月以上続く。 B. MSLT基準を満たす。 C. 情動脱力発作が存在しない。 D. CSFオレキシンA濃度が未測定か、測定した場合にCSFオレキシン欠乏がない。 E. 他の原因で過眠症状やMSLT所見をよりよく説明できない。
注）1. 若年小児では、ナルコレプシーが時に過剰に長い夜間睡眠として、あるいはなくなっていた日中の昼寝の再開として現れることがある。 2. もし臨床的にナルコレプシー タイプ1が強く疑われるのに基準B-1のMSLT基準が満たされない場合、MSLTを再び行うのも可能な選択肢となる。	注）1. 経過中に情動脱力発作が生じた場合、ナルコレプシー タイプ1と分類し直す。 2. あとの段階でCSFオレキシンA濃度を測定し、CSFオレキシン欠乏が見出されたら、診断をナルコレプシー タイプ1に分類し直す。

▶文献4より引用。

①ナルコレプシーの有病率

ナルコレプシーの有病率は、アメリカの研究ではタイプ1は人口10万人あたり12・6人、タイプ2は25・1人でした[5]。

また、日本における健康保険診断を用いて行われた調査は、2010年と2019年の有病率の変化を調べています[6]。この結果では、2010年は10万人あたり5・7人、2020年は18・5人となっています。発病率も10万人あたり3・6人から4・2人に増加しており、特に20歳代での増加が目立っているようです。

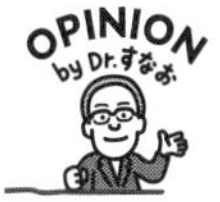

この20歳代の眠気の問題は、おそらく本章の最後に取り上げる、思春期・青年期から若年成人に多く認められる眠気の問題と大きく関連しているように思います。

日本睡眠学会のナルコレプシーの診断・治療ガイドライン[7]では、「ナルコレプシーはすべての人種において発病が見られるが、世界の有病率の平均は2000人に1人（0・05％）とされている。その中で、日本人の有病率0・16％（600人に1人）は世界で最も高く、米国やEUでは、0・04％~0・06％という報告がある。」と記載されています。

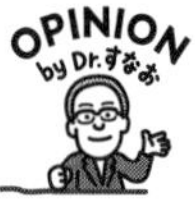

ナルコレプシーの有病率を調べるのはなかなか困難な調査になるように思います。1つは、ナルコレプシーをしっかりと診断できる施設が必ずしも多くないということ。また、ナルコレプシーがタイプ1とタイプ2に分けられて、どちらもナルコレプシーということになっているため、診断の異質性、不均一性（heterogeneity）の高いナルコレプシータイプ2が、オレキシン欠乏のない、検査のタイミングによってはナルコレプシーと診断されないケースを含む可能性があるからです。

②ナルコレプシーの診断

診断については、過眠症の診断の項目で述べたとおりです。過眠症の患者さんの診断時に、合わせてナルコレプシーが疑われる場合は、**表16-2**にあげたような内容について患者さんにお聞きします。

短時間昼寝については、特発性過眠症の患者さんの多くは、だいたい短時間で起きられません、というふうに答えます。

また、発症の時期も聞くようにします。ストレスなどの精神的要因が原因であるとは言えませんが、多くは思春期・青年期の発症なので、発症時期の環境なども聞くことで、眠気のために起こる生活上の変化、学校生活の変化なども知ることができます。

表16-2　ナルコレプシーの特徴

1．カタプレキシー	大声で笑ったり、ビックリしたとき、あるいは非常に怒ったときなど力が抜けることがあるのか。 膝がガクッとなったり。持っているものを落としたり。そこまでひどくなくても、顔の表情が作りにくいなど、力が入らない異常感を感じたことがあるのかどうか。
2．睡眠麻痺 3．入眠時幻覚	「金縛り」と言われているような、寝はじめに怖い夢を見て、起きようと思っても体が動かずとても怖い思いをするような経験はあるか。また、頻度はどうか。
4．短時間昼寝でのすっきり感	とても眠いとき短時間、20分程度の睡眠をとると、頭がとてもスッキリすることがあるか。
5．夜間の睡眠障害	中途覚醒が多い。 長く眠れない。 など

■レム睡眠関連症状について

カタプレキシー、睡眠麻痺、入眠時幻覚はレム睡眠関連症状と呼ばれることがあります。レム睡眠の特徴として、脳波の脱同期化のほかに、筋トーヌスの低下、夢体験があります。これらの症状は、ナルコレプシーでは日中や入眠期に起こりますが、レム睡眠の特徴が現れたと考えることができます。このように、ナルコレプシーはレム睡眠の特徴が異常に強く現れる疾患という側面もあります。実際、ナルコレプシーの患者さんではレム睡眠期の眼球運動の頻度が高いことも知られています。また、これをレム密度が高いとも表現しています。

■ヒト白血球抗原型（HLA型）

東京大学医学部精神神経科の本多裕《ゆたか》博士は、生涯を過眠症の研究治療に捧げた方です。患者さんの互助組織である「なるこ会」（現　日本ナルコレプシー協会）の設立にも尽力されました。私も生前に晴和病院で開催されていた本多先生主催の勉強会に参加していた時期がありました。

本多先生の研究から、日本人ではほぼすべてのナルコレプシー患者がHLA-DRB1*1501とDQB1*0602の組み合わせ（ハプロタイプ）を保有することが明らかになりました。しかし、この組み合わせがあればナルコレプシーになるというわけではありません。このようなことから、ナルコレプシーには、明確な遺伝形式があるわけではありませんが、弱い遺伝傾向があると考えられています。これは、家族集積性が高い（同じ家族で症状が現れる可能性がほかよりも高い）ということで示されています。

■身体疾患によるナルコレプシー

身体疾患によっても、ナルコレプシーと同じ病態が起こることがあります。これは脳視床下部のオレキシン産生に関わる部位が障害されるためと考えられ、その原因となる疾患には視床下部腫瘍、サルコイドーシス、視床下部に損傷を与える多発性硬化症などがあります。また、頭部外傷によってナルコレプシーの症状が出現する場合もあります。

③ナルコレプシーの治療

■社会生活指導

ナルコレプシーの治療は、さまざまな側面から行うことが必要です。1つは、眠気によって、自信を失っているケースがあり、また社会的にも「よく居眠りをする、だらしない怠け者」という烙印を押されてしまっている人もいます。そういった人に対しては、疾患について、正しい知識をもっていただき、また必要があれば家族、学校や職場に対しての働きかけを行って、まわりの人たちが疾患に対する正しい知識をもち、適切なサポートができるようにすることが重要です。例えば、昼休みに昼寝をすることは、午後のパフォーマンスを上げることにもなり、このようなことを職場などに働きかけて、昼寝をしやすい環境を作ってもらうこともあります。実際にそれによって、仕事がしやすくなったケースもあります。また、眠気のために不当な扱いを受けているのであれば、それについても職場や産業医に働きかけて、理解を求めるようにします。

また、生活指導としては、十分な睡眠時間を確保するようにすること、また、規則正しい生活を送るようにします。また昼寝については良い点が多くあることを説明して、工夫の仕方を一緒に考えてみます。

■薬物療法

生活指導とともに薬物療法を行います。薬物療法には、精神刺激薬を用いて眠気を改善させるもの、タイプ1にあるカタプレキシー症状などをコントロールするものなどが使われています。また、日本ではまだ使われていませんが、今後使用されるであろう薬物もあります。これらについて、日本において使用されているものを主体に、**表16-3**にまとめました。

表の中で、日本で使用されている薬剤は、主にはモダフィニル、メチルフェニデート、ペモリンの3種類です。また、これとは別にカタプレキシーなどのレム睡眠関連症状と言われているものについては、クロミプラミンなどの三環系抗うつ薬が用いられます。

頭痛や食欲減退などが副作用としてはありますが、一般的にはモダフィニルが第1選択として用いられます。しかし、眠気に対する効果はメチルフェニデートが高く、ナルコレプシータイプ1などでは、メチルフェニデートを用いるケースも多くあります。また、モダフィニルは薬の値段が高いのも特徴で、経済的な理由でペモリンを用いることもあります。ペモリンも効果の高い薬剤ですが、アメリカで小児に重篤な肝障害が報告され使用されなくなっており、一応の注意をして用いています。

カタプレキシーに対してはクロミプラミンを用いていますが、今後ピトリサント、γ-ヒドロキシ酪酸ナトリウム（SXB）などの新しい薬物が導入されれば、患者さんがより生活をしやすくなる可能性もあり、期待されます。γ-ヒドロキシ酪酸ナトリウムについては、表に記載されているように、現在はナトリウムの含有量が少なくより副作用の少ないLXBが主として使われているようです[11]。

表16-3　ナルコレプシーの治療薬

	一般名	作用機序	眠気の改善	カタプレキシー	副作用	その他
国内許可	モダフィニル	不明	＋	－	頭痛、口渇、悪心、食欲減退など	• 経口避妊薬の効果を減弱させる可能性がある • 妊婦または妊娠している可能性のある女性には投与しないことが望ましい
	メチルフェニデート	ドパミン・ノルアドレナリン再取り込み阻害	＋	－	食欲低下、体重減少、不眠症、動悸、悪心、口渇、頭痛など	• 妊婦または妊娠している可能性のある女性には投与しないことが望ましい
	ペモリン	ドパミン・ノルアドレナリン再取り込み阻害	＋	－	口渇、食欲不振、吐き気、便秘、不眠、頭痛、動悸など	• 妊婦または妊娠している可能性のある女性には投与しないことが望ましい • アメリカで小児の重篤な肝障害の報告がある
	三環系抗うつ薬 クロミプラミンなど	抗うつ薬としてはセロトニン、ノルアドレナリンの再取り込み阻害だが、カタプレキシーへの治療効果はムスカリン（アセチルコリン）受容体の阻害作用	－	＋	口の渇き、眠気、めまい、立ちくらみ、便秘など	• 妊婦や妊娠している可能性のある女性には投与しないことが望ましい
国外使用	デキストロアンフェタミン	カテコールアミン（ノルアドレナリン、ドパミン、セロトニン）の放出を促進	＋	－	メチルフェニデートに準ずる	
	ソルリアムフェトル	ノルアドレナリン-ドパミン再取り込み阻害薬	＋	－	頭痛、口喝、吐き気、めまい、不眠など	
	ピトリサント	ヒスタミンH_3受容体逆作動薬	＋	＋？	吐き気、神経過敏、睡眠障害	
	γ-ヒドロキシ酪酸ナトリウム	GABA受容体への作用、GHB受容体への作用、睡眠構造への影響など	＋	＋	頭痛、悪心、めまい、上咽頭炎、傾眠、嘔吐、尿失禁のほか、ときに睡眠時遊行症など	• ナトリウムを多く含むγ-ヒドロキシ酪酸ナトリウム（SXB）は、呼吸障害や意識障害などの重篤な副作用が報告され、現在は、ナトリウムの含有量が少ないもの（LXB）への臨床的な置き換えがなされている

▶MSDマニュアル、KEGG、文献8～10を参考に作成。

このほかに、表には示しませんでしたが、現在ではオレキシン受容体刺激薬の開発が進んでいます。ダナボレキストン（Danavorexton：TAK-925）は、オレキシン2受容体作動薬で、臨床試験ではモダフィニルと同じように眠気をとる効果が得られているということです[12]。このような薬物は、より根本的なナルコレプシータイプ1の症状改善薬となる可能性があり、期待できます。

3 特発性過眠症

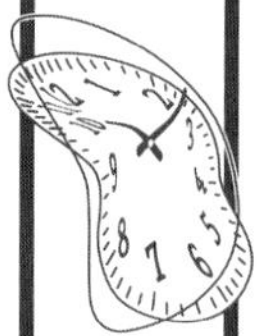

過眠症の診断の項で説明しましたが、特発性過眠症で特に長時間睡眠を伴わないタイプは、診断基準にのっとって診断をしたとしても、複数回検査を行うと診断が変わる可能性があります。さらには、背景には他の精神障害が隠れている可能性もあります。これについては、本章の最後の項でまとめて述べますが、ここでは、睡眠障害としての特発性過眠症という視点で説明をしていきたいと思います。

①特発性過眠症の有病率

特発性過眠症の有病率を調べるのは、非常に困難であろうと思います。論文によっては1.5%程度であろうという数値を出しているものもありますが[13]、実際は、文献14に記載されているように、わかっていない、あるいは、調べるのが困難だというところが妥当だと思います。また、ナルコレプシーのオレキシン欠乏に相当するような特異的なバイオマーカーがないということも困難さの理由の1つです。一般的には、特発性過眠症はナルコレプシーよりも少ないとも言われますが、これも必ずしも正しいのかどうかはわかりません。

②特発性過眠症の診断

■特発性過眠症の診断基準

特発性過眠症についても、診断については過眠症の診断の項目で述べたとおりです。このような診断時に、合わせて特発性過眠症が疑われる患者さんの特徴は、以下のとおりです。

1 睡眠時間について：一般に特発性過眠症の患者さんの睡眠時間は長いと思われます。しかし、8〜9時間を限度として、極端に長いということが訴えに含まれていなければ、客観的なデータとして睡眠時間を測定することは必須ではないと思いますが、生活時間日誌

（睡眠日誌）などを用いて，普段の生活を把握することは必ず行いましょう。一方，眠る時間が長いという訴えもある場合は，１日平均６６０分以上の長時間睡眠を伴うケースとなるのかどうかを調べる必要があります。その場合には，活動量計を用いて調べることも重要です。また，24時間睡眠ＰＳＧを行う場合もあります（第13章参照）。24時間の間，ポリグラフの測定装置を装着して１日の睡眠時間を計測する検査です。病棟内あるいは病院内で携帯用機材を用いて計測します。しかし，これも１週間にわたって計測することは難しく，平均して６６０分以上の時間眠っていたのか，それともその日に６６０分たまたま眠ったのかが見分けられないという問題があります。また，電極の装着もあり，自然な形で外出したりすることはできません。一方で，ＰＳＧで行ったほうが睡眠時間をより正確に確認することができます。検査法は一長一短ですが，いずれにしても睡眠時間を確認するということは診断のための重要な作業です。

②眠気の性状について：短時間の睡眠でスッキリできるかどうかについて確認します。短時間の睡眠でスッキリできるのは，ナルコレプシーの特徴で，特発性過眠症の多くの患者さんは，「まず短時間の睡眠では起きられません。」と答えることが多くあります。こういった眠気の性状も，診断をするうえで重要な情報となりますので，必ず聞いています。

また，ナルコレプシーと同様に発症の時期も聞くようにします。ストレスなどの精神的要因が原因であるとは言えませんが，多くは思春期・青年期の発症なので，発症時期の環境なども聞くことで、眠気のために起こる生活上の変化、学校生活の変化なども知ることができます。

③特発性過眠症の治療

■社会生活指導

特発性過眠症の指導はナルコレプシーと同様の点と異なる点があります。家族、学校、会社への働きかけはほぼ同様で、周囲へは疾患への理解を求め、本人には自信を取り戻すよう支持的精神療法を行います。

また、生活指導として規則正しい生活と十分な睡眠時間の確保を指導します。睡眠時間が長いことが多いので、早寝が推奨されます。昼寝については、短時間の睡眠が困難なこともあり、各ケースの実態に合わせて指導を行うことが重要です。

睡眠の質を悪化させる要因となる、アルコールやタバコなどは避けるようにします。

過眠症の方々も、生活を楽しむ権利がありますし、病気の治療よりも重要なことでもあります。何でもかんでも早寝をして睡眠時間を確保するというよりも、患者さんの総体としての生活の質の向上のための方策を一緒に考えることが最も大切で

あるように思います。

■薬物療法

特発性過眠症にも、モダフィニルが適応薬剤になっています。日本では、モダフィニルが唯一の治療薬ですが、ペモリンも用いられることもあります。

海外においては、γ-ヒドロキシ酪酸ナトリウムはナルコレプシーと同様に特発性過眠症に対しても適応があります。

4 反復性過眠症（クライネ・レビン症候群）[15]

反復性過眠症は、ナルコレプシーや特発性過眠症とは異なった眠気の出現の仕方を示す稀な疾患です。１００万人に1～2例であるとされ、男性に多い疾患と考えられています。反復性過眠症は原因不明の疾患で、反復性という名前のとおり眠気の強い過眠状態と正常の状態が交互に現れます。これを過眠期（あるいは病相期）と間欠期と呼びます。

過眠期は数日から数週間にわたり、その間は1日のうちの睡眠時間が増えて、ときには20

時間近くも眠ってしまう状態となります。このような過眠期は数週間または数カ月間隔で起こり、間欠期には全く無症状になるのが特徴です。

脳波検査を行ってみると、正常時に見られる覚醒の指標となっているきれいなアルファ律動が少なく、意識障害などで見られるシータ波が出現しているなど、睡眠状態というよりは意識障害に近い状態とも考えられます。脳の働きを調べる機能的神経画像の検査などを行うと、視床（脳の真ん中にあり脳全体への神経伝達の中継ぎ地点になっている部位）がうまく機能していないという報告もあります。過眠のほかに過食が加わり（眠っては起きてきてたくさん食べる状態）、攻撃性が高まる、性欲が亢進する場合もあり、このような症例を特にクライネ・レビン症候群と呼ぶこともあります（ICSD-3では、過眠状態が反復されるこの疾患自体をクライネ・レビン症候群としています）。

反復性過眠症の治療には、確立されたものがありません。さまざまな薬物が試されていますが、安定した作用を示す薬物は残念ながら見つかっていません。症例によっては、バルプロ酸、カルバマゼピン、または炭酸リチウムなどが効果があったとされるケースがあります。

眠気のある時期は、覚醒させ社会生活を送らせるのは困難です。一方間欠期は、意識障害を思わせる症状もなく、普通に生活できます。過眠期に神経刺激薬を使う場合もありますが、十分な効果は期待できません。予後について多くの場合、年齢を経るにつれて軽くなり、中年期以降はよくなる場合も多くあります。しかし、そういった経過の予想は難しく、ケースによっては高齢になっても同様の状態を繰り返すこともあります。

5 過眠症の診療についての私見～眠気、睡眠不足、そして中枢性過眠症の診断ケースの背景疾患

過眠という眠気が強くなる疾患は、上記のようにさまざまな研究がこれまでなされてきており、病気としての実体（clinical entity）が確立されつつあると言ってもよいと思います。しかし、一方でナルコレプシータイプ1を除くと生物学的な原因は十分に明らかになっておらず、今後さらに疾患の解明が進むことが必要な状態です。このような、睡眠疾患としての過眠症の側面とは別に、ここでは少し別の側面から議論をしてみたいと思います。

①睡眠不足症候群

中枢性過眠症の中に分類されている「睡眠不足症候群」について、その診断基準には、どのような理由で慢性睡眠不足の状態になっているのかということについては、全く言及して

いません。実際に臨床を行う、あるいは患者さんに接することになると、さまざまな原因（理由）がその背景にあることがわかります。これらは大きく分けると、本当に生活するうえでやむをえない事情と、特に10歳代の若い人たちに多いのですが、眠ればよいのにほかのことをやっていて眠るのが遅くなる場合に分けられるように思います。

■家庭や仕事上の問題

前者にはいくつかのパターンがありますが、仕事の事情と家庭の事情（あるいはその両方）が考えられます。例えば、母子家庭で子どもを学校に送り出すためにお弁当を作らなければならないので早起きをする。しかし、夜は夜で後片付けや洗濯をしなければならず、早く床につくことはできない、というようなケースです。睡眠不足症候群の診断としては、2週間程度長く眠ってもらうということがありますが、その診断のための長時間睡眠も行うことができません。日々の睡眠時間が3時間台であれば、これは明らかに睡眠不足症候群であると言えますが、6時間であればどうでしょうか。現代の日本人の中には、毎日6時間程度の睡眠で生活している人は大勢います。しかし、必要睡眠時間には個人差があり、6時間では短いケースもあると考えられます。このようなケースには、仕事場が遠く時間がかかる、残業で、家に帰るのが夜中を過ぎるなど仕事上の問題があることもあります。これらの問題は、産業医学の観点から最近は改善されつつありますが、すべて改善されているとも言えません。

こういった患者さんにどのように対応するのがよいのかは、頭を悩ますところです。家庭の事情にせよ、会社などの社会的な事情にせよ、患者さんが困っている「日中の過度の眠気」について行える治療はあまりありません。このようなケースに対しては、睡眠時間を延長すれば「治る」わけですから、その方法を第一に考えることが重要だと思います。それは、会社であれば産業医に診療情報提供書を送り、事情を説明し、仕事場としての配慮をお願いすることです。しかし、産業医は労働安全衛生法での規定で50人以上の事業所に配置することは定められていますが、それ以下の事業所には配置が義務付けられていません。そして、そのような小規模の事業所にこういったケースが多くあります。家庭の事情であればさらに難しい状況があります。公的なリソースの利用を一緒に考えることも重要ですが、完全に解決できるわけではありません。したがって、ここから先は精神科的な医療として、この問題に寄り添いながら解決するということになろうと思います。

■発達障害との関連

日中の過度の眠気と発達障害の間に関連があることは、最近はよく知られています。私たちも２０１６年の日本睡眠学会において「発達障害と睡眠障害」というシンポジウムを企画しました。その頃には、特に思春期・青年期以降の発達障害を背景にもった患者さんに眠気を訴える人が多いということは、多くの臨床家が気づいていました。しかし、必ずしも発達障害と睡眠障害の関連について、十分な理解が得られていたというわけではないと思います。例えば、こういった眠気を呈する患者さんには特発性過眠症の診断に当てはまる方々がおられます。この場合、特発性過眠症の診断基準の中の「The hypersomnolence and/or MSLT findings are not better explained by another sleep disorder, other medical or psychiatric disorder, or use of drugs or medications.」という項目に当てはまるでしょうか。例えば注意欠如・多動症（ＡＤＨＤ）の診断基準の中には、日中の過度の眠気は含まれていません。したがって、現在の知識からは特発性過眠症の診断の中で、ＡＤＨＤがあれば特発性過眠症と診断できないということはありません。つまり、ＡＤＨＤの診断基準に当てはまり、かつ特発性過眠症の診断基準に当てはまった場合には、両方の診断が可能であるということになります。

さて、その場合は両者がたまたま合併したと考えるのが適当なのでしょうか。ここから先が私の臨床的な考え方になるわけですが、私はたまたま合併したのではなく、ＡＤＨＤの、特に注意欠如と眠気との間には共通の基盤があるように考えています。すでに、いくつかの文献もありますが、ＡＤＨＤの不注意優勢型の患者さんに眠気が強いようです[16]。これは、私たちの臨床での印象とも一致しています。

これは、私の意見ですが、このようなケースについて、想像できることは注意維持のメカニズムと覚醒維持のメカニズムに共通した障害があるのではないかということです。不注意優勢型であっても眠気のない人はおそらくいて、その障害の広がりなどは同じ診断基準を用いて診断された発達障害の患者さんでも異なっている可能性があります。この分野はまだまだわかっていないことも多く、睡眠医学を取り込みながら、さらなる研究が進んでほしいものです。

発達障害、あるいはその傾向のある人たちの問題のもう1つの問題は、こういった人たちの行動上の問題です。多くは、寝る前にスマホを見てなかなか眠らず、どうしても寝る時間が遅くなってしまう。そして、学校には行かなくてはならず、ギリギリまで眠って起こされて、昼間は眠いという状況です。

このような行動の背景には、発達障害の傾向としてタスクの切り替え（task switching）が難しいということがあります[17]。したがって、眠る時刻になったらさっと遊びをやめて布団に入るという切り替えが非常に難しいわけです。そのために、寝る時間も遅くなり睡眠時間が削られているケースは少なからずあります。

こういう状況の場合は、なかなかこの行動の修正はすぐには難しいことが多いと思います。強く叱っても、むしろ逆効果の場合もあり、根気強く寄り添いながら成長を待ってよい生活へと導くことが重要であるように思います。

②起床困難の薬物療法

発達障害、特にＡＤＨＤの患者さんの中には、朝起きられない人が大勢います。このような症状を起床困難と呼ぶことがあります。こういった患者さんに対しては、ＡＤＨＤ治療薬であるノルアドレナリンの働きを強めるアトモキセチンや、ドパミンを弱く刺激するアリピプラゾールを眠前や夕食後などに服用することが、朝の起きやすさを改善することを経験しており、臨床的にも応用しています。これは、しっかりしたＲＣＴを行って研究する価値のあることだと思っています。この理由は明確には説明できませんが、フリップ・フロップスイッチモデル（第３章）などとの関連からノルアドレナリンやドパミンが睡眠から覚醒へのスイッチ機構に関与しているのではないかと考えています。

③回避行動としての側面

最後に、エビデンスとしての根拠には確かに乏しいのですが、眠りというものがときに「回避行動」[18]に思えるということがあります。親の期待もありそして自分もそうしなければならないと思い、高校生活を送るのですが、どうしてもうまくいかない。その背景には個人の発達特性の問題があることも多くあります。不注意や、マルチタスクの苦手さ、またコミュニケーションの苦手さなどです。しかし、自分自身は努力によってなんとかそれを克服したいと思っているわけですがそれがなかなかできない。そういったときに、朝はなかなか起きられない。日中も眠気が強く授業中に眠ってしまうなどの行動上の問題が出てきます。このような中で試行錯誤を繰り返し、家族の理解が得られるようになり、そして退学や転校などによって自分が自分のペースで余裕をもって行動を行える環境になると、このような眠気が改善するケースが存在します。

これは、臨床上の経験からだけなので、なんとも言えないのですが、このときに脳波をとるとしっかりと睡眠波形が出るのが特徴です。したがって、眠ったふりをしているわけではなく、睡眠状態は確認できるわけです。

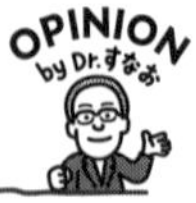

過眠症をスリープメンタルヘルスから総合的に治療する

このようなさまざまなケースを経験すると、過眠症の治療もＭＳＬＴなどの検査を診断基準によって解釈し、診断を行ったら薬物療法を行うというような単純なものでは、真の意味での「治療」はできないと思います。睡眠医療はそういった意味で、生活全体を対象にした総合的な医療であるわけですが、過眠症については特に精神科的なアプローチを一方にもつことが、よりよい生活を導入する治療の鍵になることをひしひしと感じます。すでに説明してきたように、体質的な特徴としての長時間睡眠傾向と、現実の社会の中にある十分に睡眠がとれない状況、そしてどうしても夜ふかしをしてしまう生活習慣の問題、さらには辛い現実を前にして睡眠という意識の遠のく世界に逃避しようとする傾向など、さまざまな付加的な要因が眠気の背景にはあります。このようなことを考える中で、睡眠の治療を精神科医が行うことは、すべてではないかもしれませんが、睡眠医療の大きな部分で重要であると強く感じます。そういった意味でも、精神科教育の中に、もっと睡眠についての項目があってもよいのかもしれません。

第17章 睡眠関連呼吸障害

睡眠関連呼吸障害群は、睡眠中の呼吸障害を原因とする疾患の総称です。主な疾患は睡眠時無呼吸症候群ですが、さまざまな内科的呼吸器疾患に伴う病的状態も含まれています。ＩＣＳＤ-３における睡眠関連呼吸障害群の分類は１９０～１９１ページの表をご参照ください。この中で最も多いのは、**閉塞性睡眠時無呼吸症候群**で、本章では主に閉塞性睡眠時無呼吸症候群を取り上げます。また、**中枢性睡眠時無呼吸症候群**のいくつかと、**肥満低換気症候群**、**カタスレニア**についても取り上げます。

1 閉塞性睡眠時無呼吸症候群

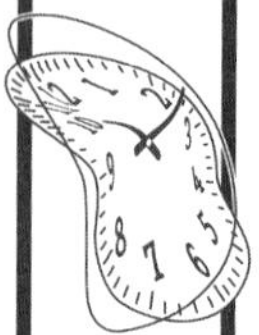

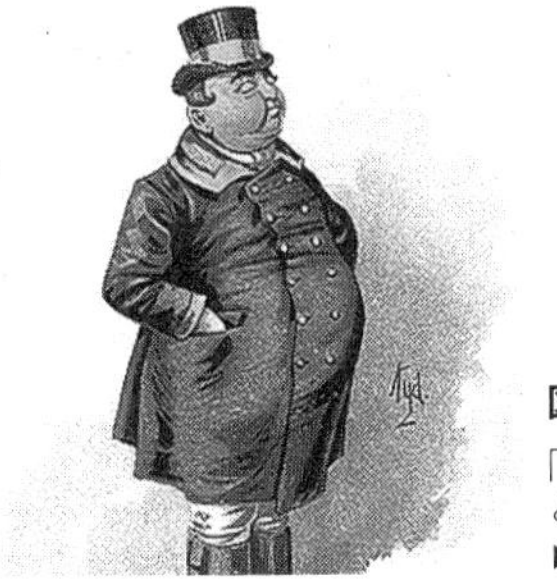

図17-1　ピックウィック症候群のモデル
「ピックウィック・クラブ」に描かれているジョーという太った登場人物。
▶ www.charlesdickensinfo.com/ より引用。

閉塞性睡眠時無呼吸症候群（ＯＳＡＳ）は、内科、脳神経内科、精神科、耳鼻科、歯科などにおいて専門家がおり、さまざまな角度から診断・治療が行われています。特に、日本循環器学会などが合同でまとめた２０２３年度版の「循環器領域における睡眠呼吸障害の診断・治療に関するガイドライン」[1]（以下、ガイドライン）は、循環器領域が中心ではありますが、かなり包括的な内容で、実際に睡眠時無呼吸症候群の臨床を実践するのであれば、これを通読することをお勧めします。

ここでは、私自身が精神科医であることから、内科的な視点からの治療に加えて、ＯＳＡＳが日中の気分や認知機能に与える影響についても言及したいと思います。

ＯＳＡＳは、以前はピックウィック症候群とも呼ばれていました。しかし、ＩＣＳＤ-３には、この名前は推奨されないと書かれています。もともとこのピックウィック症候群はチャールズ・ディケンズの「ピックウィック・クラブ」という小説に登場する、ジョーという名前の男が赤ら顔で太っていて、いつも眠そうにしているということからつけられた名前でした（**図17-1**）。しかし、この名前からは肥満者の肺胞低換気も示唆されて、必ずしもOSASを示していない可能性があるということで、使われなくなったという経緯があるようです。

①閉塞性睡眠時無呼吸症候群の病態

OSASの病態は、気道が閉塞して呼吸が止まるというものです。この場合の閉塞の部位は**図17-2**に示した軟口蓋が主たる閉塞の部位となります。

こういった閉塞が起きやすい要因としては、肥満は大きなものですが、そのほかに下顎が小さく、後方に引けているという解剖学的な特徴も要因となります（**図17-3**）。また、口蓋内の状態から、睡眠時無呼吸の可能性について推測される情報を得ることもできます。1つはフリードマンの舌位の分類です（**図17-4**）。grade Ⅱ～Ⅳなどの状態であると無呼吸が起こる可能性が高いとされます。同様の分類で、マランパチの分類が使われることもあります。

②閉塞性睡眠時無呼吸症候群の頻度

OSASは、非常に多い疾患です。研究によって、その頻度はさまざまですが、一般成人の有病率は6～17%という報告があります[2]。また、共通して言えるのは、年齢とともに増加

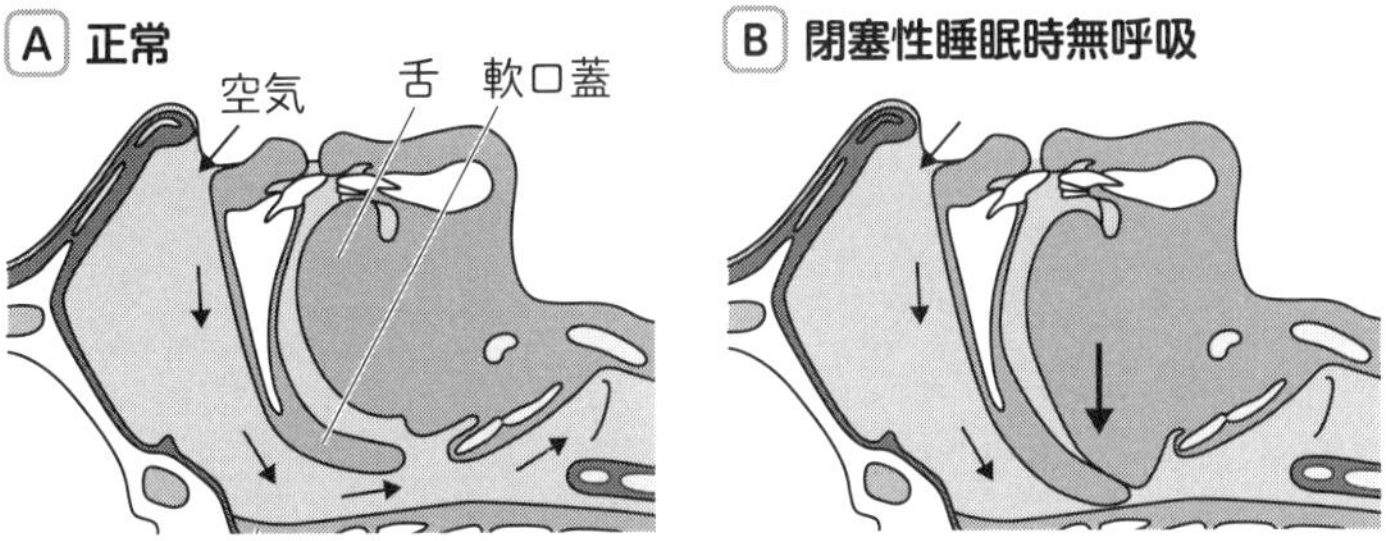

図 17-2　閉塞性睡眠時無呼吸症候群の気道閉塞

仰向けで寝ると、舌根が沈下し、軟口蓋、下顎は背側へ後退し（➞）、気道が狭くなる。

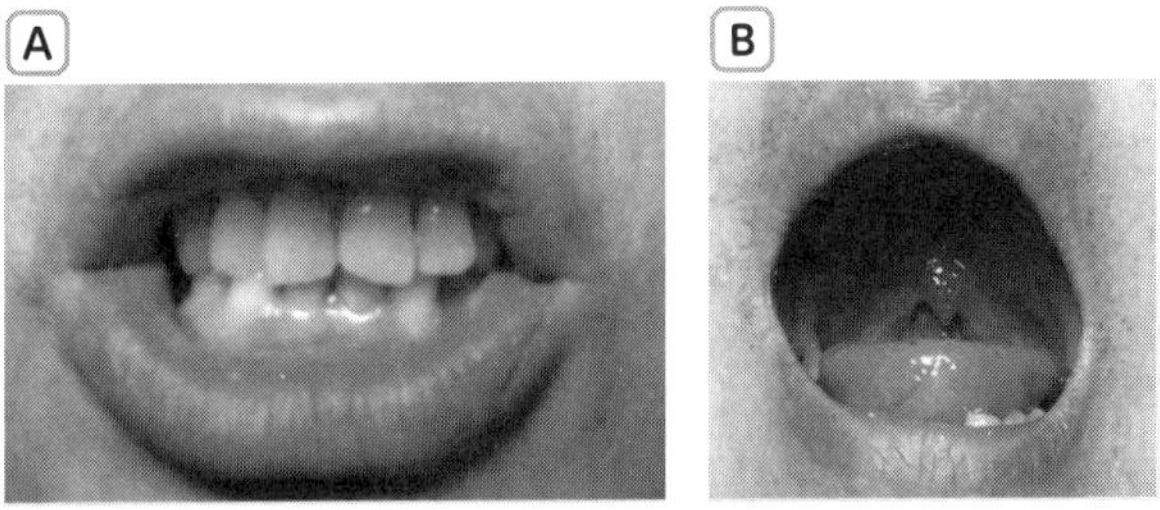

図 17-3　下顎が後方に引けている例（著者）

A）著者は、下顎が後方に引けていて、上の歯が下の歯を隠す過蓋咬合がある。

B）また幼少時に口蓋扁桃切除を行っている。

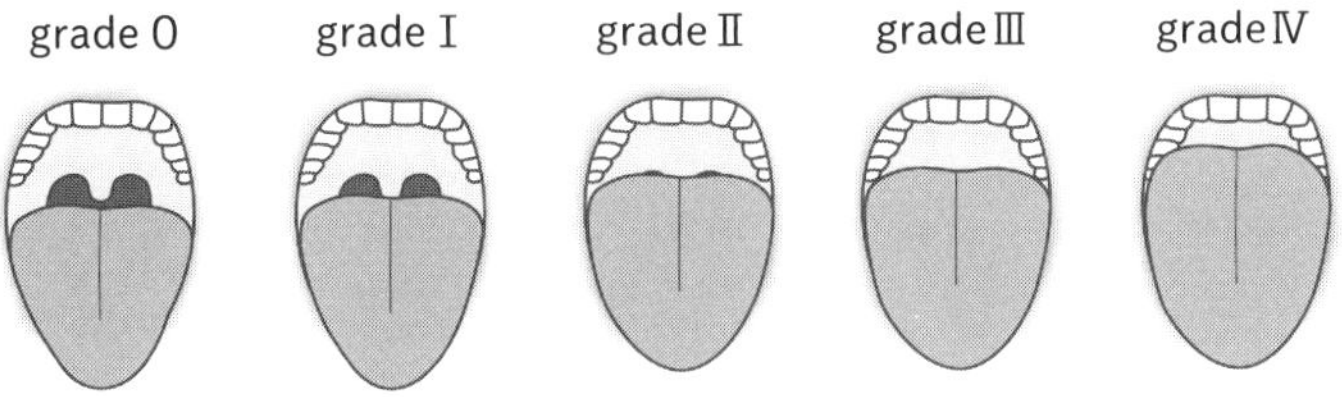

図 17-4　フリードマンの分類

することで、高齢者グループでは、男性で90％、女性で78％という報告もあります。また、年齢を問わず男性に多い疾患であると考えられます。

また、無症状である高齢者の中にも診断がなされる人が多くいるため[3]、睡眠クリニックであれば全例に検査を行うこともよいと考えます。

③閉塞性睡眠時無呼吸症候群の診断

ＯＳＡＳの診断と重症度判定のための指標として、無呼吸低呼吸指数（ＡＨＩ）、呼吸障害指数（ＲＤＩ）、酸素飽和度低下指数（ＯＤＩ）という指標があります。これらの指標について理解することは非常に重要なので、最初に説明しようと思います。

これらの値はどれも**呼吸イベント**と呼ばれる、**無呼吸**※**（息が止まる）と低呼吸**※**（息が浅くなる）が1時間に合わせて何回起こるかの回数**です。ＡＨＩ、ＲＤＩはこのような行動上の呼吸の変化の回数ですが、呼吸の変化の結果としての酸素飽和度の低下の回数を示しています。また、ＯＤＩは何％低下したのかを基準にするため低下の％が示されます。３％ＯＤＩ、４％ＯＤＩが通常使用される値です。

ＲＤＩは、簡易型の睡眠測定装置（第14章の睡眠検査のタイプ分けを参照）を用いた場合の値です。簡易型で脳波を用いない簡易型のタイプは、どの部分が睡眠であるかがわからないため、覚醒も睡眠も含んだ記録全体の1時間あたりの値を示します。また、PAT（末梢動脈波測定法）センサーを使った方法はpAHIと称されます（第14章参照）。PATは、睡眠区間を示していますが、日本では、診断のための数値としてはRDIと同様に扱っています。

このような知識のもとに、OSASの診断基準を確認してみましょう（**表17-1**）。この診断基準ではBにPSG、OCSTと記載されています。また、CにもPSG、OCSTが記載されています。これらは、すでに第13、14章で説明しましたが、睡眠の状態を記録する検査法で、OCSTは検査施設外睡眠検査と翻訳されますが、これには脳波を装着しているものも含まれています。この診断基準では1時間あたりBでは5回以上、Cでは15回以上の呼吸イベントが確認されることが必要となっています。

しかしこのような値は「診断」のための基準であって、実際のCPAPなどの治療導入のための基準は、日本において診療報酬制度の中に別に定められています。したがって、睡眠時無呼吸症候群を診断するための基準としてこの診断基準は重要ですが、実際の臨床では診

※…無呼吸と低呼吸についてのアメリカ睡眠医学会（AASM）の定義は以下のとおりです。
無呼吸：鼻口の呼吸曲線の振幅が通常の呼吸と考えられる基準の90％以上低下している状態が10秒以上続いた場合。
低呼吸：鼻口の呼吸曲線で10秒以上気流が減弱した状態に加えて、3％のSpO_2低下、あるいは呼吸のイベント終了時に覚醒反応を伴う。

表17-1　成人の閉塞性睡眠時無呼吸症候群（OSA）に関するICSD診断基準

次の【AとB】または【C】を満たす場合である。
【A】以下の①〜④のうち最低1つを満たす： ①患者は眠気、非回復性の睡眠、疲労感、あるいは不眠の症状を訴える。 ②患者は呼吸停止、喘ぎ、あるいは窒息感とともに目覚める。 ③ベッドパートナーや他の観察者が患者の睡眠中に習慣性いびき、呼吸の中断、あるいはその両方を報告する。 ④患者が高血圧、気分障害、認知機能障害、冠動脈疾患、脳卒中、うっ血性心不全、心房細動、あるいは2型糖尿病と診断されている。
【B】PSGで1時間あたり、あるいは検査施設外睡眠検査（OCST）で記録時間1時間あたり、5回以上の閉塞性優位な呼吸イベント（閉塞性あるいは混合性無呼吸、低呼吸や呼吸努力関連覚醒反応〔RERA〕）が認められる場合。
【C】PSGで睡眠1時間あたり、あるいはOCSTで記録時間1時間あたり、15回以上の閉塞性優位な呼吸イベント（無呼吸、低呼吸やRERA）が認められる場合。

▶日本循環器学会。2023年改訂版循環器領域における睡眠呼吸障害の診断・治療に関するガイドライン。
https://www.j-circ.or.jp/cms/wp-content/uploads/2023/03/JCS2023_kasai.pdf を参考に作成。

表17-2　AHIあるいはRDI（pAHI）による閉塞性睡眠時無呼吸症候群（OSAS）の重症度分類

5未満	正常
5以上	軽症：診断基準Aに当てはまればOSASと診断される
15以上	中等症：PSG検査のみでOSASと診断される
20以上	日本の診療報酬制度では、施設での終夜睡眠ポリグラフ検査を行った場合にCPAP（シーパップ：持続陽圧呼吸療法）の導入が保険適用となる
30以上	重症
40以上	日本の診療報酬制度では、簡易型の終夜睡眠ポリグラフ検査にて、RDIあるいはpAHIが40以上あることがCPAPの導入が保険適用となる

療報酬制度の基準によって治療が決まってくることが多いので、こちらも重要な基準になってきます。このような、ＡＨＩにおける基準値を**表17-2**に示します。

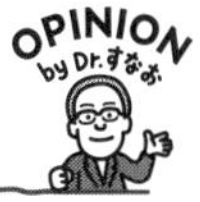

このように、ＡＨＩなど呼吸イベントの1時間あたりの数が重症度や治療に関連しています。ＣＰＡＰは有効な治療法ですが、この基準を満たさなければ保険適用はなされません。しかし逆にこの基準を満たしていなくても、自費で治療をするのであればＣＰＡＰを使用することは法律に違反するわけでもなく、禁止もされていません。このように、ＩＣＳＤ-３診断も日本の診療報酬制度も呼吸イベント至上主義なのですが、ここで思うことは、血液中の酸素飽和度の変化も注目すべきだということです。日本循環器学会のガイドライン[1]を通読すると、無呼吸が起きることによる胸腔内の陰圧（空気が入らないのに息を吸おうとするので陰圧になる）だけでなく、酸素飽和度についても障害の原因となりうることが示されています。例えば「睡眠中の最低酸素飽和度は心臓突然死の発症リスクの独立したリスク因子（10％低下ごとに14％のリスク増加）であることが示された」と示されています。

さらに、タチアナ・ケンディオースカからの研究[4]では、一夜の中でSpO_2が90％以下になる時間が9分以上ある群では有意に心血管障害のリスクが上昇すると報告されています。

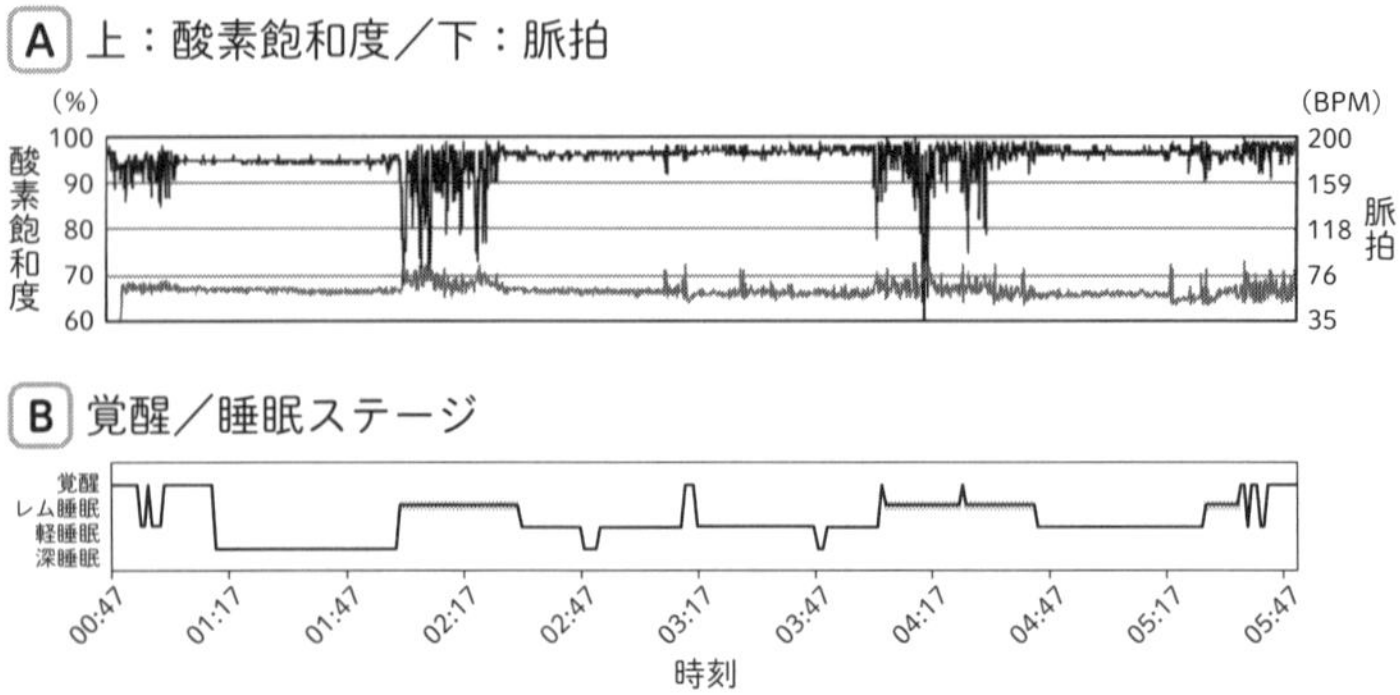

図17-5　睡眠時無呼吸ではレム睡眠期に酸素飽和度の低下が見られる
▶自験例。

また、終夜睡眠ポリグラフを行っても、**図17-5**のようにレム睡眠期にのみ著しいSpO_2の低下が認められるケースがあります。

このようなことから、AHIだけでなくSpO_2 90％以下に注目し、これが9分以上であれば、CPAPを導入するなど、総合的に判断することが健康維持のためには重要であると、私は考えています。

④睡眠時無呼吸の鑑別

ＯＳＡＳと中枢性睡眠時無呼吸症候群の鑑別は、呼吸曲線を記録する終夜睡眠ポリグラフ検査（ＰＳＧ）により行いますが（**図17-6**）、終夜ＰＳＧを行わず簡易型のみの検査を行った場合、無呼吸を診断することはできても、通常使用されている機材では、これが閉塞性か中枢性かを区別することはできません。中枢性であれば、脳

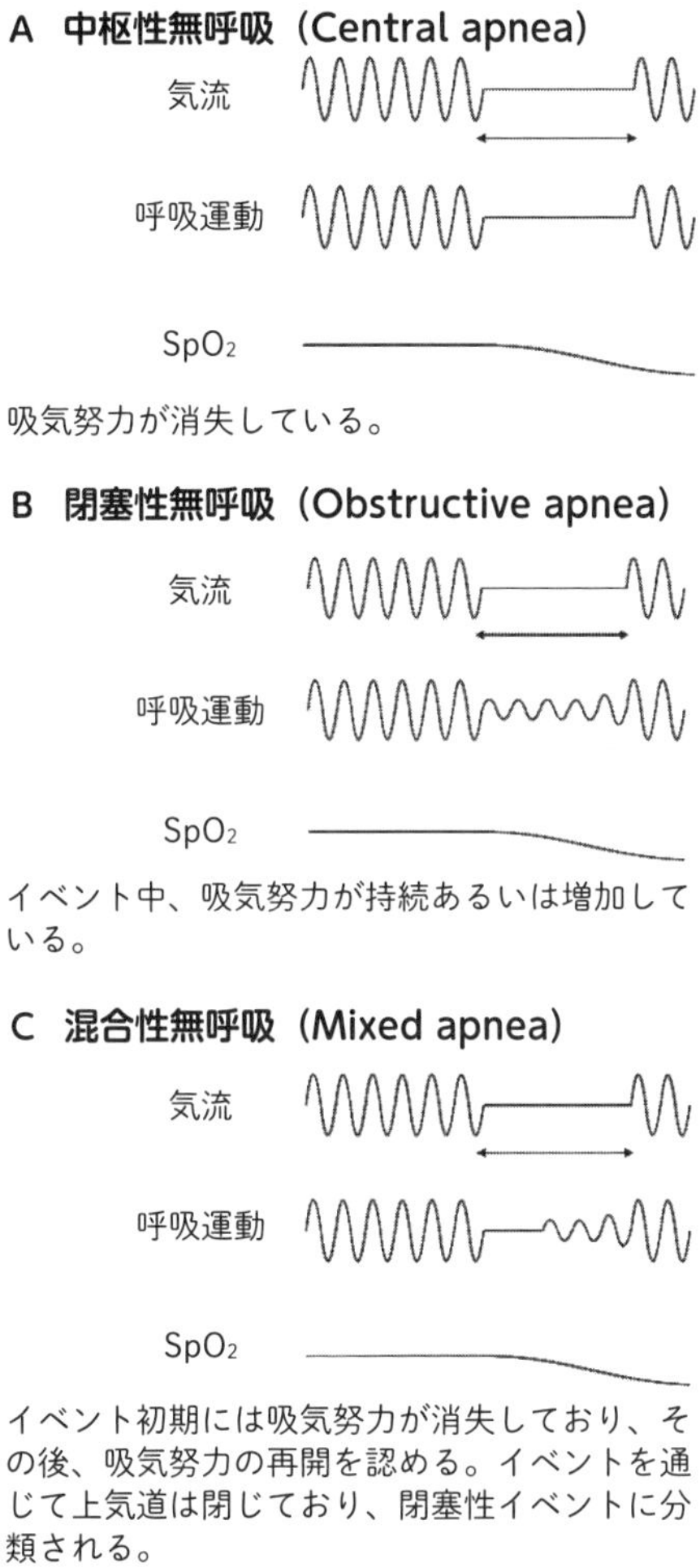

図 17-6　無呼吸の分類

▶ 日本循環器学会。2023 年改訂版循環器領域における睡眠呼吸障害の診断・治療に関するガイドライン。
https://www.j-circ.or.jp/cms/wp-content/uploads/2023/03/JCS2023_kasai.pdf。2024 年 12 月閲覧。

からの呼吸の司令が途絶えるわけですから、胸郭は動きません。このような所見か、あるいは胸郭が動いて息を吸い込もうとしても、気道が塞がっていて空気が通らないのか、これを見分ける必要があります。

⑤閉塞性睡眠時無呼吸症候群の症状

ＯＳＡＳは、前述した診断基準によって診断がなされますが、このときには必ず検査が必要です。したがって、この疾患によって引き起こされるさまざまな症状をよく知ることで、この疾患を疑い、検査を行い、診断そして正しい治療に結びつく医療を行うことができるわけです。睡眠中に息が止まるのがこの疾患の本質的病態なのですが、「夜中に息ができずに苦しい」という自覚的な呼吸に関する主訴で来院する人は比較的少ないです。息をしていないという訴えの多くは、奥さんなどの同室で睡眠をしている人の観察によるものです。むしろ、その結果となるさまざまな症状で来院する方のほうが多いと考えられます。

大きないびきや息が止まっているという家族の指摘以外で、ＯＳＡＳを疑うものは、以下のとおりです。これらは、ＩＣＳＤ-３の診断基準にも記載されています（**表17-1**）。

- 日中の過度の眠気、倦怠感、集中力低下：これはよく知られた症状で、この訴えのある方には必ず検査を行うべきでしょう。

- 起床時の熟眠感欠如、頭痛：これも多く認められます。自発的な訴えとならないこともあるので、質問することが重要です。
- 肥満：肥満は気道を閉塞し、閉塞性睡眠時無呼吸を起こしやすくします。
- 夜間頻尿：閉塞性水飲時無呼吸症候群で夜間頻尿が症状となることも知られています。これは、無呼吸により交感神経系が有意になり尿意を感じやすくなるためであると考えられています。
- 中途覚醒：無呼吸による中途覚醒が見られます。覚醒時に心拍数の上昇が認められることもあります。

そのほか、高血圧、糖尿病、不整脈などの循環器系疾患のある人の場合には、もし睡眠時無呼吸の検査を受けていなければ行うべきであろうと考えます。さらに、精神科的な疾患で、抑うつ、集中力、注意力の低下などがあったときにも、睡眠時無呼吸については頭に置く必要があるでしょう。

⑥閉塞性睡眠時無呼吸症候群の治療

■減量

これは、肥満のある患者さんについて適応のある治療法です。しかし、減量はすぐにできるものではありませんので、先にCPAPなどの治療を導入する必要がある場合がほとんどです。しかし、忘れていけないのはCPAPを導入したあとも、減量などの指導は続けるということです。

■生活習慣の改善と運動

減量と同様に、食事、運動、睡眠などの生活の3要素について確認して、指導を行います。また、酒、タバコなどについても指導を行います。アルコールは筋弛緩作用があり、無呼吸を悪化させます。また、タバコも気道の炎症などを引き起こし、無呼吸を悪化させるため、断酒、禁煙を推奨します。

■体位療法

簡易型を含めて、ほとんどのポリグラフ装置には3軸加速度センサーがついていて、仰臥位、左右の側臥位、腹臥位、座位などの体位を計測しています。そのため、どの体位で無呼吸が起きやすいのかを確認することができますので、治療者は、必ず体位と無呼吸との関係について確認することが重要です。多くの場合は、仰臥位では無呼吸が多く、側臥位では少なくなる傾向があり、横向き寝を推奨することで、軽症の治療が可能になることもあります。この場合は、抱き枕、横向き寝用リュックサック、背中にテニスボールをつけて寝るなどの工夫がなされています。

■薬物療法

日本では、アセタゾラミドが適応があります。アセタゾラミドは、腎臓で炭酸脱水酵素の働きを阻害することにより代謝性アシドーシスの状態が作られ、これにより換気が促進されて無呼吸が減少するのではないかと考えられています。しかし、この薬物は現在非常に多く使われているものではないと思います。

また、最近の研究ではノルアドレナリンの再取り込み阻害薬アトモキセチンとムスカリン受容体拮抗薬オキシブチニンの組み合わせにより、AHI改善効果が報告されています[5]。オキシブチニンはアセチルコリンの働きを弱めて、レム睡眠中に筋肉の弛緩が起こることを防ぎます。また、アトモキセチンはノルアドレナリンの働きを強めて、オキシブチニンとともにノンレム睡眠中のオトガイ筋の反応性を向上させます。これらによって、レム睡眠、ノンレム睡眠を通して筋肉の反応性が向上し、気道が閉塞しないため、無呼吸が起こりにくくなるということです。これは適応外使用です。

■CPAP

CPAP（持続陽圧呼吸療法）は、気道に陽圧を加えて気道を押し広げ、気道の閉塞を防ぐ治療法です。具体的には**図17-7**を見ていただくのがよいと思います。私もＣＰＡＰの使用者ですので、自分がモデルになりました。

各社から製品が出ていますが、どれも効果はよいと思います。あとは、音の大きさ、加湿器の有無、持ち運びの便利さ、マスクの形状などによって自分の使いやすいものを治療者と相談して選ぶのがよいと思います。

ＣＰＡＰの原理は**図17-7**に示すように、陽圧を持続的にかけることによって、気道を押し広げ、無呼吸を治療することです。重症度などによって、圧の調整などを行う必要がありますので、使用開始の時点や、使用後しばらくは、効果が十分に出ているかどうかを確認する必要があります。

ＣＰＡＰにも副作用があります。一番の問題点は、ＣＰＡＰを装着しなければならないことです。写真に示したように、顔の周りにマスクをつけるわけですから、最初は気になります。人によっては、このためにどうしてもできないという人もいます。また、装着部位が炎症を起こしたりすることもあります。最近の機械は非常に静かなので、音が気になることは少ないと思いますが、敏感な方は気になるかもしれません。機械の音よりも、マスクなどから空気が漏れる音のほうが気になりやすいと思います。

このほか、口鼻の乾燥や、冬季であれば水滴がつくこと、ほかに、鼻がつまっているとできない、装着によって鼻粘膜が乾燥する、などの問題が起きることもあります。

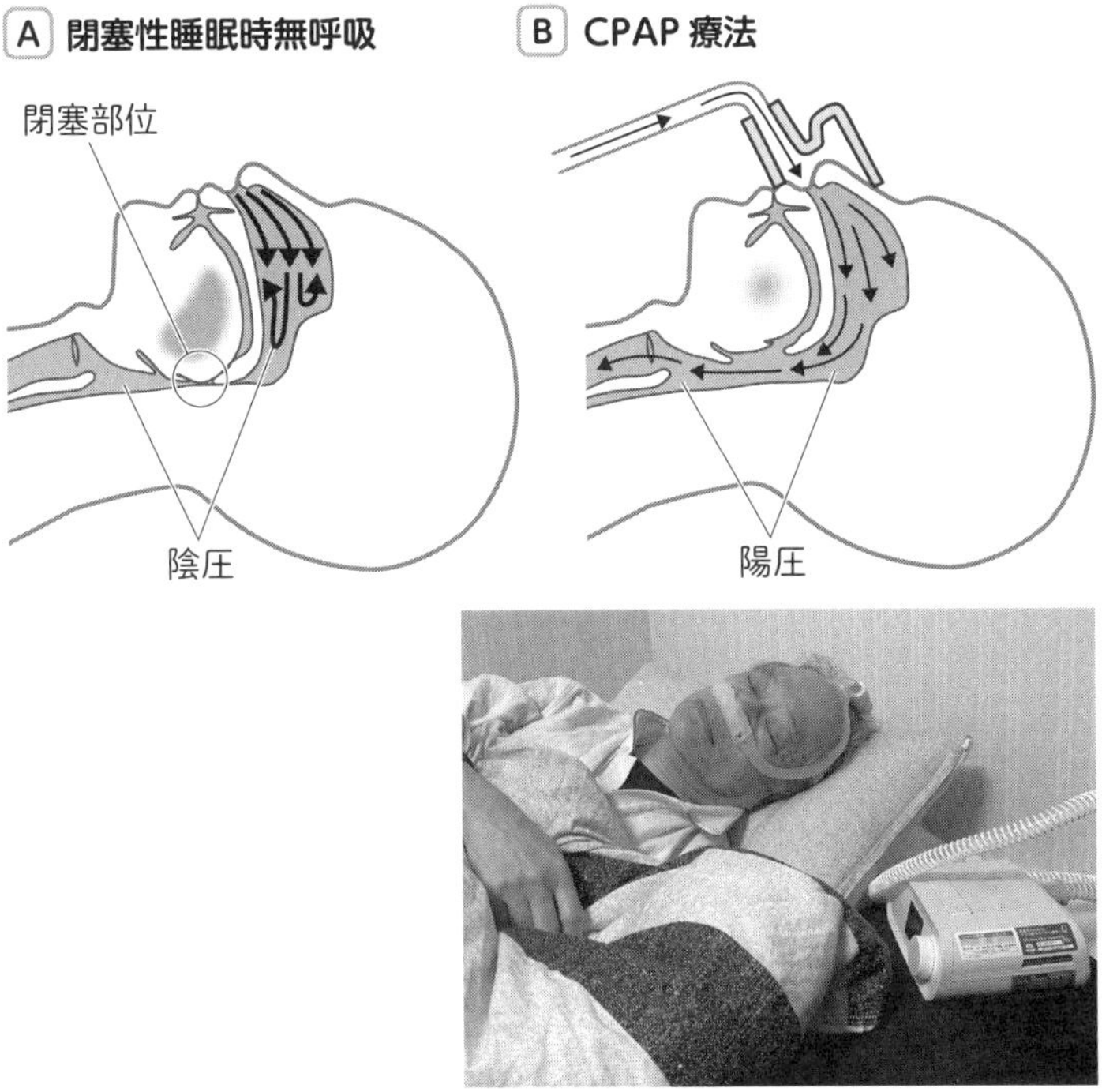

図17-7　CPAPによる睡眠時無呼吸症候群の治療

気道に陽圧を加えて気道を広げ、呼吸ができるようにする。
写真は著者。

さらに、使用していると気になるのは、空気の飲み込みによるものです。圧力がかかっているため、肺でなく食道から胃に一部の空気が送られるため、腹部膨満感やゲップが出ることもあります。

■CPAP治療の日本での管理の方法

ＣＰＡＰの機械を装着することによって、閉塞性睡眠時無呼吸症候群が改善されることについて説明しましたが、日本において保険診療を行う場合はその使用状況を定期的に管理することが義務付けられています。また、ＣＰＡＰの使用のための基準（前述）を満たした場合にのみ保険でカバーされます。

ＣＰＡＰを使用中の患者さんは、原則として月一度管理を行う医師を訪れ、使用状況や使用上の問題などについてのアドバイスを受けます。使用が不十分であればその指導を受け、圧などが不適切であれば変更するなどが行われます。この場合に、診察料や管理料などを医療機関に支払いますが、この中から医療機関がＣＰＡＰ機材の会社にレンタル料を支払うしくみになっています。したがって、患者さんが直接ＣＰＡＰの機械のレンタル料を支払うことはありません。

このような月一度の診察の際に、確認されることは以下のとおりです。

- 使用の頻度：ＣＰＡＰは持っているだけでは効果はないので、しっかりと使用することが重要です。顔の周りにマスクをつけながら睡眠をとるので、最初はなかなかできませんが、到達できる目標を定めながら少しずつでも使用頻度を増やします。多くの人が「疲れて寝落ちしてしまって、つけられない」と言いますので、スマホを見て寝るならつけてから見るようにするとよいなど、細かい指導ができるとよいと思います。

- 使用時間：途中で外してしまう、また使用頻度と同じで夜中に気づいてつけるなどのために、使用時間が短いというケースもあります。極端に短い場合は、一応つけてみたということで、平均10分のこともあります。使用頻度・使用時間の問題の原因は、ときにマスクが合わないせいということもありますので、特にCPAPを使用し始めたときには、合うマスクを探していくことも併せて説明し、ときにはCPAPメーカーともタイアップして、なるべく多く使用してもらえるように努力することが治療を行ううえでの重要なポイントになるでしょう。
- AHIの値：CPAPの機械は、使用中のAHIの値を計測しています。このため、使用頻度、使用時間とともに効果についても確認することができます。AHIは5以下であれば正常範囲であるという一応の基準がありますので、これよりも大幅に上昇しているのであれば、何らかの問題があるため、これを明らかにして効果が十分な状態にしていく治療的なアプローチが必要になります。
- 圧の変化：現在多くは、オートCPAPと呼ばれる必要圧に応じて圧が変化する機械が使用されています。このオートＣＰＡＰは、過剰に圧が上がらないように圧の上限と下限を決めることができます。最初は、どのくらいの圧が必要なケースかがわからないので、例えば最低値４ cmH_2O、最高値８ cmH_2O から始めますが、最初の頃はこれが適正圧であるかどうかがわからないので、圧曲線を確認して必要圧に至るようにします。

■ＯＡ（oral appliance）

一般にはマウスピースと呼んだほうがわかりやすいと思います。歯科で作成してもらうものですが、ＯＳＡＳのマウスピースは、歯ぎしりやスポーツのときに用いるものとは異なり、下顎が通常のかみ合わせよりも前に出るように作られています。したがって、若干シャクレ顎の状態で睡眠をとることになります。これによって、軟口蓋によって閉塞している部位を開放して、無呼吸を予防します。もともと過蓋咬合といって、下顎が後ろに引けている、下顎が小さめな特徴をもった人には、有効な可能性が高いです。

顎が前に出た位置で固定され、この状態で一晩過ごすわけですが、口の中に物を入れた状態で眠ることに違和感を感じる人は、継続が困難です。しかし、ＣＰＡＰよりも簡便で装置も小さく、出張などにも持って行けるため、試してみる価値が高いと思います。軽症であれば効果もよいと思います。

一方で、顎関節の位置が不自然な状態で睡眠をとるため、顎関節痛が起こることがあります。これは、持続的な痛みのほかに、顎関節の位置のずれから、物を噛んだときにスムーズに顎関節が動かず強い痛みを感じるなどの症状が出現するもので、このような場合には中断せざるをえず、顎関節の適正な位置決めが重要です。

■外科治療

ＯＳＡＳは、気道が睡眠中に閉塞するものなので、この閉塞を外科的に取り除くのがその目的になります。1つは、副鼻腔炎などの手術ですが、鼻がつまっているとＣＰＡＰをうまく行えないため、ＣＰＡＰを行いやすくする手術とも位置づけられます。

根治的な手術としては、口蓋垂軟口蓋咽頭形成術（ＵＰＰＰ）などがあります。これは、日本人の藤田史郎によって始められた手術で、閉塞に関連した軟口蓋などの一部を切除して、閉塞が起こらないようにするものです。

また、顎の手術としては上下顎骨を移動させ、上気道の閉塞および狭窄の改善を図る上下顎骨前方移動術（ＭＭＡ）などがあります。

■植込み型舌下神経刺激療法

これは心臓ペースメーカーのように手術によって胸部に本体を植込み、そこから舌下神経を刺激するものです。日本で研究が始まった治療法で、実際の治療装置は海外の企業で実現

表17-3　植込み型舌下神経刺激療法の適応基準

① AHIが20以上の閉塞性睡眠時無呼吸症候群であること。
② CPAP療法が不適または不忍容であること。
③ 扁桃肥大等の重度の解剖学的異常がないこと。
④ 18歳以上であること。
⑤ BMIが30 kg/m²未満であること。
⑥ 薬物睡眠下内視鏡検査で軟口蓋の同心性虚脱を認めないこと。
⑦ 中枢性無呼吸の割合が25%以下であること。

▶日本循環器学会。2023年改訂版循環器領域における睡眠呼吸障害の診断・治療に関するガイドライン。
https://www.j-circ.or.jp/cms/wp-content/uploads/2023/03/JCS2023_kasai.pdf。2024年12月閲覧。

されたようです。非常によく考えられた装置で、肋骨の間にあるセンサーが吸気相を検知してその際に閉塞が起こらないように舌下神経を刺激して気道を広げるものです。

わが国においては2021年6月に保険適用がなされました。**表17-3**に適応基準を示します。

うつ病と閉塞性睡眠時無呼吸症候群

精神科医としての経験から、OSASとうつ病の関連について触れたいと思います。うつ病は気分障害に分類される精神疾患で、近年は仕事上のストレスの増大や、長時間労働によって睡眠時間が確保できないなどの背景から、それらが引き金となって発症し、その数が増加していると言われています。不眠はうつ病の危険因子であると指摘されており、不眠がある場合にはうつ病になりやすい状態があると考えてもよいと思います。

さて、睡眠時無呼吸は不眠症とは異なっていますが、睡眠の質が低下する疾患です。このようなことから、睡眠時無呼吸症候群による睡眠の質の低下は、うつ病の危険因子であろうと考えています。実際に、うつ病の患者さんについて、睡眠時無呼吸を診断し治療する中で、抗うつ薬の減薬あるいは中止ができたケースがあります。おそらくは、睡眠の質の改善によって日中の覚醒度が上昇し、日々のストレスが低下することが一要因だと思います。

システマティックレビューによっても、閉塞性無呼吸症候群の患者群には、うつ病が多いということが示されています。また、縦断的な研究においても、閉塞性無呼吸症候群の患者さんで、特に重症者は、うつ病になりやすいことも示されています。しかし、このような患者に対してＣＰＡＰを行うと、うつ状態が改善するのかどうかについては、まだ十分に結果が確立されているとは言えないということです[6]。

睡眠医学と精神医学の関連の中で、このような研究をさらに推進していくことは重要なことであるように思います。

レム睡眠行動障害と閉塞性睡眠時無呼吸症候群

これも教科書的ではないのですが、私の経験からはレム睡眠障害とＯＳＡＳが併存している場合、ＯＳＡＳ治療でレム睡眠行動障害が治まることがあるので、薬物投与を急がず、まずＯＳＡＳの治療を優先するようにしています。おそらく、レム睡眠行動障害出現の要素として、睡眠にストレスがかかる、あるいは睡眠が浅くなることなどがあり、ＯＳＡＳ治療にて安定した睡眠が導入されると、レム睡眠行動障害が軽くなり、あるいはなくなるということが起きてくるのではないかと思っています。このような考察は、すでに論文的にもなされていて[7〜9]、知識として重要であると思います。

2 小児の閉塞性睡眠時無呼吸症候群[10]

小児のＯＳＡＳは、成人と同様に睡眠時に気道が閉塞することによる障害です。しかし、小児の場合は診断が成人と異なっているとともに、睡眠時無呼吸の結果として現れる症状についても、違いが見られます。小児では、ＡＨＩが比較的低くても、問題となる無呼吸が存在することがあり、成人と異なった診断基準が必要になってきます（**表17-4**）。

小児の症状は、成人のような日中の眠気ではなく、診断基準にも示されている、多動、行動の問題、学習の問題などが現れてくるのが特徴です。このような症状は注意欠如・多動症の症状とも一致し、無呼吸の状態を確認せず症状から注意欠如・多動症と誤診しないよう、

表17-4　小児の閉塞性睡眠時無呼吸症候群の診断基準（ICSD-3）

基準AとBをどちらも満たす。
A. 以下の最低1つ。 1. いびき。 2. 努力性、奇異あるいは閉塞性呼吸が小児の睡眠中に認められる。 3. 眠気、多動、行動の問題、あるいは学習の問題がある。
B. PSGで以下のうち最低1つ。 1. 睡眠1時間あたり、1つ以上の閉塞性あるいは混合性無呼吸、あるいは低呼吸。 2. 総睡眠時間の最低25％以上が高炭酸ガス血症（$PaCO_2$ > 50 mmHg）で定義される閉塞性低換気パターンで、以下のうち1つ以上を伴う。 a. いびき。 b. 吸気鼻圧波形の平坦化。 c. 胸腹部の奇異性運動。
記 1. 呼吸イベントは、「AASMによる睡眠および随伴イベントの判定マニュアル」最新版に準じて定義される。

▶文献10より引用。

注意も必要です。

また、小児においては口蓋扁桃の肥大によって、気道が閉塞するケースも多く、このような場合には手術療法も有効です。

3 中枢性睡眠時無呼吸症候群

中枢性睡眠時無呼吸症候群は、脳からの呼吸の司令が届かなくなるために起きる睡眠中の無呼吸で、190～191ページの分類の表を見ていただくとわかりますが、さまざまな疾患の結果として起きるものです。したがって、基本的には原疾患を治療することが重要です。

①チェーンストークス呼吸

この呼吸は、睡眠を含めた意識が低下した状態での呼吸中枢が関係した無呼吸です。しばらくのあいだ無呼吸が続き、その後呼吸が回復し、また無呼吸に陥るという変化が起こります。呼吸の調節は延髄の呼吸中枢にある化学受容器で感受される動脈血二酸化炭素分圧（$PaCO_2$）によって主に調節されています。慢性心不全の患者さんでは、覚醒時でも$PaCO_2$に対する感受性が高く、二酸化炭素をさらに排出しようとする過換気の状態になっていて、二酸化炭素が少なめです。睡眠中などでは、より多く二酸化炭素がたまらないと呼吸が開始されず、しばらくの無呼吸によって血液中に二酸化炭素がたまると呼吸が開始され、換気によって排出されると呼吸が止まるということを繰り返します。

心不全などでは陽圧呼吸療法が用いられます。特に呼吸が弱くなった部分の呼吸を補い安定した呼吸を確保させる適応補助換気（ＡＳＶ）などがありますが、適応などについては専門医の判断が必要な治療となります。

②高地周期性呼吸による中枢性睡眠時無呼吸

登山や、アスリートの高地トレーニングなどの際にも見られるのが高地周期性呼吸による中枢性睡眠時無呼吸です。通常は2、500メートル以上の高地で出現しますが、それ以下で出現することもあります。高地では、空気が薄く、空気に含まれる酸素や二酸化炭素の濃度も低くなります。したがって、前述の呼吸中枢の化学受容器では、十分に空気を吸って換気できているから二酸化炭素が低いのだと勘違いするわけです。これにより呼吸が止まり、しばらくすると二酸化炭素がたまって呼吸が再開するという、チェーンストークス呼吸が起きてきます。

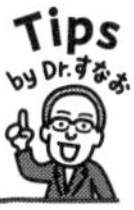

このような高地の中枢性無呼吸に関連して、私たちが以前国立スポーツ科学センターと共同で行った研究も紹介します[11]。国立スポーツ科学センターでは、高地トレーニングをしなくても、高度2、000メートルに相当する常圧の低酸素環境の宿泊施設があります。こちらにアスリートが宿泊すると最初は、高地で見られるような無呼吸が出現するのですが、私たちの研究では5日間連続して宿泊する中で、次第にこれが改善してくる様子が観察されました。環境に適応してくるということであろうと考えられます。

4 肥満低換気症候群

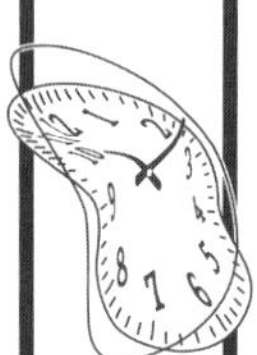

この章のはじめに登場した、「ピックウィック・クラブ」という小説に登場するジョーという名前の男に見られるような、高度の肥満がある人に認められる低換気症候群です。低換気とは、十分に空気が肺に入らず、肺におけるガス交換（酸素を取り込み二酸化炭素を排出する）が十分に行われない状態です。

診断としては、睡眠中の動脈血二酸化炭素分圧（$PaCO_2$）の上昇を確認することが必要です。肥満についてはＢＭＩ30以上が基準となっています。なぜこのような病態が起きるのかは、詳細には不明であるようですが、大きな要因は肥満のために肩で息をするようなことになり、肺に吸気を取り込むポンプ機能が体幹に多量にある脂肪細胞のため低下してしまうことがあると考えられます。このほかに、肥満そのものも$PaCO_2$の上昇に貢献しているという記載もあります。

このような病態は、突然死に至ることもあり、内科などこの分野の呼吸器・循環器の専門医に受診して適切な治療を受ける必要があると考えます。

5 カタスレニア

カタスレニアは、睡眠中のうなり声で、睡眠関連うなりとも言われています。私自身は、ポリグラフの経験はありませんが、レム睡眠中の呼気に合わせてうなり声が出ることが多いようです。特に病的な問題はないのですが、同室で睡眠をとっている人からの指摘などもあり、こういったことが問題になるようです。一般には精神疾患との関連はないと考えられています。

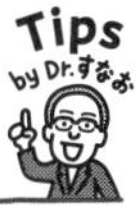

カタスレニアと考えられるケースを経験し、治療したことがあります。このケースは、軽い不安障害がありました。同室で睡眠をとっているベッドパートナーから睡眠中のうなり声を指摘されて来院されました。このケースには少量の抗うつ薬SSRI（セロトニン再取り込み阻害薬）を投与したところ、これが改善しました。精神疾患とは関連はないということですが、関連することもあるのかもしれません。

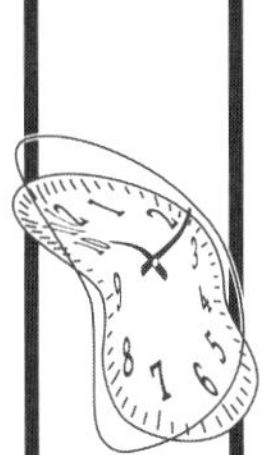

第18章

概日リズム睡眠・覚醒障害

概日リズム睡眠・覚醒障害は、睡眠の質そのものや眠っている間の様子には、基本的に特に問題がない疾患です。問題なのは、眠る時間帯です。眠る時間帯は、社会的な要因や体内時計のリズムによって決まってきます。しかし、概日リズム睡眠・覚醒障害では、その時間帯が通常の社会生活を営むには不都合な時間帯になってしまい、自分でコントロールができないことが問題です。このような睡眠覚醒のケースでは、活動量計や睡眠日誌をしっかりとつけてもらうと、診断の大きな助けになります。

国際睡眠障害分類第3版（ICSD-3）では概日リズム睡眠・覚醒障害を、7つに分類しています（190～191ページの表参照）。睡眠相という名前がついているものがありますが、睡眠相とはsleep phaseの和訳で、眠る時間帯ということです。まずそれぞれの病態について説明し、次に、概日リズム睡眠・覚醒障害の治療全般について説明した後に、個別の疾患にどのように応用するのかを解説します。

1 睡眠相後退型（睡眠・覚醒相後退障害）

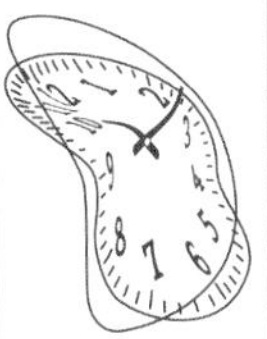

睡眠相後退型は睡眠相後退症候群とも呼ばれ、眠る時間帯が後退しているものです（**図18-1**）。後退というのは、遅い時間にずれ込んでいるという意味ですが、極端な夜ふかし朝寝坊が直せない状態と言ってもよいでしょう。この中で「直せない状態」というのは重要です。何らかの理由で夜間の仕事をしていても、必要がなくなればもとの生活に戻すことができるのであれば、障害ではありません。では、直せないとしても困っていないケースはどうでしょうか。例えば、バーを経営していて明け方近くまでやっている。そのため、睡眠時間帯は朝の5時頃からだいたい昼過ぎまで毎日生活しているケースなどです。そういったケースでも、睡眠相を一般的な時間帯に戻せないということであれば障害があると言ってもよいと思いますが、こういう症例は通常困っていないため治療は必要ありません。

障害として臨床で出会うケースは、このような状態があるため社会的に困っているケース

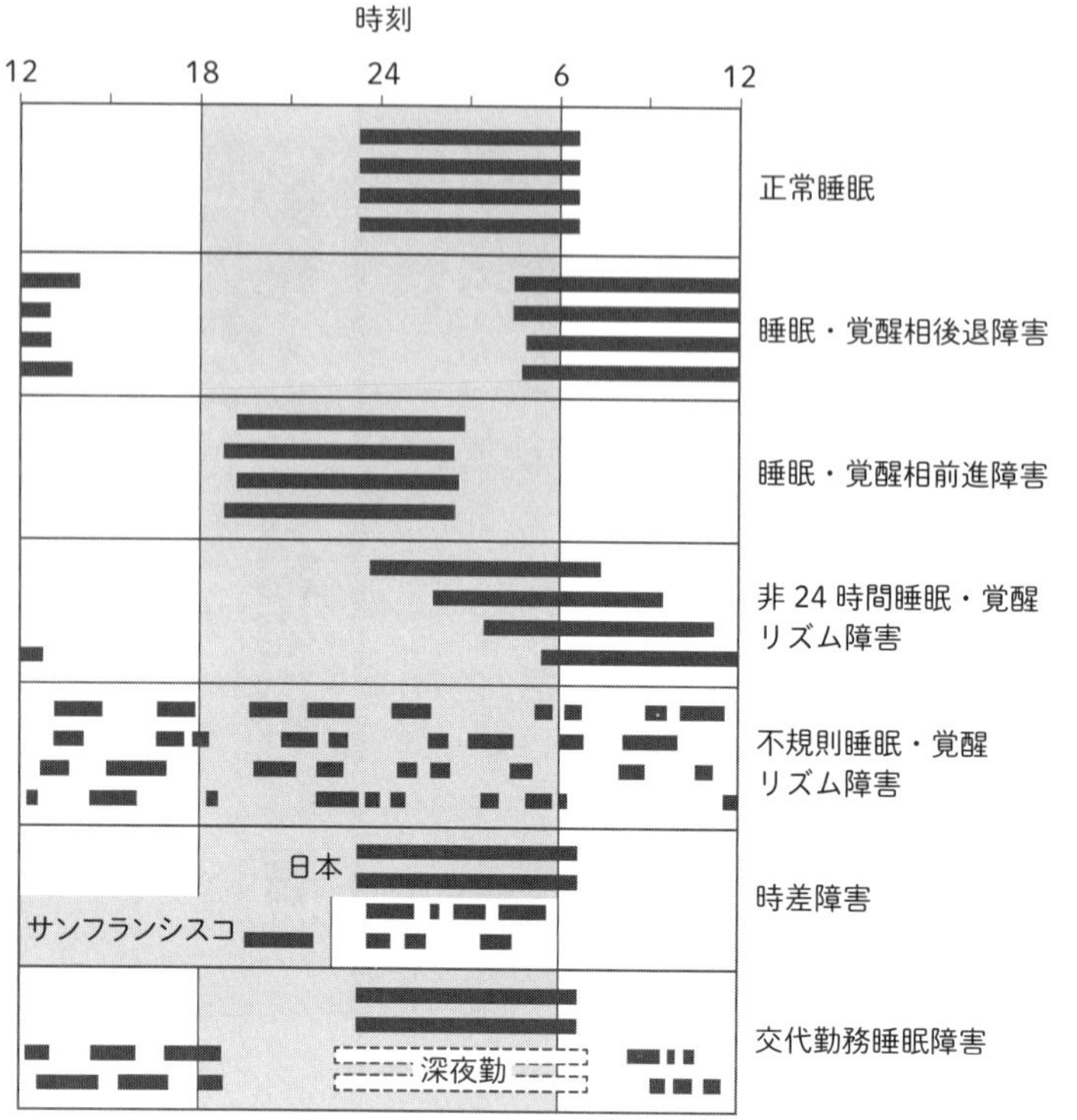

図 18-1　概日リズム睡眠・覚醒障害の分類

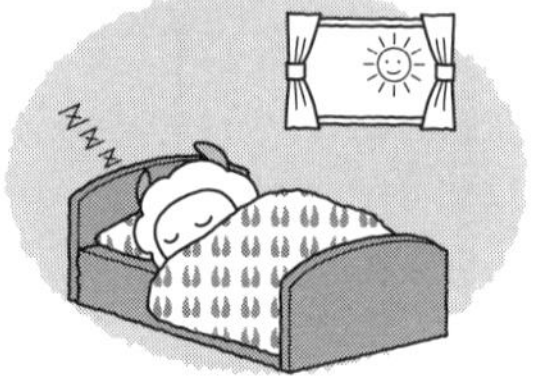

です。例えば、高校生は学校に行くために通常は7時頃には起きる必要がありますが、起きることができません。学校に遅刻や欠席が続けば進級できないなどの問題が起きます。したがって親御さんは必死で子どもを起こし、中には眠ったままのぐたっとした状態でも車に積み込んで学校に届けるといったことをしていたという話をうかがったこともあります。

　このようなケースには、学校に行きたくないという心理的な要素が主体であることもあり、これに夜ふかし朝寝坊が加わるケースもありますが、純粋な睡眠・覚醒相後退障害は学校へ行きたい気持ちが強くても行けないという状況になります。そういうケースでは、昼から学校に行き、午後の授業と部活もやって帰る状態で来院された方もいました。また、職業をもっている方で、仕事の技能に優れているため、「あなたは特別に11時出勤でよいですよ。」と言われていたのですが、それではほかの同僚に申し訳ないという気持ちが強く、来院された方もおられました。

　このような睡眠・覚醒相後退障害の頻度は、研究によってさまざまですが、アナ・バリオンとフィリス・ジーらは過去の文献を調べて、一般人口に占める割合は0・13％～0・17％[1]だが、思春期における有病率は7～16％くらいだろうとしています[2]。

思春期においては後退した睡眠相で睡眠をとっている割合は多いものの、不登校などの心理的要因が内在するケースが多く含まれている可能性があると思います。

また、他方では体内時計の問題があるため社会への適応がうまくいかないケースで、慢性的ストレスから抑うつ的になり、睡眠覚醒の問題から症状がさらに拡大して診断に注意を要する症例も見られます。

原因は、必ずしも明らかではありませんが、他の概日リズム睡眠・覚醒障害と同様に、光による概日リズムの修正のメカニズム（第4章参照）の働きが不十分であることも1つの要因と考えられます。また、すでに述べたようにこのような体内時計のメカニズムには遺伝的な背景もあると考えられます。

2 睡眠相前進型（睡眠・覚醒相前進障害）

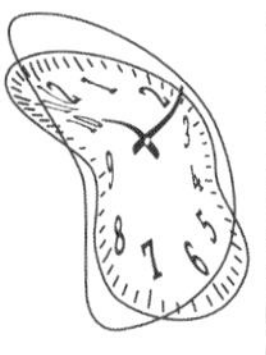

睡眠相前進型は、睡眠・覚醒相前進障害とも呼ばれます。これは、後退型とは逆に、通常の睡眠時間よりも極端に早い時間に眠くなり、朝は極端に早く起きてしまうという睡眠覚醒のリズムを示す病態です（**図18-1**）。後退型と同様に、社会的理由でそうなっていても、そ

の必要がなくなったときに修正できるのであれば、正常です。

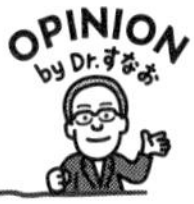

睡眠相の前進は、多くの場合は医療機関を受診しないので、どのくらいの頻度があるのかはさらにわかりにくいと思います。これは、私は時間生物社会学的偏見だと思うのですが、早寝早起きはよい人、夜ふかし朝寝坊はだらしない人という世の中の見方があります。例えば、朝5時から仕事をして、1時間休みを入れて14時まで8時間仕事をし、それで切り上げて午後はゆっくりして早寝する人は、あの人はすごいねということになります。一方で、毎日フレックスのコアタイムにも間に合わず、昼ごろ出勤して夜遅くまで働き、帰ってからも夜ふかしする人は、もう少しなんとかならないかということになりそうです。このようなことから、睡眠相前進は大きな問題にはならないことが多いわけです。しかし、私が経験したケースでは、仕事に遅刻することはないのですが、もう18時頃になると眠くなってきて、家に帰って食事をするとすぐに眠ってしまう。明け方起きてシャワーを浴びるという生活で、遅刻は全くない。しかし友達と食事にも行けないし、演劇が好きなのだけれども夜劇場に行っても、眠くて眠り込んでしまうと非常に落胆していました。このようなケースには、治療が必要になると思います。

3 フリーラン型・自由継続型（非24時間睡眠・覚醒リズム障害）

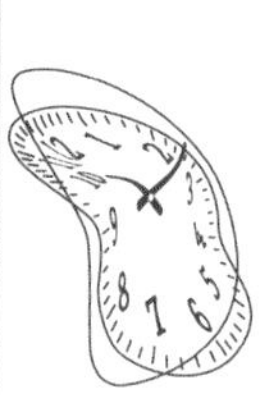

視交叉上核の体内時計は、外部からの同調因子がないと多くの場合は24時間より長い周期で変化します（第４章参照）。24時間より長い固有のサーカディアンリズムは、外部からの光や社会的因子によって24時間に修正されて、毎日同じ時間帯に眠り、生活することができます。しかし、フリーラン型の概日リズム睡眠・覚醒障害では、この体内時計が24時間周期に同調せず、24時間よりやや長い周期で回り続けるため、毎日少しずつ後方（遅い時間方向）に生活がずれていきます（**図18-1**）。

このようなことが起こる要因は、１つは光による同調がうまくいかない場合で、光を感じない全盲の方や、引きこもりがちな生活をしている人にも見られます。フリーラン型の障害をもちながらも、在宅ワークを含めて社会的な活動をしている人も多くいます。また、そういった患者さんのほうが困っている度合いが強いために多く外来に来られます。こういった人たちは日中の時間帯に覚醒する時間帯が巡ってきたときには、社会的な活動をするため、夜間に睡眠時間帯がある時期は安定します。しかし、ズレが生じて日中に睡眠の時間が移動する時期になると、仕事の関係で昼間も起きる必要が生じて不規則な睡眠パターンとなる傾向があります。

4 不規則睡眠・覚醒リズム障害

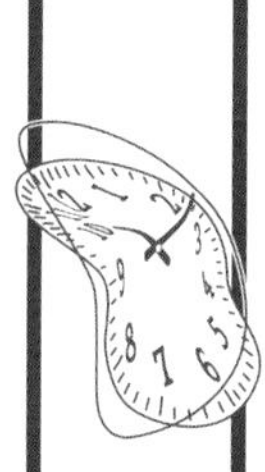

その名前の通り、規則性なく睡眠と覚醒が現れるタイプの障害です（図18-1）。睡眠時間も覚醒時間もバラバラで、長く眠ったり短時間眠ったりということが繰り返されることが多くあります。非常に長時間の睡眠が見られる場合には、特発性過眠症が疑われるケースもあります。

　このような不規則な睡眠覚醒リズムが現れる背景には大きく分けると2つあると考えられます。1つは、睡眠覚醒のメカニズム自体が何らかの神経変性疾患（認知症やパーキンソン病など）によって壊れている場合。もう1つは、発達障害などでおそらくは同調因子が弱いことと、社会への適応への心理的要因の両方が関わるケースです。

　いずれの場合も原疾患の治療が優先されますが、特に発達障害などの場合では、睡眠専門外来には睡眠の問題さえ治ればうまくいくと家族が考えて来院されることもあって、そこで精神科的な側面を含めた総合的な治療を導入する医師の力量が問われることになると思います。

5 時差障害

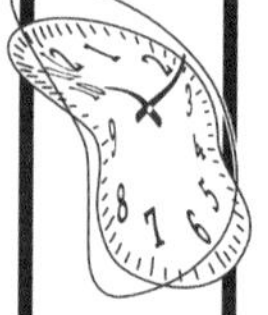

上記の4つの型を、概日リズム睡眠・覚醒障害の中核タイプとすると、以下の2つのタイプは、現代社会の生活様式が生み出したヒトの生物リズムと社会の不調和から出たものとも言えると思います。1つ目は時差障害、通称時差ボケです。ジェットラグ症候群とも呼ばれます。

時差障害は、おおむね5時間以上時差のある地域にジェット機などで短時間に移動した場合に、視交叉上核の体内時計が現地の時間帯とずれてしまい、さまざまな障害が出現するものです。このような障害の現れ方は西向きの飛行（例えば東京→ヨーロッパ）と東向きの飛行（例えば東京→アメリカ西海岸）で、異なった対応が必要となります。

西向きに比べて東向きのほうが一般には症状が重症です。東に7時間時差のある場所に移動したことを考えてみましょう（**図18-2**）。例えばサンフランシスコでは日付は東京の前日

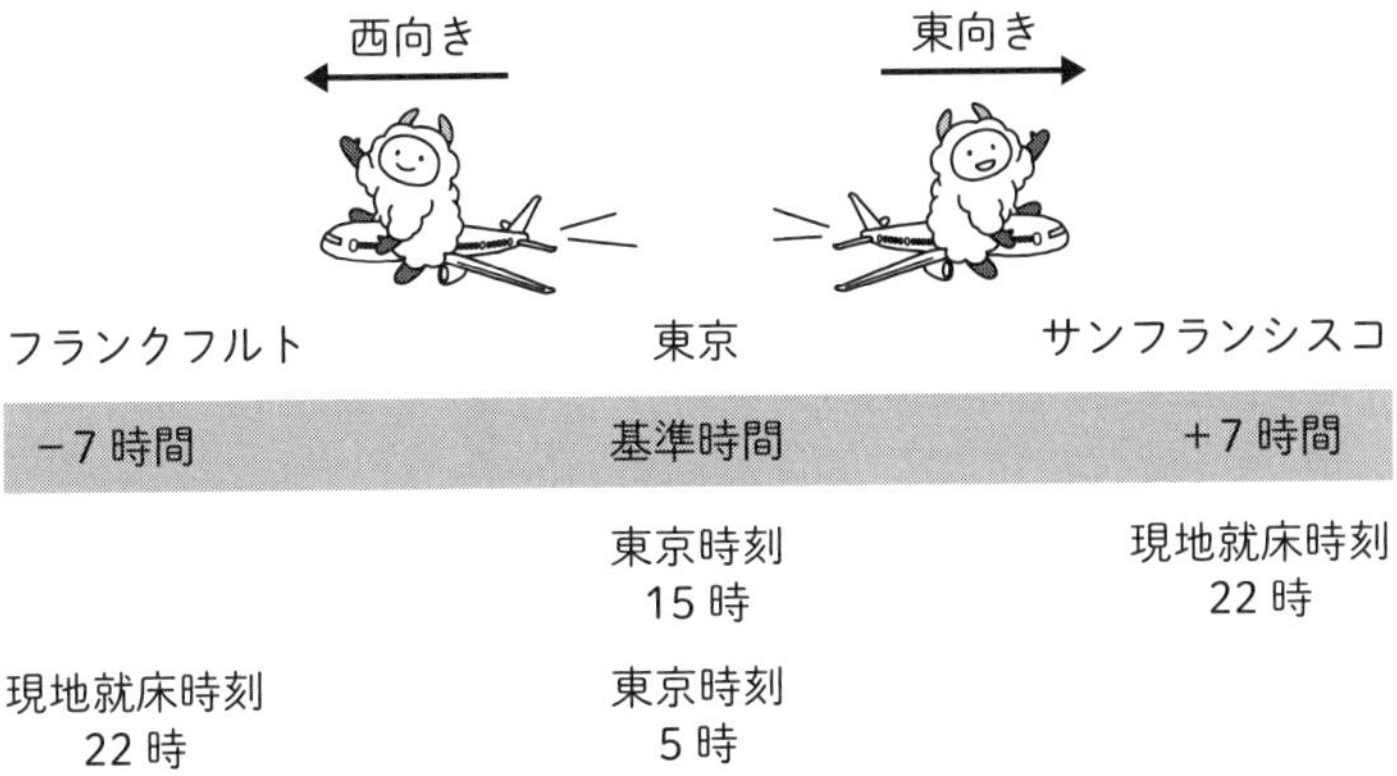

図18-2　時差障害

東向きは寝付きが悪い、西向きはすぐ眠くなる：
東向きに飛行したときに現地の22時は日本では15時。まだまだ寝る時間ではない。一方、西向きに飛行すると現地の22時は日本では明け方の5時。もう眠くて眠くて、すぐ眠ってしまう。

になりますが、7時間前進しています。例えば東京が朝9時であれば、サンフランシスコは午後4時です。ここにジェット機で移動します。現地に着くまで飛行機の中では体内時計は東京のままと仮定します。また、現地に着くと光の影響などから体内時計は順応を始めますが、仮定として1日は東京時間のままとしましょう。東京を17時に出発する便は現地時刻朝9時半にサンフランシスコに到着します。飛行時間は約9時間半で、サンフランシスコに到着したときの体内時計は、午前2時半です。現地ではその状態で活動するわけですが、現地が午後になるまでは体内時計は日本での活動状況と同じになりません。そこで感じる体調の悪さが時差ボケの症状であるわけです。さらに現地の夜になり午後10時を就寝時刻とすると、体内時計はまだ午後3時であるためなかなか眠ることができません。

次に西向き飛行ですが、東向きに比べると西向きの症状は楽です。例えば東京を朝10時に出発して、15時間の飛行時間でフランクフルトに現地時刻午後6時に到着することを考えてみましょう。現地に着いたときの体内時計は午前1時です。夜ふかしして眠い状態であるのでおそらく空港からホテルに着いた夜9時頃には体内時計は明け方ですぐ寝付くでしょう。しかし、翌日の朝は体内時計はすでに昼近くになっているため早い時間に目が覚めることになります。このような、早寝早起き傾向（位相の前進）は、現地の生活へは適応しやすいためのに、西向き飛行は時差ボケという視点からすれば適応しやすいと考えられます。

時差障害の治療は主には東向き飛行で重要です。このために、出発前にはなるべく早寝早起きの習慣にしておきます。また、手に入るのであればこのために夕方に少量のメラトニンを服用して生物リズムを前進させることも可能です。早朝強い光を浴びることも有効です。そして出発後、現地に午前中に到着するのであればできる限り移動中の飛行機内で睡眠をとることが現地での覚醒度を上げる手助けとなります。飛行機内では、アルコールを摂取したり映画を見たりすることが多いと思いますが、できれば食後は速やかに睡眠をとることが推奨されます。飛行機内での睡眠のために超短時間作用型の睡眠薬を用いることもよい効果となることもあります。これに加えて、到着後に睡眠前にメラトニンを服用するという方法もあります。

6 交代勤務睡眠障害

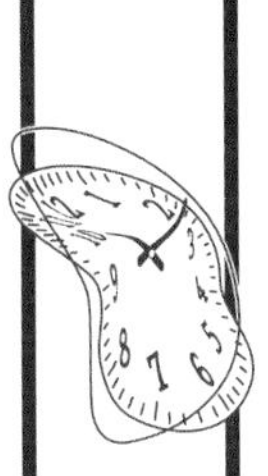

さまざまな業種でシフトワークが行われています。病院勤務の医療関係者、タクシードライバーなどは、通常であれば寝ているはずの時間帯に働く勤務体系になっています。一方で、深夜の飲食店など毎日夜間仕事をする場合には交代勤務ではなく、この障害には当てはまりません。交代勤務の問題点は、夜仕事をしたり、通常の昼間に仕事をしたり、仕事をする時間帯が変化することが問題の根源にあります。

こういった交代勤務による睡眠障害は、非常によい解決法はありません。しかし、少しでも負担を軽減させる方法として交代勤務のシフトの組み方についてよく研究がされています。日本看護協会のウェブサイトでは100ページ以上に及ぶ「看護職の夜勤・交代制勤務に関するガイドライン」がダウンロードできるようになっています[3]。参考になるものですのでご覧になるとよいと思います。その中で「『日勤→準夜勤→休み→深夜勤』を基本的なシフトとすると、生体リズムに逆らわない勤務を確保できる上に勤務間隔を12時間以上あけることができます。」と、推奨するシフト方法を示しています。これは、仕事をする時間帯を順により遅い方向にずらしていくという方法です。

表18-1　概日リズム睡眠・覚醒障害の症状

- 不眠や早期覚醒などの睡眠問題
- 日中（仕事中）の疲労感
- 通常の集中力や機能が発揮できない
- 便秘や下痢などの胃腸症状
- 全体的な体調不良
- 抑うつや逆に軽躁などの気分の変化

しかし人手不足の中で、このようなシフトを確実に組んでいくことが難しいという状況や、各個人によってこういったシフトワークへの適応がしやすい体質の人とそうでない人がいるということもあり、いずれにしても睡眠覚醒リズムという視点から体に負担がかかることは間違いありません。そういった中で、体調不良を感じたり、短時間型の睡眠薬を用いるシフトワーカーも多くいるようです。

時差障害も交代勤務睡眠障害も、体内時計の働きには何の問題もありませんが、急に時差のある地域に移動したり、本来眠るべき時間帯に仕事をしたり、生物リズムと合わない時間帯に動くことになるために障害が生じるという点で、共通した病態です。このような状態における症状を**表18-1**に示しました。

7 概日リズム睡眠・覚醒障害の治療

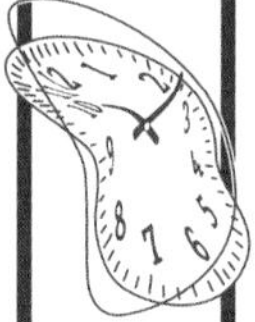

時差障害と交代勤務睡眠障害については、すでにその治療を示しましたが、他の4つの概

日リズム睡眠障害の治療は、いずれの型も共通した原則にのっとって行われています。概日リズム睡眠障害の治療の中核になるのは、高照度光とメラトニンによる治療です[4]。このほかに、時間療法があります。また、この基礎的な部分については第4章の「生物時計とサーカディアンリズム」の章でくわしく説明していますのでそちらもあわせてご覧ください。特に、位相反応曲線が重要ですので、第4章の**8**を参照しながら読み進んでください。

①高照度光とメラトニンによる治療

睡眠相後退型への光治療は、位相反応曲線において位相の前進を行う刺激を与えることです。この方法は、夕方にメラトニンを与え、朝に強い光を浴びるということが基本になります。研究結果を見るとメラトニンの量は、比較的少ない量（1日0・5ミリグラムなど）で効果があるようです。また、メラトニン受容体作動薬であるラメルテオンを少量用いることもあります。

光は、毎朝2、500～10、000ルクスの光を浴びるなどのガイドライン[5]が出されています。これより弱い光でも効果はあると思われますし、高照度光の装置も小型でメガネ型のものなども開発されています。また、睡眠相前進型に対しては、この逆のタイミングで、朝メラトニンを服用し、夜中に光を浴びるということになります。

治療的に難しいのはフリーラン型で、１つの方法は、フリーランで好ましい状況まで睡眠の位相がずれるタイミングを待ち、この状態を固定するために後ろにずれることを防ぐ目的で睡眠相後退症候群の治療と同様のことを強力に行う方法があります。このような方法は入院環境で行うことが有効ですが、入院環境でうまくいっても、多くの場合退院したあとにまた時間の経過とともにフリーランが始まることも多くあります。そのような場合には、生活環境の調整も合わせて行う必要がありますが、ときに発達障害などの背景があるため、睡眠医学と精神医学の両方の視点からの治療的なアプローチが重要になってきます。

②時間療法

狭義の時間療法は、光やメラトニンなどを用いて位相操作を行うものではなく、ベッドタイムを意図的にずらしながら病態である睡眠時間帯のずれを修正していくものです。このような時間療法は、睡眠時間帯が固定している睡眠相後退型と睡眠相前進型で主に行われます。睡眠相後退型に対する時間治療[6]は、少しずつ睡眠時間帯を後ろにずらしていき、最終的に好ましい時間帯の睡眠になったらそこで固定させるものです。この固定の部分については、光やメラトニンを用いるのが効果的です。後ろにずらす、つまりより長く起きて前日よりも遅い時間に就床するということが１つのポイントです。早寝することは眠くなければ眠れないわけですが、前日よりも遅い時刻であれば覚醒時間も長くなるため自然に眠くなり眠りやすいというのが、この原理です。具体的には、3時間寝る時間を遅らせ、その状態を3〜5日続け、また3時間遅らせることを繰り返しながら好ましい時間帯に睡眠がとれるようにします。

睡眠相前進型でも同様に、3時間ずつ遅らせて好ましい時間帯に到達したらそこで固定するという方法がとられます。しかし、これとは逆に早く眠くなってしまうという特徴がある前進症候群では、睡眠時間帯を早めていってよい時間にもっていったという報告もあります[7]。

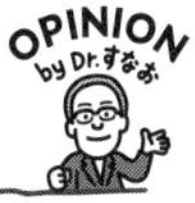

時間療法は、有効な症例もあると思われますが、著しい時間と手間がかかる治療法で広く行われているとも言えません。患者さんご自身が自分で管理しながら行うことができれば、うまくいく可能性もあると思われます。例えば、スマートウォッチとスマートフォンアプリを用いて、うまくフィードバックできるようなソフトウェアができれば、これを用いて比較的手軽に時間療法を試せるのかもしれません。ただ、その場合も偏った時間で生活している仕事や学校の生活を、睡眠時間を昼間に移動させるタイミングでは一時的に中断しなければならないということもあり、長期の休暇のある学生などには用いることができるかもしれませんが、一般には実践の難しい治療法でもあると思います。

第19章 睡眠時随伴症

国際睡眠障害分類第3版（ICSD-3）の分類（190～191ページの表参照）では、睡眠時随伴症としてとてもたくさんの疾患が記載されていますが、睡眠中に何らかの問題となる行動や主観的体験があるという状態をまとめたカテゴリーです。睡眠中の問題という点では、次章の「睡眠関連運動障害」は同じように睡眠中に何らかの問題が起きてくるというグループです。この2つの違いは、前者は、睡眠中の何らかの主観的な体験が伴っているもの、後者はより運動系の神経メカニズムと関連しているものと考えてもよいと思います。ここでは、睡眠時随伴症の主な項目について説明します。

1 （ノンレム睡眠からの）覚醒障害群

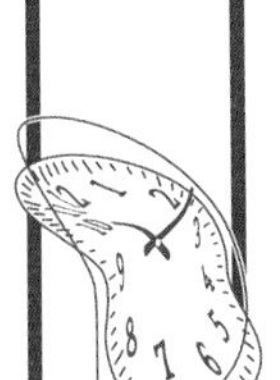

ノンレム睡眠、特に徐波睡眠では低周波数高振幅の脳波が記録され、これは大脳皮質の機能低下を意味していると考えられます。また、ポジトロンCTなどでの代謝を見ても徐波睡眠では大脳皮質の代謝は低下しています。そこからの突然の覚醒は、特に子どもでは覚醒機能と大脳皮質の働きがバランスよく機能できず、大脳皮質機能が十分に働かない中での覚醒という状況になります。その結果生じるものが、ノンレム睡眠からの覚醒障害群です。

徐波睡眠期にこのような障害が起こることが多いので、通常は睡眠の前半、深い眠りに入ったときに起こることが多く見られます。覚醒障害では、さらに刺激を与え続けると覚醒できる場合もありますが、はっきりした覚醒状態に移行できない場合も多くあります。特に子どもでは、このような傾向が強く、またこのような状態も数十分にわたって長く続くことがあります。

①錯乱性覚醒

錯乱性覚醒はいわゆる「寝ぼけ」です。寝ぼけているときには、なにか辻褄の合わないことを話したり、話しかけや刺激に鋭敏に反応することができません。また、ある程度まとまった行動が認められることもあります。このような状態は、脳の覚醒メカニズムはある程度働いていますが、それに比して大脳皮質の活動が不十分な状態と考えてよいと思います。

②睡眠時遊行症

名前の通り、遊行症と診断するためには歩き回る行為が認められる場合です。その他の点では、錯乱性覚醒と共通した症状が多く認められます。歩くだけでなく、走ったりすることもあります。また不適切な自慰行為などが見られるという記載もあります。

③睡眠時驚愕症

叫び声をあげるようになると、睡眠時驚愕症と診断されます。ノンレム睡眠からの覚醒ですので、多くは睡眠前半の夜中に寝静まった頃に起きます。恐怖を伴う叫び声で、夜中に突然叫び声をあげるので周囲は大変驚きます。ホラー映画のような状態になりますが、周りは落ち着いて対応するとよいと思います。

覚醒障害の患者さんについては、一般的には、治療を行わず経過を見守ります。家族には、経過の中で消退していく可能性があることを伝えて、過度の不安を取り除くことがよいと思われます。一方で、頻度が高く怪我などの危険性が高い場合には睡眠薬などの薬物療法を行うことも考えられますが、薬物の選択については確立したものはありません。ベンゾジアゼピン系の薬物（第15章参照）は、それ自体が覚醒障害を起こす可能性があるので、一般的には避けたほうがよいと思われます。また、逆に服薬している薬物がこういった症状を起こしている可能性もあり、そういった場合には、薬物の中止、変更などを行います。比較的小児あるいは若年者に多い疾患ですが、多くの場合、小児のこのような状態は年齢を重ねるにつれて減少し、なくなります。

2 睡眠関連摂食障害

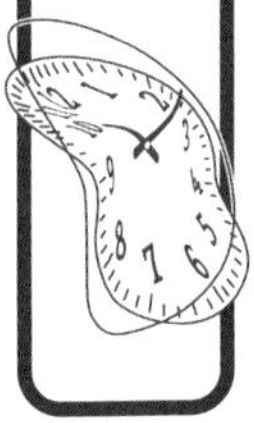

これも、ノンレム睡眠関連の睡眠障害と考えられています。夜中に起きて、冷蔵庫などを

あさり、あるものを食べる。ときには、調理すべき食材を生のまま食べてしまうこともあり、このために健康を害することもあります。また、継続的に起こると食物の摂取が多くなり肥満につながることもあります。女性に多いのが特徴です。また、ほとんどの場合は食べたことを覚えていません。

診断基準では、薬物や物質の使用ではよく説明できないものであることが診断の条件となっていますが、薬物誘発性の睡眠関連摂食障害も認められます。ゾルピデムなど、ベンゾジアゼピン受容体作動薬が誘発することもあります。また、ナルコレプシーに伴うこともあります。

治療として確立されたものはありませんが、抗てんかん薬のトピラマートは時に有効で、処方されることがあります。トピラマートに睡眠関連摂食障害への公式な適応はありません。

3 レム関連睡眠時随伴症群

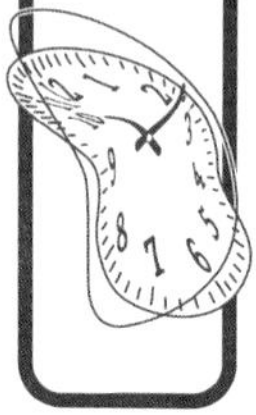

① レム睡眠行動障害[1][2]

レム関連の睡眠時随伴症の代表はレム睡眠行動障害ですが、年齢や性別では、50歳以上の男性に多いとされています。有病率については、確定したものはありませんが、0・8％程度であろうとＩＣＳＤ-３に記載があります。また、診断のための質問紙（RBDQ-JP）も作成されています[3]。

レム睡眠期には、夢を見ていることが多くあり、大脳皮質の活動は比較的高い状態になっています。このような脳の活動が身体活動となって動き出さないようにするために、運動神経への抑制がレム睡眠中に働いていると考えられています。このメカニズムは、明確に明らかにされているわけではありませんが、近年の動物を用いた研究では、ＧＡＢＡやグリシンが三叉神経運動ニューロンを抑制して、顎の筋肉の活動を抑制しているとされています。このようなメカニズムが何らかの理由で壊れたときに、脳の活動が身体の活動として現れ、動き出すのがレム睡眠行動障害のメカニズムであると考えられます。

一方で、レム睡眠行動障害に関連した夢は、何者かに攻撃されてそれを払い除けたり、追いかけられたりするような闘争的な内容のものが多いとも言われています。睡眠中に動き出す理由は、筋抑制のメカニズムが働かないためであるとしても、その夢の内容が闘争的なものである理由は不明です。扁桃核などの情動に伴う部分との関連がある可能性は考えられます。近年の研究では、ノンレム睡眠中に扁桃体外

表19-1　レム睡眠行動障害の症状

軽症	• 寝言を言う	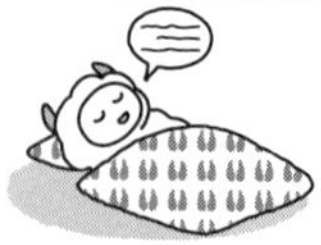
↑	• 大きい声で寝言を言う	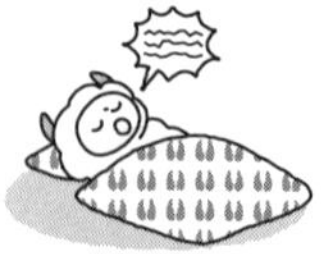
	• 怒鳴る	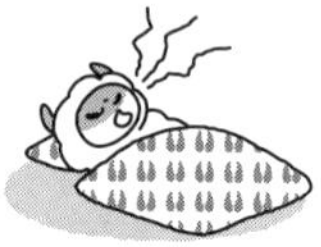
	• 手足を動かす	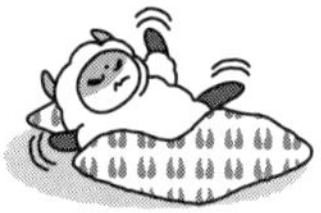
	• 上半身を起こして手を振り回す	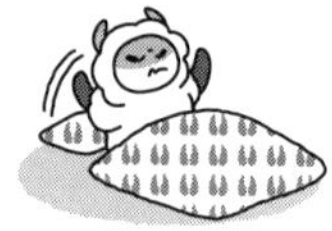
	• 起き上がる	
↓	• 突進して壁にぶつかる	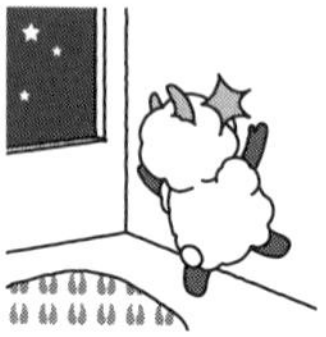
重症	• さらにまとまった行動をして、多くは怪我をする	

側基底核のドパミン濃度が上昇することが、扁桃体の賦活を引き起こしてレム睡眠を開始させるとの報告があります[4]。このような研究はレム睡眠と情動との関連の解明につながり、レム睡眠行動障害だけでなく、ナルコレプシーの症状であるカタプレキシーや入眠麻痺・入眠時幻覚の症状が情動を伴うものが多い理由を明らかにしていく鍵になるのかもしれません。このような、レム睡眠と夢や情動との関連はわからないことがまだまだたくさんありますが、神経科学と精神を結びつける分野であるとも考えられ、今後の研究の発展に興味が湧きます。

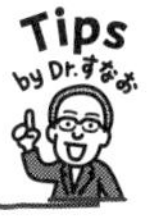

重症度というものは、特に特別な分類がありませんが、私は**表19-1**のように患者さんに説明しています。軽症に寝言と記載しましたが、孤発症状と正常範囲の異型に分類されている寝言は、それだけではレム睡眠行動障害に発展するかどうかわからず、寝言に関しては過去を振り返って症状を聞くと、もともとずいぶん寝言を言う人だったと言われることが多くあるということです。したがって、寝言だけで心配する必要はないと思います。

レム睡眠行動障害は、神経疾患の前駆症状として現れることもあります。レビー小体型認知症、パーキンソン病、多系統萎縮症などですが、これらの疾患では筋抑制のメカニズムが初期に障害されるために、前駆症状としてレム睡眠行動障害が起こると考えられます。特に高齢の患者さんの場合にはこういったことに気をつけることも大切です。

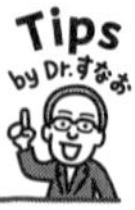

アルコールの多飲のケースで、レム睡眠行動障害を伴う場合には、まずアルコールを辞めるように指導することから始めるのがよいと思います。家族も困っているケースもあるため、家族も一緒にこの問題について話し合うことも重要です。また、私が比較的多く経験するケースでは、重症の睡眠時無呼吸症候群が併存しているケースで、これについては前述（第17章）しました。

薬物療法としては、ベンゾジアゼピン系の抗てんかん薬であるクロナゼパムを投与することが多くあります。また、抗コリン作用がありレム睡眠を減少させる三環系抗うつ薬が使われることもあります

② 反復性孤発性睡眠麻痺

金縛りのことです。ナルコレプシーでもこのような睡眠麻痺が症状の一部として出現しますが、孤発性という意味は、他の疾患に伴わずこの症状だけが孤立して出現するという意味

なので、金縛りだけがある場合の診断になります。

金縛りについて私がいつも引用するのは江戸川大学の福田一彦教授らの研究です[5]。彼らの研究では、635名の大学生（男性390名、女性245名）にアンケートを実施し、約40％が少なくとも1回の金縛りの経験があると答えています。興味深いのは、金縛りを経験した人たちは、直前に「身体的または心理的なストレス」や「乱れた睡眠と覚醒サイクル」があったということです。多くは、思春期に最初のエピソードを経験し、女性のほうが男性よりも早い年齢に発生しています。彼らの考察でも、金縛りは1つは体質的な発症しやすさ、これに加えて外的な要因（睡眠覚醒の乱れによるものや、精神的なものによるストレス）がその発現に関わっているとしています。

治療的には、よほどこの問題が多くない限りは経過を見るにとどめます。

③悪夢障害

悪夢を繰り返し見るため、睡眠に対する不安感をもったり、安定した睡眠が得られず日常生活に支障をきたす状態になった場合、悪夢障害の診断がなされます。一度悪夢を見たということだけでは、悪夢障害とは言えません。似た疾患に夜驚症がありますが、悪夢障害では多くの場合は夢によって覚醒して、その内容を覚えていることが特徴です。小児に多く見られ年齢とともに少なくなっていくと考えられます。

悪夢は、心的外傷後ストレス障害（ＰＴＳＤ）やうつ病の患者さんに見られることもあります。ＰＴＳＤは、ベトナム戦争で生命が脅かされるような極限の状態から帰還した兵士に多く見られる症状から診断がなされることが多くなった疾患ですが、戦争以外にも犯罪被害者や大災害の経験者などにも見られます。

悪夢を誘発する薬物もあるため、これについても注意が必要です。近年開発された新しい睡眠薬であるオレキシン受容体拮抗薬（第15章参照）は依存性のないよい睡眠薬ですが、悪夢の副作用があります。すべての人に出現するわけではありませんが、悪夢が出現する場合にはグロテスクな夢を見るのでこの薬は飲みたくないという患者さんもいます。このほかにも、ノルアドレナリンの活動を上げるアトモキセチンや逆にノルアドレナリンの受容体をブロックするプロプラノロール、睡眠薬のゾルピデムなど多くの薬物が悪夢を起こす可能性があります[6]。

悪夢の治療として、α_1アドレナリン受容体遮断薬プラゾシンは、ＰＴＳＤに伴う悪夢の治療に使われていましたが、最近の研究ではプラセボと有意差がないという結果で、効果がないと報告されています[7]。また、漢方薬である竹茹温胆湯《ちくじょううんたんとう》も悪夢に有効であるという報告があります[8]。竹茹温胆湯は私はときに臨床で用いて、効果のある症例があります。しかし、現状では確実に効果のある薬は残念ながらないと思います。

4 その他の睡眠時随伴症群

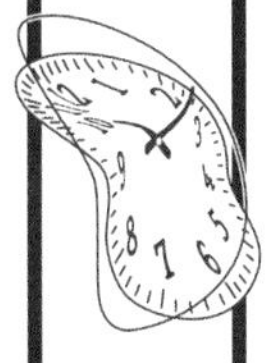

その他の睡眠時随伴症は、下記のものがありますが、睡眠時遺尿症（おねしょ）について、困っているケースは比較的多く見られ、治療に成功したケースもありますので、少しくわしく記載したいと思います。

①頭内爆発音症候群

入眠期や夜中に目が覚めたときに、頭の中で突然大きな音や、爆発音が聞こえるというものです。そんなことがあるのかと思われる方もおられると思いますが、そう訴える患者さんがときにおられます。浅いノンレム睡眠と覚醒の移行の時期に起きます。治療法は確立していません。私の経験では、不眠治療を行い、支持的精神療法を継続して、症状が消失したケースがありました。

表19-2　ICSD-3による睡眠時遺尿症の診断基準

A、B、C、Dを満たすとしており、Dについては、2つの基準がありこれらをそれぞれ原発性睡眠時遺尿症と続発性睡眠時遺尿症に分類している。
A. 患者は5歳以上である。 B. 患者に睡眠中に不随意的な排尿が繰り返し認められる。週に2回以上生じる。 C. この病態は少なくとも3カ月間持続している。 D. （原発性）睡眠中の遺尿が連続して消失したことがない。 （続発性）以前、睡眠中の遺尿が少なくとも6カ月間は消失していた。

②睡眠関連幻覚

入眠期や覚醒するときなどに、主に視覚的な幻覚が見えるものです。入眠時幻覚が多いので、ナルコレプシーを伴わない孤発性の入眠時幻覚というとらえ方ができるかもしれません。睡眠覚醒習慣の乱れやアルコールなどの使用と関連があるという報告もあります。

③睡眠時遺尿症

おねしょのことです。おねしょは誰しも経験があると思いますが、年齢を経ても頻度が高い場合に疾患として取り扱われることになります。疾患として取り扱われる際の根拠を伴った明確な年齢や頻度の基準はありません。しかし、ICSD-3では**表19-2**のような診断基準を示しています。

ICSD-3の原本では、5歳児では15～20%に遺尿が見られ、その4分の3が男児であるという記載があります。これを見ると、男児のほうがずっとおねしょが多いということになります。この年齢はほぼ小児科を受診すると思いますが、おそらくほとんどのケースでは経過を見ようと言われるのではないでしょうか。この場合には、おねしょをしても叱らないということがとても重要だと思います。また、過剰な水分摂取も控えるようにするという生活指導もよいかと思われます。大多数の症例は、抗利尿ホルモンによる夜間尿の減少が不十分であるなど成長のアンバランスから夜尿が起きることが多いとされ、過剰な心配をせずに経過を見ていくことがよいと思います。

合併する疾患と関連するものとしては、小児の睡眠時無呼吸症候群（第17章参照）が関連しているものがあります。小児の場合には、扁桃腺肥大もその要因の1つになりますので、小児科、耳鼻咽喉科にて適切な無呼吸治療を受けることも治療の1つになると考えられます。

一方で続発性の小児の遺尿では、ときに家庭の問題（両親の不仲、何らかの虐待など）から遺尿が起きることもあります。こういった場合には、できる限り子どもの精神的な安定を図る方策を考える必要があります。児童思春期の精神科への受診もよい場合もあると思われます。

一般的に薬物療法としては、以下の薬剤が用いられます。

- 抗利尿ホルモン薬
- 三環系抗うつ薬
- 副交感神経遮断薬
- 交感神経刺激薬

睡眠時遺尿症については、私はいくつかのケースを経験しています。高校生以上で、ほぼ毎日か、毎日でなくとも週に3日以上の頻度で遺尿をするケースは、本人も家族も非常に困っているわけです。こういったケースについては、いくつもの視点で診断を進める必要があります。身体的には抗利尿ホルモンや、泌尿器科的な診察も必要です。しかし、睡眠の専門外来に訪れる患者さんのほとんどは、すでにさまざまな外来を経験してきていて、それでもうまくいかないという方がほとんどです。その中で、まだ小学生や中学校低学年であれば「経過を見る」ということで、親御さんも見守っているわけですが、修学旅行の際などに非常に困る状況になります。そういったときは、紙おむつを使うなどして担当の先生にも理解を求めて乗りきることが多いようです。患者さん本人も中学生くらいになれば、自分自身のこととして対応できるので、そういう習慣が身についているケースも経験しました。私の外来には睡眠障害とともに発達障害の問題がある患者さんも多く見えますが、そういった中で発達障害の治療薬であるアトモキセチンを用いて改善したケースを経験しました。遺尿症の患者では、睡眠が非常に深いということが報告されることが多いですが、アトモキセチンはノルアドレナリン神経系の活動を活発にする効果があり、このために中途覚醒が増えるなど睡眠が浅くなる傾向があります。そのため、朝起きにくい起床困難のある患者さんに対して投与すると、朝起きやすくなる傾向

があります。これはドパミンを弱く刺激するアリピプラゾールにも同様の効果があります。このメカニズムは、過眠症（第16章）でも触れましたが、フリップ・フロップスイッチモデル（第3章）と関連があるのかもしれません。私は、アトモキセチンを使用することが多いですが、私が経験したケースでは、発達障害の特徴も認められたためアトモキセチンを用いて1日最大量120ミリグラムを寝る前に服用し、夜尿がほとんどなくなったという効果がありました。一方で、それだけのアトモキセチンを投与しても、不眠にはなりませんでした。これは一例ですが、このような治療の工夫もできる可能性があると思います。

第20章 睡眠関連運動障害

睡眠関連運動障害は、前章の睡眠時随伴症のように睡眠中に何らかの問題が出てくるものですが、その中でも運動系の神経メカニズムと関連しているものと考えてよいと思います。国際睡眠障害分類第3版（ICSD-3）に記載された睡眠関連運動障害（190～191ページ表参照）のうち、ここでは主な項目について説明します。

1 むずむず脚症候群[1]

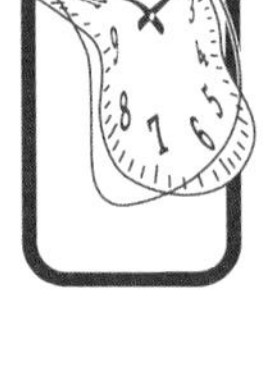

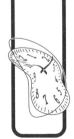

むずむず脚症候群は、**レストレスレッグス症候群**、下肢静止不能症候群とも呼ばれ、脚の

ムズムズ感を主徴とする疾患です。ムズムズ感は脚を動かすことによって軽減されます。脚だけでなく、腰や背中、腕などに同様の症状が出現することもあります。睡眠障害の一部に分類されている理由は、症状が主に夕方から夜間に出現し、特に就寝時に布団に入って動かなくなってからひどくなり、入眠できないためです。この入眠障害により、十分な睡眠がとれず日中の活動に支障が生じます。このような状態になると、患者さんは非常に強い苦痛を訴え、睡眠薬などを利用するようになりますがこれは根本的な解決にならず、早期に診断をして治療を行うことが必要になります。

① 疫学

有病率は、一般人口の5～10％程度と考えられますが、アジア人はこれよりも少ないと言われています。性別では、女性のほうが男性よりも多いとされます。女性の場合は、妊娠した場合にこのような症状があるのかどうかを聞くことが大切です。妊娠中は症状が出現する確率が高いことが知られています。さまざまな年齢に出現しますが、小児の場合は症状を正確に表現するのがときに困難で、診断に時間がかかる場合もあります。遺伝的な背景がある場合もあり、特に *Meis1*、*BTBD9* といったドパミンや血清鉄代謝に関連した遺伝子が注目されています。

さまざまな状態や疾患に伴って出現しますが、先に述べた妊娠のほか、腎機能不全や透析、糖尿病や高血圧、神経疾患やリウマチなどとの合併も報告されています。また、抗精神病薬などの使用に伴ってむずむず脚症候群が出現することがありますが、類似した副作用であるアカシジアとも鑑別が必要です。アカシジアは、昼夜を問わず出現し、落ち着きのなさなどの精神症状を伴うことが多くあります。いずれも類似した症状ですが、薬物誘発性のものであれば、アカシジアとしてまず治療を行ってみるのがよいと思います。

②原因

原因は、ドパミン系の機能不全があげられますが、詳細なことは明らかになっていません。上記に述べたさまざまな要因が関連した脳内の鉄不足が、神経伝達物質であるドパミンの機能不全を引き起こし、これが症状に結びついている可能性があります。マウロ・マンコーニらは**図20-1**のように説明しました。

③診断

診断は、まずは問診を行うことが重要です。多くの場合は、ムズムズ感を訴え、眠れない、

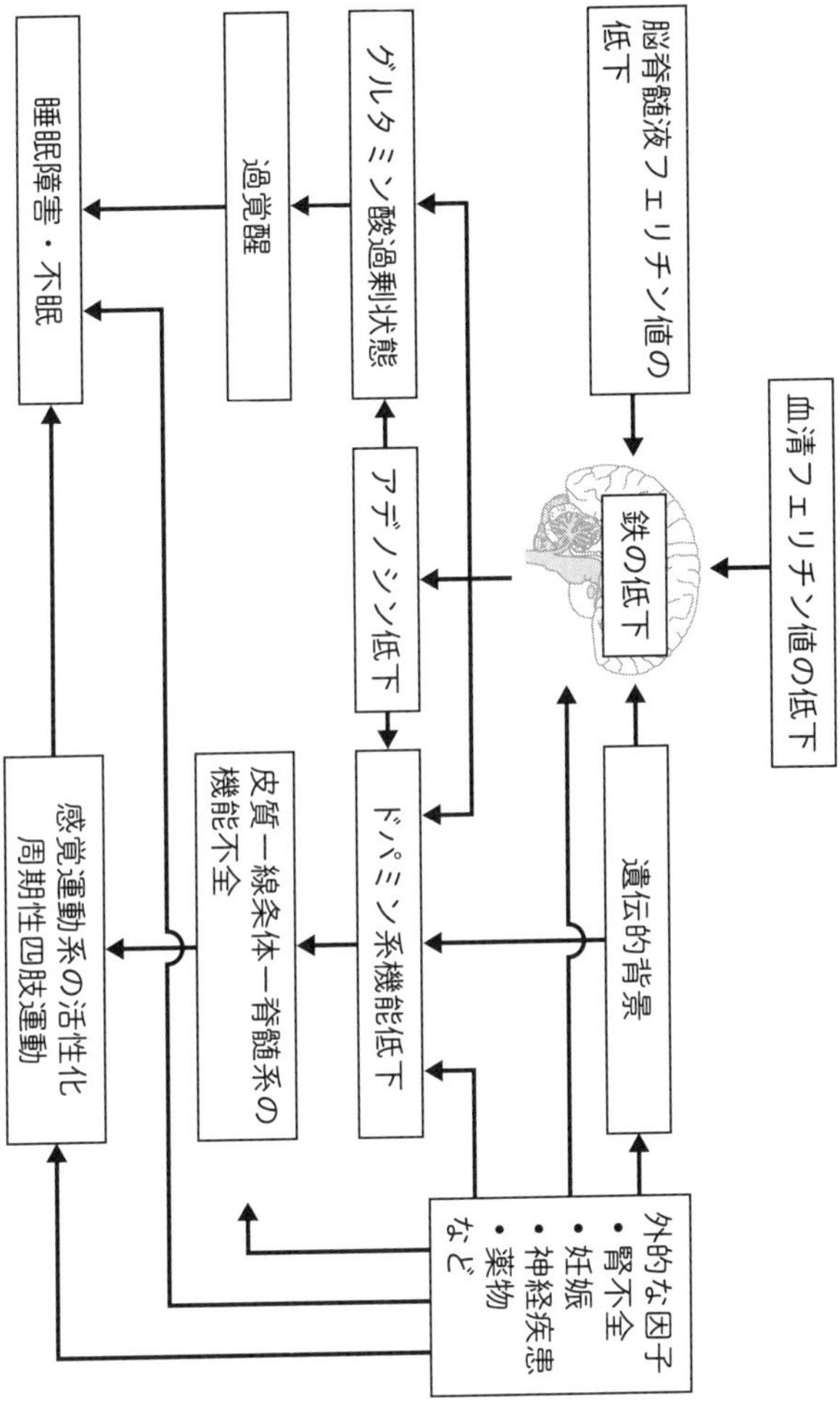

図 20-1　むずむず脚症候群の発生メカニズム

▼文献2より引用。

表20-1　レストレスレッグス症候群重症度スケール（Ver2.1）

1．この1週間を全体的にみて、レストレスレッグス症候群による足や腕の不快な感覚は、どの程度でしたか？	4）とても強い、3）強い、2）中くらい、1）弱い、0）全くなし
2．この1週間を全体的にみて、レストレスレッグス症候群の症状のために動きまわりたいという欲求はどの程度でしたか？	4）とても強い、3）強い、2）中くらい、1）弱い、0）全くなし
3．この1週間を全体的にみて、レストレスレッグス症候群によるあなたの足または腕の不快な感覚は、動きまわることによってどれぐらいおさまりましたか？	4）全くおさまらなかった、3）少しおさまった、2）中くらい、1）全くなくなった、ほぼなくなった、0）症状はなかった
4．レストレスレッグス症候群の症状によるあなたの睡眠の障害は、どれぐらいひどかったですか？	4）とても重症、3）重症、2）中くらい、1）軽い、0）全くなし
5．レストレスレッグス症候群によるあなたの昼間の疲労感または眠気はどれぐらいひどかったですか？	4）とても重症、3）重症、2）中くらい、1）軽い、0）全くなし
6．全体的に、あなたのレストレスレッグス症候群は、どれぐらいひどかったですか？	4）とても重症、3）重症、2）中くらい、1）軽い、0）全くなし
7．あなたのレストレスレッグス症候群の症状はどれぐらいの頻度で起こりましたか？	4）とても頻繁（1週間に6～7日）、3）頻繁（1週間に4～5日）、2）時々（1週間に2～3日）、1）軽い（1週間に1日）、0）全くなし
8．あなたにレストレスレッグス症候群の症状があったとき、平均してどれぐらいひどかったですか？	4）とても重症（24時間のうち8時間以上）、3）重症（24時間のうち3～8時間）、2）中ぐらい（24時間のうち1～3時間）、1）軽い（24時間のうち1時間未満）、0）全くなし
9．この1週間を全体的にみて、レストレスレッグス症候群の症状は、あなたが日常的な生活（家事、学校生活、仕事など）をする上で、どれぐらいひどく影響しましたか？	4）とても強く影響した、3）強く影響した、2）中ぐらい影響した、1）軽く影響した、0）全く影響なし
10．レストレスレッグス症候群の症状によって、たとえば、腹が立つ、憂うつ、悲しい、不安、いらいらするといったようなあなたの気分の障害はどれぐらいひどかったですか？	4）とても重症、3）重症、2）中ぐらい、1）軽い、0）全くなし
合計	
0～10点：軽症、11～20点：中等症、21～30点：重症、31～40点：最重症	

▶文献3より引用。

あるいはじっとしていられないということを訴えます。睡眠に関連していれば、睡眠障害クリニックを訪れることもありますが、多くは一般内科を訪れたり、脳神経内科専門医を訪れることが多いと思われます。

図20-1に示した原因となる要素をできるだけ聴取するようにして、取り除くことができる要素があれば取り除くようにします。また、鉄評価をします。鉄評価には血清フェリチン（Fe）値、トランスフェリン飽和度（TSAT）を用います。これらの基準は成書によってさまざまですが、マンコーニらはTSAT濃度45％以下、フェリチン濃度75μg／mℓ以下〔TSAT＝血清Fe値／総鉄結合能（TIBC）〕を基準としています。

重症度の判定には、国際レストレスレッグス症候群研究グループによる重症度スケール[3]が用いられます（**表20-1**）。

④ 治療

軽症であれば、運動療法、ストレッチ、鍼灸治療などの生活指導を行います。鉄欠乏があれば、鉄剤の補充を第一に考えます。鉄欠乏がなければ薬物療法を試みます。薬物としては、ドパミンの機能低下がその原因と考えられるため、ドパミン作動薬が用いられます。また、痛みを改善するカルシウムチャネル$\alpha_2\delta$リガンドが用いられることもあります（**表20-2**）。

表20-2　むずむず脚症候群の治療に使われる薬剤

一般名、（　）は商品名		1日用量（mg）
ドパミン作動薬	プラミペキソール（ビ・シフロール）	0.125〜0.75
	ロチゴチン（ニュープロパッチ）	2.25〜6.75
$\alpha_2\delta$リガンド	ガバペンチン エナカルビル（レグナイト）	600

ドパミン作動薬は次第に効果が薄れる可能性がありますが、カルシウムチャネル$\alpha_2\delta$リガンドは対症療法ながら効果は継続し、慣れがないため、こちらも推奨されています。

2 周期性四肢運動障害

周期性四肢運動障害は、睡眠中に脚がピクピク動く症状が現れるため、睡眠が障害されるものです。むずむず脚症候群に伴って出現することも多く、原因的な背景は共通したものであると考えられています。

① 診断

ＩＣＳＤ-３の診断基準では、終夜睡眠ポリグラフ検査を実施し、**図20-2**のような持続する周期性四肢運動が睡眠中に1時間あたり、大人では15回以上、小児では5回以上起きることが診断の条件となっています。

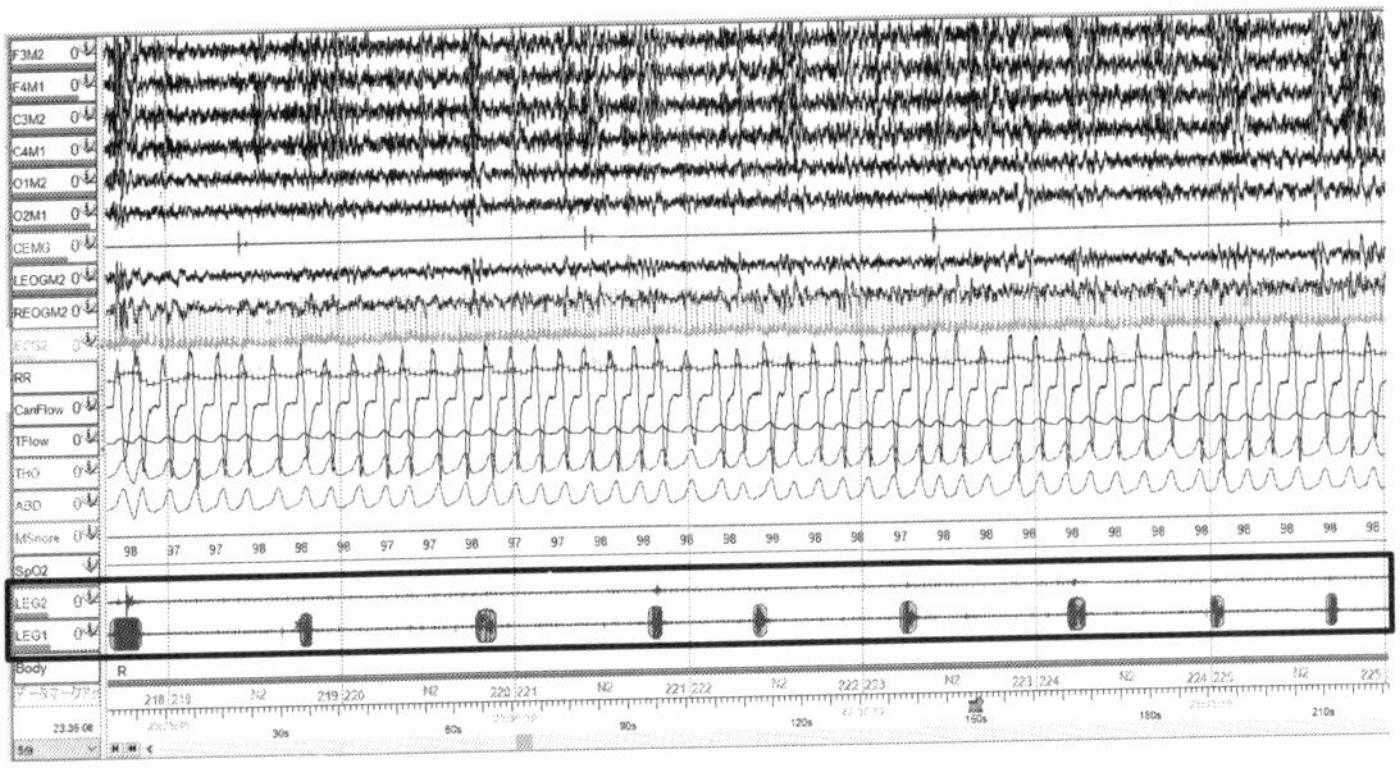

図 20-2　周期性四肢運動障害の例

脚の筋電図が周期的に収縮する様子が記録されている（枠内）。
▶自験例。

したがって、ポリグラフ検査を実施しないと診断をすることができません。運動には脳波上の覚醒反応を伴うことも多く、このようなぴくつきのため睡眠が安定せず日中の生活に支障が出ることが大きな問題です。

Tips by Dr.すなお

また、このような周期性四肢運動は、日によって出現頻度が異なることも指摘されています。したがって、一度の終夜睡眠ポリグラフだけでは、診断ができない場合もあり課題になっています。このようなことから、自宅で行える携帯用の簡便な機器の開発が強く望まれるところです。このような機器があれば、酸素飽和度などと合わせて、睡眠時無呼吸とともに周期性四肢運動障害の診断が可能になると思われます。

② 治療

治療は、むずむず脚症候群の治療に準じます。

3 睡眠関連下肢こむらがえり

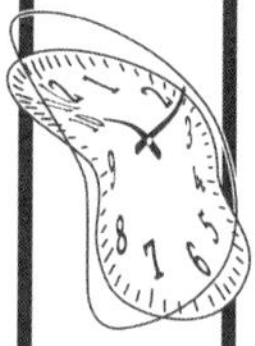

夜中に突然足がつるということは、多くの人が経験するところですが、これが睡眠関連下肢こむらがえりです。高齢になるにつれて、この頻度が高くなります。非常に下肢が疲れたとき、脱水気味のときなどには、起きやすくなります。治療としては、芍薬甘草湯《しゃくやくかんぞうとう》がよく使われます。

4 睡眠関連歯ぎしり

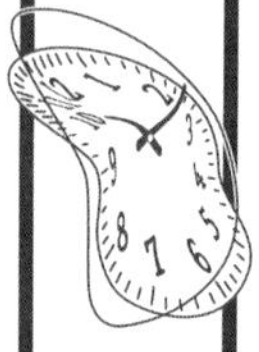

夜間睡眠中に起こる歯ぎしりです。歯ぎしりにより、同室で眠っている人の睡眠を妨げる結果になり、このために来院する方も多くおられます。また、自分自身も歯牙の破折などの障害のほか、咬筋の痛み、顎関節の痛み、あるいは筋緊張性頭痛などさまざまな自覚症状が起こります。原因としては、ストレスや歯並びの問題などもあげられます。

治療として最も多く用いられるのは、スプリント療法で、マウスピースを装着し、歯が当たらないようにする方法です。歯牙の破折や、咬筋への負担の軽減などが期待できます。また、かみ合わせの問題があれば、これらについても歯科的に改善していきます。

このほかに、睡眠習慣、ストレスなどの問題があればこれを解決することにより改善が認められることもあります。

5 睡眠関連律動性運動障害

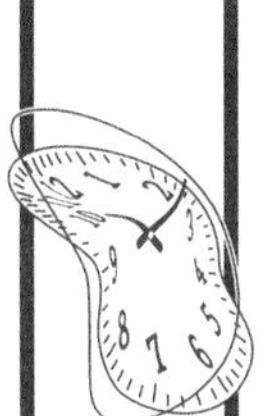

睡眠中に、体、頭などを執拗に振る症状です。この障害にはいくつものタイプがあります。

- 体幹振り型：四つん這いになって全身を振る。
- 頭打ちつけ型：頭を無理やり動かして物に打ちつける。

- 頭横振り型：仰臥位で頭を左右に動かす。
- 複合型：上記が２つ以上組み合わさったもの。

こんなことがあるのかと思いますが、昼寝や眠りはじめの浅い眠りのときにこのようなことが起き、十分な睡眠がとれない、このため日中の活動が障害される、また、このような動作のために怪我をする、などが問題になります。乳幼児に多く見られる疾患で、知的障害や情緒障害に伴うことが多いとされていますが、まれに成人にも見られることがあります。

治療として、ベンゾジアゼピン系薬物、三環系抗うつ薬などが用いられることがあります。成人のケースでクロナゼパムが有効であったという報告[4]もあります。

6 乳幼児期の良性睡眠時ミオクローヌス

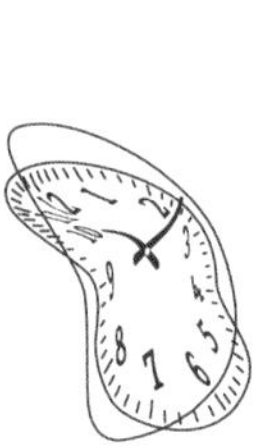

生後６カ月くらいまでの赤ちゃんに、四肢や体幹あるいは全身のぴくつきが睡眠中に出現するものです。睡眠中にのみ出現し、目覚めるとなくなります。

原因は不明ですが、生後１年までにほとんどのケースで消失し、精神運動発達などの問題もないとされています。

7 入眠時固有脊髄ミオクローヌス

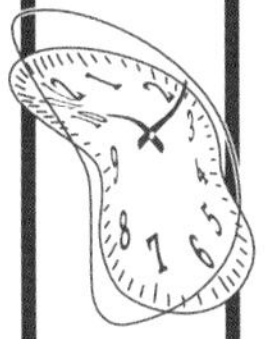

眠気があるときに、ウトウトとしだすと、ピクッと体が動くものです。筋肉の瞬間的な収縮があるためミオクローヌスと呼ばれていますが、良性のもので特に治療の必要はないものです。このようなぴくつきは、睡眠が安定すればなくなります。

第21章 睡眠環境

睡眠の問題がある患者さんを診察するときに重要なことの1つに、どのような場所で眠っているかを確かめるということがあります。どのような、というのはさまざまな視点がありますが、これを睡眠環境という項目の中で、考えてみたいと思います。その中には、避けるべき環境という視点もあれば、こうしたほうがさらによいという視点もあります（**図21-1**）。それら双方について解説します。

1 光

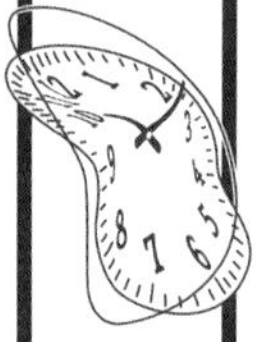

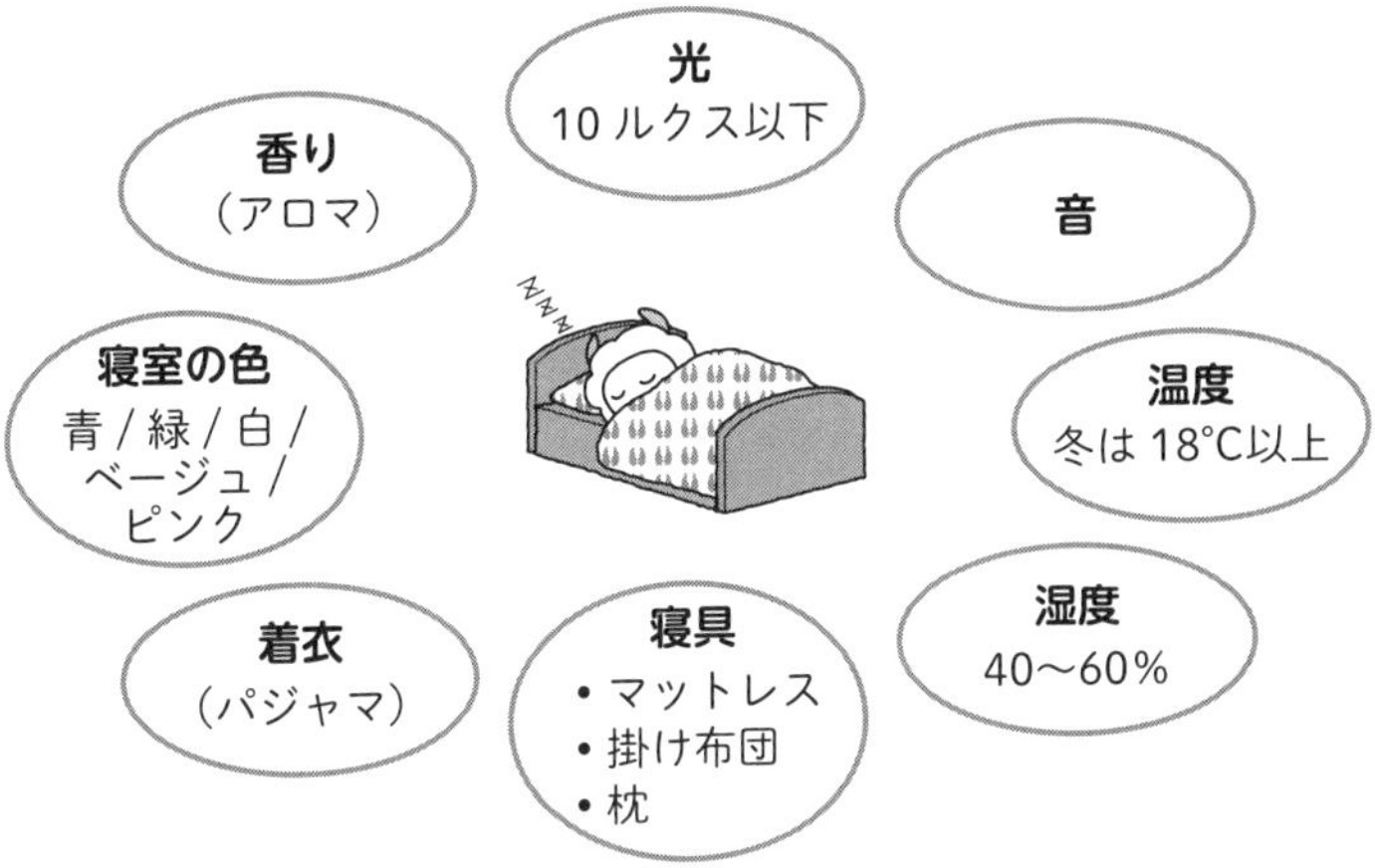

図 21-1　快眠のための睡眠環境の要素

光、あるいは明るさは重要な要素です。明らかに、非常に明るいところでは眠ることは困難です。光はまぶたを通して網膜に達しますので、目をつぶっていても明るいことはわかります。このように高照度の光は睡眠に対してマイナスの影響を及ぼすわけですが、具体的には以下のいくつかのメカニズムによって、マイナスの影響を及ぼすと考えられます。

- メラトニンの抑制：メラトニン（第4章参照）は明るい光、特に青色光で生成が抑制され、これによって入眠や睡眠の維持が困難になります。ヒトでは、メラトニンが睡眠を安定させると考えられていますので、明るい光の中ではこの作用が低下するわけです[1]。
- 概日リズムへの影響：体内時計は明るい光によって調整されています。夜間に明るい光を浴びると、このリズムが狂ってしまい、規則的な概日リズムが阻害される結果になる可能性があります（第4章参照）。

- 睡眠の断片化：上記の2つとも関連があると思いますが、明るい光は、夜中に頻繁に目を覚ます原因となり、睡眠が断片化します。これによって、深い睡眠が得にくくなります。

また、室内灯の環境で眠ると、耐糖能が低下するという報告もあります。この原因としては眠っている間に光が交感神経系を刺激するためではないかと考えられます[2]。

このようなことから、明るい部屋で眠るのはやめたほうがよいでしょう。一方で、真っ暗の部屋がよいのか常夜灯をつけて眠るのもかまわないのかという疑問が残ります。小さな明かりがついていたほうが安心だし夜中に何かがあったときには行動しやすいという考えがあると思いますが、睡眠に対して常夜灯レベル（10ルクス以下）の明かりはほとんど影響はないと考えられます。

眠っている間の環境以外に、眠る前の光環境も重要です。あまり明るい光、青白い光は寝付きを悪くしたり、睡眠の質を低下させる可能性があります。夕焼けに見られるような、褐色のあまり明るすぎない明かりの環境で、寝る前の時間は過ごしたほうが睡眠によい影響があると考えられています[3]。

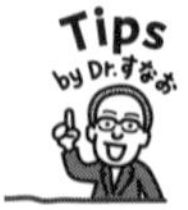

第15章でも述べたように夜中にトイレなどに起きたときの光環境も重要です。寝室などには常夜灯など暗めの照明があることが多いですが、廊下などの通路やトイ

レも暗めの照明になっているとよいと思います。間接照明などを用いて、直接光が目に入らないような工夫があると、過剰に覚醒度を上げずにまた睡眠をとることができるように思います。

また、寝る前のリラクゼーションの時間をとれるなら、暗い部屋で過ごしたほうがよい効果があります。普通の家庭の環境でもできることの1つは、薄暗い風呂に入ることです。明かりは、脱衣所の明かりをつけて、すりガラス越しに風呂に明かりを入れ、その中で、あまり熱すぎない風呂にゆっくり浸かると、睡眠前のよいリラックスができるのではないでしょうか。これは私も実践しています。

2 音

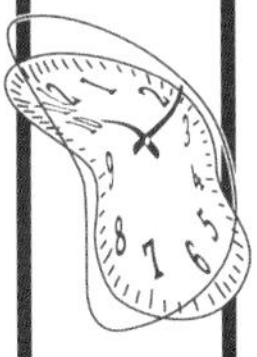

音に関しては、無音がよいということと、ホワイトノイズなどが連続しているのも眠りやすいとも言われます。いずれの場合も、ほかの音情報が入ってこないという意味では共通しています。ノイズ音に関して言えば、これが本当に睡眠を改善するのかは明らかではないとアメリカの睡眠財団（Sleep Foundation）は述べています。文献を調べると、調べた限りで

最も古い１９７２年の文献では、８名の男子学生にホワイトノイズを聞かせながら眠らせたところ、音のない夜と比べてレム睡眠が減少し、睡眠潜時が長くなったと報告しています[4]。これは、睡眠の質の悪化と捉えてもよいかもしれません。比較的新しい２０２４年の総説[5]でも、市販されているホワイトノイズを発する睡眠改善の機器を子どもに使用することには害が多く、特に聴覚への影響があると指摘しています。

一方、ニューヨーク市のノイズの多い地域の人たちを対象とした研究では、比較的低音量で流すホワイトノイズが睡眠を改善させることを示しています[6]。改善の評価ポイントは、アクチグラフでの中途覚醒の減少、および睡眠日誌による寝付きの改善です。しかし、この研究は簡易的な測定によるものです。また、ニューヨークという騒音の多い地域での調査でもあり、一定の効果を示唆をしてはいますがホワイトノイズが常に睡眠を改善させると結論づけるところまでは行っていないように思います。

音に関連しては、低周波音の問題も公に取り上げられています。この中で、消費者庁は深夜電力などを使った給湯器について、平成26年12月に「低周波音固有の人体への影響の有無及びそのメカニズムには不明な点もあるため、現時点においては、ヒートポンプ給湯機の運転音による不眠等の健康症状の発生を根本的に防ぐ対策を示すことは困難であるが、健康症状発生のリスクをできるだけ低減するとともに、より根本的な再発防止策の検討と発症時の対応の改善を進めるため、」取り組みを行うべきだという意見を出しています。これに対して、メーカーもこういった問題を認識して改善を考えているようです。環境庁のホームページなどには、「睡眠に対する影響については、眠りが浅いときには、低周波音の大きさが10Hzで100dB、20Hzで95dB以上になると目が覚めることがあるという実験結果が得られています。」という記載もあります[7]。したがって、この問題は環境問題として取り組んでいくことがよいかと思います。一方で、第15章の不眠症の章でも触れましたが、音の問題は、物理的に音の大きさや質がどうかということと、そのことが気になるかという2つの問題があり、この低周波音についても、近隣の協力で電源を夜間停止してもやはり眠れなかったというケースもありました。

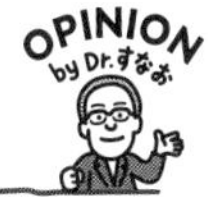

このようなことから、一般的にはバックグラウンドに音を出しながら寝ることは、睡眠の質を悪化させると考えてよいと思います。しかし、個別的に見るとすべての患者さんに音を出さないほうがよい、ラジオをつけっぱなしで寝たりしないほうがよいと言うのがよいのかどうかはわかりません。ここが、睡眠科学のみの視点で睡眠を考えられない重要なポイントでもあります。孤独な一人暮らしの高齢者は多くいます。そういう高齢者にとって、ラジオは孤独感を癒してくれる存在でもあります。夜中にふと起きたときにラジオが鳴っていてまた安心して眠るという患者さんもおられ、一概にラジオをつけて寝ると睡眠の質が悪化するというような、健常若

年成人のデータの結果を当てはめることは避けたほうがよいでしょう。エビデンスが重要であれば、こういった対象をしぼった丁寧な研究も大事だと思います。

3 温度・湿度

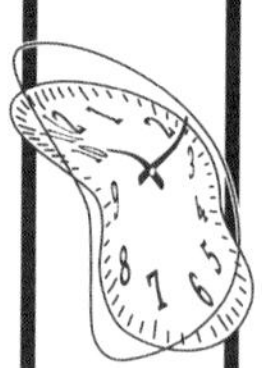

温度や湿度は、快適と感じる状況がよいというのが結論です。では、どのようなものが快適なのかということについて考えたいと思います。眠るときの環境は、部屋の室温だけでなく、寝床内気候という言葉があるように布団の中の温度・湿度がより重要です。したがって、このような布団の中の温度・湿度を調整するためには、寝具も重要であるわけです。例えば、冬のキャンプが好きな方もおられると思いますが、極寒のテントの中でも最新の技術で、しっかりと保温できるキャンプ用のマットレスと温かい寝袋もあります。そういうものの中では、完全とは言えないまでも比較的よい寝床内気候が保たれるわけです。

温度は、体温が末梢から放出されるということが入眠しやすさにつながるというエビデンスから、体温より少し低い温度がよいとされています。また、湿度はあまりジメジメせず、かつ乾燥しすぎない50%前後くらいの湿度がよいと思います。

湿度については、日本の夏は湿度も高く、部屋の中の湿度も高くなります。したがって、なるべくなら部屋の湿度を下げ、寝床内気候も部屋の湿度のレベルに近づくようにするのが理想です。眠っている間にも発汗がありますので、ある程度寝床内の湿度が上がることはやむをえませんが、通気性のよい寝具を使うほうがよい湿度が保たれやすいと思います。一方、冬場など乾燥しやすい状況では、ある程度の湿度が保たれたほうがよいと思います。普通の寝具は外気との間の遮蔽にはなりますので、通気性がよいものでもある程度の湿度が保たれ、布団の中までカラカラになってしまうということは、ないと思います。寝室の気温についてはWHO Housing and health guidelinesでは、最低室温を18度以上にすることを推奨しています(8)。

4 寝具

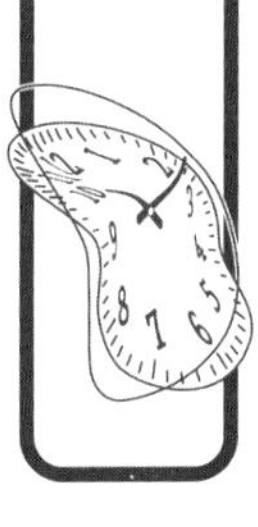

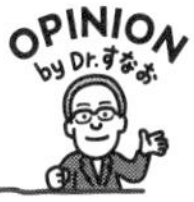

寝具は、体の下に敷くマットレスや、掛け布団、枕、そのほかにパジャマなどがあります。これについては、マットレスの硬さや、枕、寝床内気候などの研究がなされていますが、論文という意味ではエビデンスは必ずしも多くありません。どれ

を選ぶのかは、好みによる面もあると思います。また、上記の温度・湿度という視点での研究もあり、こういった側面についてはエビデンスとして捉えてもよいように思います。私は、敷布団についての研究を企業（株式会社エアウィーヴ）と行ったこともあり、この項目については、こういった私の経験に基づいた意見も交えながら述べていると考えていただきたいと思います。

①マットレス

マットレスについては、高反発・低反発などのマットレスの弾性や、通気性などにより差が出てきます。反発性については、私たちのグループの実験により、高反発（あるいは硬い）ほうが寝返りがしやすいという結果が得られました[9]。

図21-2は私たちが行った実験からのものですが、高反発のマットレスパッド（ＨＲ）は、低反発のマットレスパッド（ＬＲ）に比べて寝返りの際の筋力が非常に低くてすむという結果が得られました。眠っている間に寝返りをしやすいということです。寝返りは夜中に何度も起きるイベントですので、この際によっこらしょと力を使うのは、覚醒レベルを上げてしまう可能性があり、高反発では安定した睡眠が得られやすいと思います。

実は、寝返りでの筋力について言えば、硬い床でも寝返りはしやすいのですが、マットレ

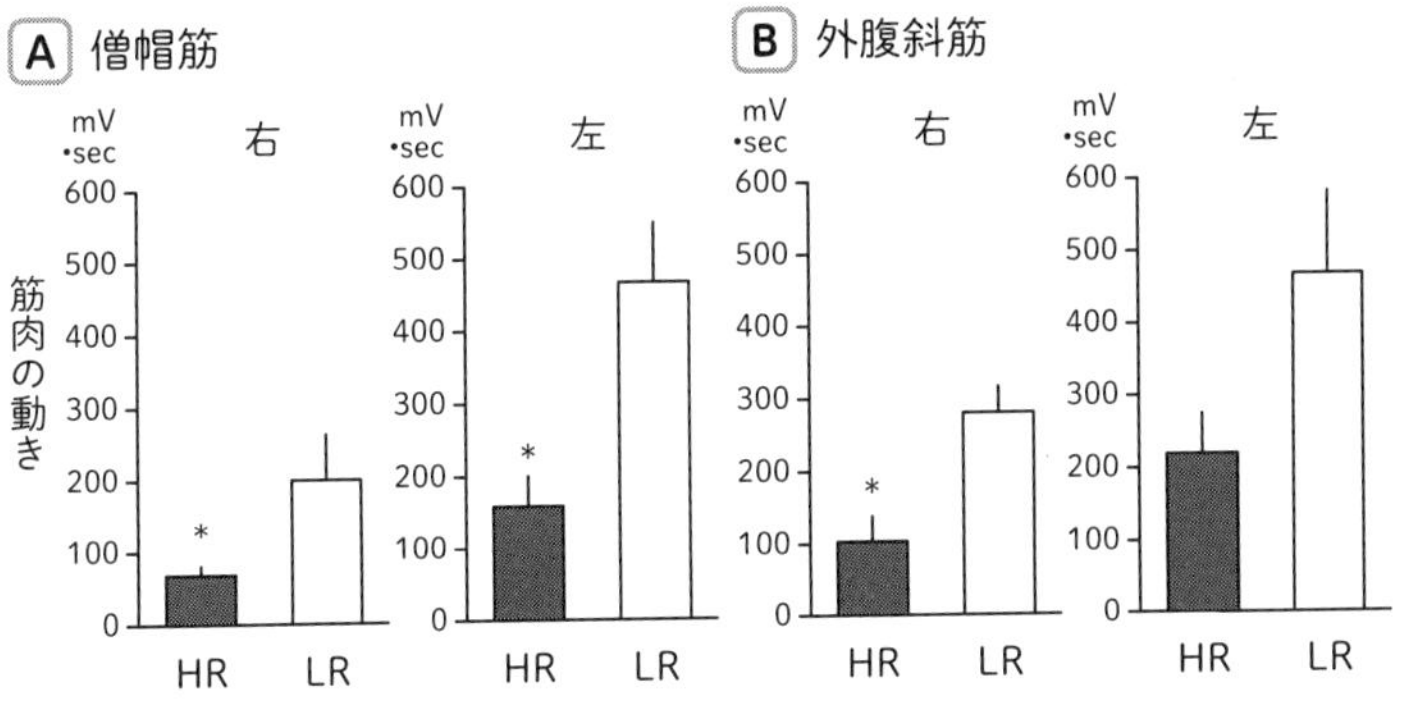

図21-2　高反発のマットレスのほうが寝返りを打ちやすい

HR：高反発マットレスパッド、LR：低反発マットレスパッド。
グラフの縦の数値が小さいほど、力を使わずに寝返りが打てたことになる。＊P＜0.05、n＝8
▶文献9より引用。

スのもう1つの要素としては、体圧分散ということがあります。体圧分散というのは、寝たときにいくつかの点（例えば、骨が出っ張っているところ）で体重を支えると、その部分が痛いわけです。したがって、体を面で支えるということも眠りやすいマットレスとしては重要になります。高反発のマットレスでも、面で体を支えており、これについては問題はなく、硬い床で寝るのはやはり体が痛くなってしまいおすすめできません。

このような体圧分散という視点では、低反発マットレスはさらに支える面積が広くなります。そういった意味では、低反発マットレスのよい面もあると思います。寝返りは、人によってその頻度が異なるので低反発がよいと感じる方もおられると思います。また、高齢者などで、起き上がることができずベッドで過ごす時間が多い場合には、褥瘡などもできにくい体圧分散のよいマットレスのほうがよい面もあると思います。

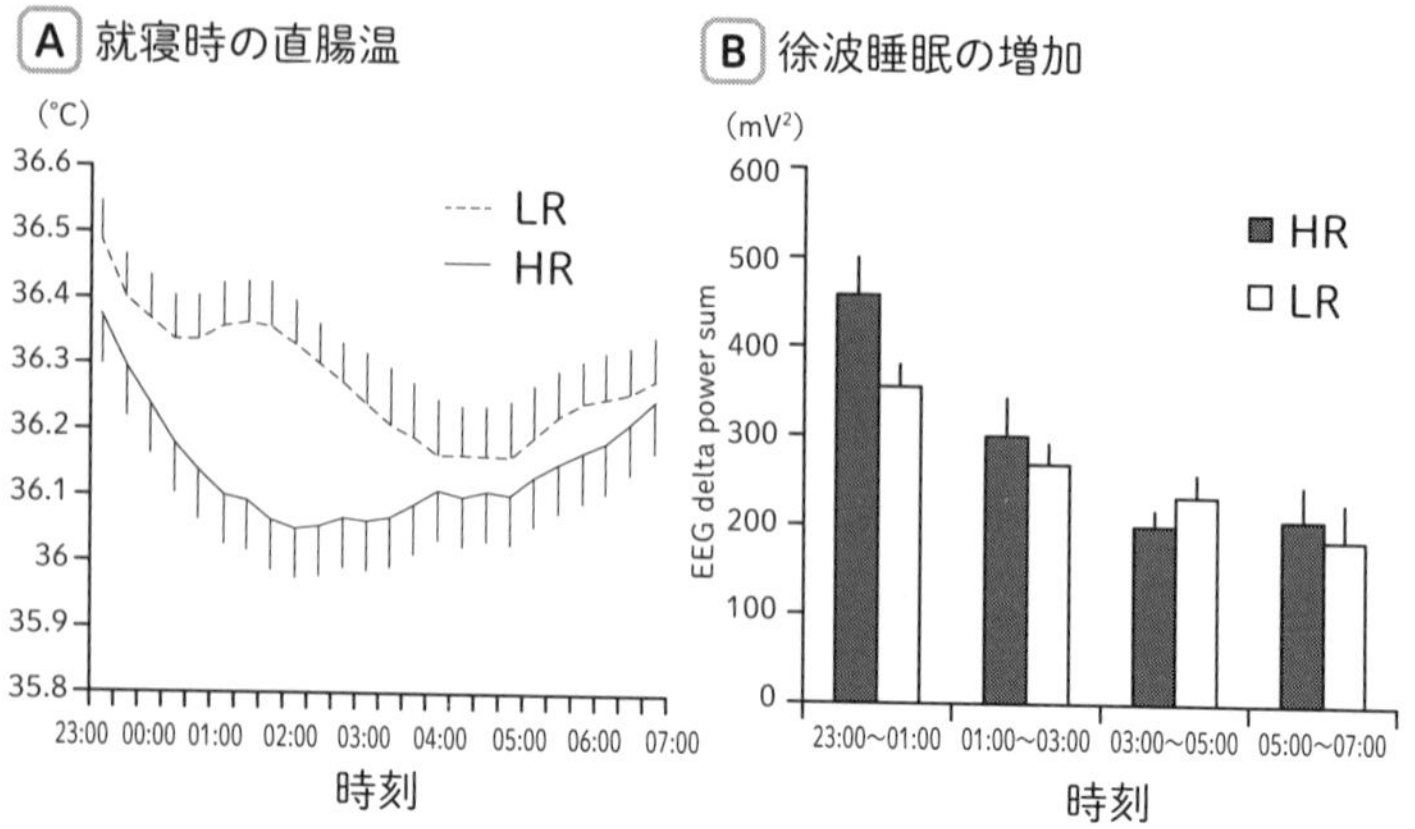

図21-3　高反発のマットレス（HR）は深部体温の低下を促進し（A）、徐波睡眠を増やす（B）
▶文献9より引用。

日本褥瘡学会でも、褥瘡の予防には体圧分散寝具が推奨されています。

保温性や通気性も寝具にとって重要です。正常睡眠の章（第5章）でも述べましたが、眠りはじめの体温の低下は、入眠を促す重要な要素になるとされています。これは私たちの研究でも証明されていて、高反発だけでなく通気性のよいマットレスが深部体温の低下を促進し、徐波睡眠を増やすことを示しています（**図21-3**）。科学的に検証されており、低反発マットレスで用いられているウレタン素材は、眠りはじめの深部体温の低下が起こりにくく、これに伴う徐波睡眠の増加が少ない結果となっています[9]。

また、体温低下と入眠促進の関係についての研究を行ったクラウチらも、体温低下が促進されるマットレスを使用した場合、徐波睡眠が増加し、心拍数が低下することを示しています[10]。

このようなことから、一般の健常者が用いるマットレスとしては、**高反発で通気性のよいものを選ぶのがよい**と思います。

②掛け布団

掛け布団についても、好みがあると思います。重い布団じゃないと安心して眠れない、と言う人もいれば、軽い羽布団のほうが楽でよいと言う人もいます。寝床内気候ということがクリアされていれば、どちらでもよいのかもしれません。

一方で、加重ブランケット（weighted blanket）についての研究があります。加重ブランケットは、ビーズなどをつめて重くした掛け布団で、これが不安、不眠症、さらに感覚処理障害をもつ人々の睡眠改善に役立つというものです[11]。これは、重い布団が安心だという、一般の感想と共通しています。

布団の研究ではありませんが、発達障害の1つである自閉スペクトラム症の患者さんに対して、体へ圧力をかけることが治療的な意味があるという研究があります[12]。臨床的な発達障害がなかったとしても、重い布団というのは安心感を与えるものである可能性があると思われます。

布団の重さについては、このような加重ブランケットの研究なども知識としてもちながら、自分の気に入ったものを用いればよいと思います。

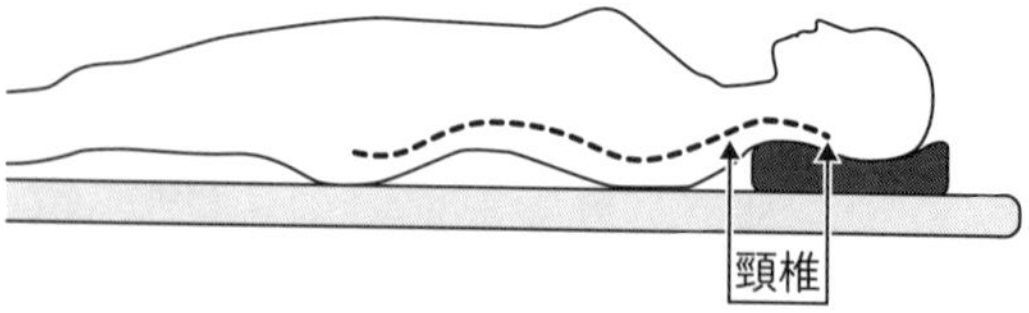

図21-4　睡眠時の背骨のＳ字カーブ

仰向けに寝ると背中と頸部の間に隙間ができるので、枕によってこの隙間を埋める。枕を選ぶときは、頭から頸椎、胸椎、腰椎の位置がＳ字カーブに沿った自然な形になるような枕にすることで、頭部と頸椎を支えることができる。

③枕

どのような枕がよいかということについては、頭から頸椎、胸椎、腰椎の位置が仰向けに寝た場合にＳ字カーブに沿った自然な形になるものがよいということが一般的な見解です（**図21-4**）。この場合には、１つは敷布団（マットレス）の弾性なども影響があると思われるので、これらも合わせながら考えるのがよさそうです。また、個人個人でＳ字カーブのあり方や、頸椎などの問題をもった方もいると思うので、こういった睡眠姿勢を専門にしている整形外科医などに相談されるのがよいのではないかと思います。

一方で、このような概念は仰向けに眠る場合に適用されるものので、睡眠時無呼吸症候群（第17章）などで推奨される横向き寝になると、頭の位置が下がらないように高めの枕のほうがよいと思います。また、抱き枕なども推奨されています。

うつぶせ寝の場合はどうかというと、あまり首がねじれすぎないほうがよいと思われ、枕の下に腕を入れて半分横向きになりながらの姿勢をとる方も多いのではないでしょうか。
そのように考えると、どの枕が一番よい枕かというふうに考えるよりも、自分自身の自然な睡眠姿勢がとれることを優先し、その中で仰向け寝が多ければマットレスと枕との関係から脊柱のアラインメント（並び）が自然になるもの、また横向き寝やうつ伏せ寝が多いのであれば、それに合った枕を選ぶことになると思います。

④寝間着（パジャマ）

寝間着も寝床内気候の一部なので、入眠時には体からの適度な熱放散が可能であり、冬場の睡眠中は首や肩などが冷えすぎないようにするというような役割が果たせることが必要となります。また、血液の循環ということを考えると、体を締めつけるようなものは不適切で、ゆったりした吸湿性がよい素材とデザインがよいと思います。

では、裸で眠るのはどうか、ということについては、いくつかの視点からの意見があるようです。アメリカ睡眠財団のホームページを見ると、以下の3点の注意が書いてあります[13]。

1 裸で寝ると、深部体温がより早く低下し、睡眠の質が向上します。
2 裸で寝ると、健康、パートナーとの親密さ、不安、自尊心が向上する可能性があります。
3 裸で寝る場合は、寝具が快適であること、室温が最適であること、そして就寝前に個人的な衛生を優先することを確認してください。
おそらく、皮脂でシーツなどが汚れやすいということはあると思いますが、そのほうがとても気持ちがよいということであれば、寝具や室温などの室内の環境に配慮しながら、裸で寝ることは悪くなさそうです。

5　色

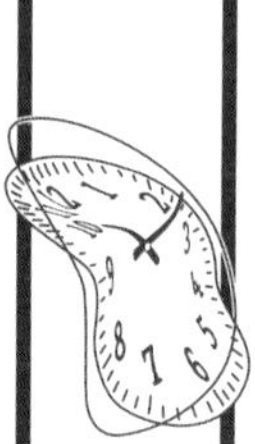

睡眠に関連した色については、眠りについてしまえば目をつぶってしまうので、色は見えません。そのため、寝室に入り眠るまでの間、あるいは消灯までの間に目にする色についてということになると思います。主な要素は、寝室の壁の色です。しかしながら、寝室の壁の色と睡眠との関係について、エビデンスレベルの高い研究はなされていないようです。

一方で、いくつかのホームページには意見が記載されています。その中で、学術論文ではありませんが、いくつかの文献などを参照しながら、解説を記載したものがあります[14,15]。これらを参照すると、睡眠に対してよい効果をもたらす色は以下の色などがあげられています。

- ブルー　：神経を鎮める

- グリーン：ストレスを減らす
- 白　　　：動揺を沈めリラックス
- ベージュ：心のバランスを保ち動揺を鎮める
- ピンク　：血圧を下げる可能性

一方で、赤、紫、黒っぽい色は推奨されていません。

寝室の壁の色を変えるのは大変だと思いますが、カーテンや寝具のシーツを変えるのでも効果はあると思います。寝る前に、このような色を目にして心地よく眠りにつくお気に入りのものを選んでみてください。

6 香り

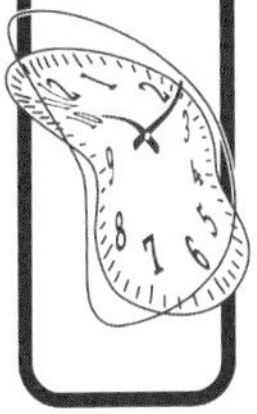

香りについては、不眠症の治療の中でアロマについて詳細に説明しています。そこで述べたように、ラベンダー、カモミール、シトラス、サンダルウッドなどが推奨されるアロマです。香りについては、第15章の不眠症治療の項目をご参照ください。

7 どのような場所なのか？

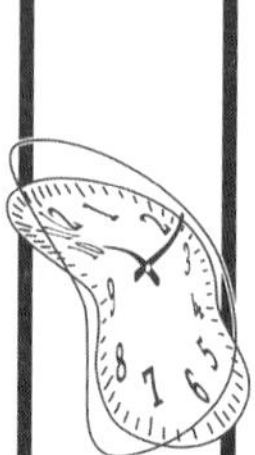

寝室環境について述べてきましたが、このような物理的な条件以外にも、心理的な要素も睡眠環境には大きく関係してきます。例えば、同じ部屋の中で誰が一緒に眠っているのか。同じ部屋にいなくても、自宅なのか、一人暮らしなのか、あるいは寮生活をしているのかなどの要素が睡眠に影響を及ぼすことがあります。

特殊な場合としては、眠り慣れた自宅での睡眠でも、オンコールという、夜中でも電話がかかってくる場合の睡眠などがあります。これについての研究の結果では、オンコールという体制は睡眠の質に悪影響を及ぼすというものでした[16]。

このように睡眠環境は、物理的な条件のほかにも、心に関わる安眠条件が満たされていることも重要であることがわかります。

コラム

自然の中で眠る

自分は、どんなところで眠ったときによく眠れるのかということを考えてみると、この章で書いたようなよい環境はもちろんあるのですが、キャンプをしたときの睡眠が一番思い出されます。

1つは、アメリカで研究をしていたときに、妻と2人でテントを持って、車で週末に旅行に行ったときの思い出です。そんな中では、カリフォルニアの自然の中で眠るのは最高でした。私は、西部劇に出てくるような、ネバダ州などの砂漠で岩の下の焚き火の脇で眠るようなことをやってみたかったのですが、これは妻の合意が得られませんでした。ガラガラヘビも怖かったのでやめました。

日本に帰ってきて子どもができてからも何度かキャンプに行きました。バーベキューをして自然の中で眠るのは最高です。キャンプの睡眠がよいと思うのは、日中体を動かしてから眠るからなのかもしれません。

また、早稲田大学のフレッシュマンキャンプの思い出もあります。毎年、新入生を引率して菅平高原に行っていました。教員は建物の中の寝床が用意されていますが、私はほぼ毎回テントで寝ました。学生と山登りをしたあとで自然の中で眠るのは最高です。

しかし、あるとき夜中に腕を何かが這っているのを感じることがありました。何かと思ってみると蟻です。懐中電灯で照らすと、たくさんの蟻がいます。蟻の巣の上にテントが張ってあったようです。蟻をすべて潰してまた寝ましたが、また同じことが起こります。そんなことを繰返して朝を迎えました。その話をすると、前日に同じテントで寝た教員が昨日もそうだったと言うのですが、気にせず寝たそうです。睡眠環境への感じ方は人によって著しく異なるということがよくわかったエピソードでした。

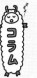

第22章

睡眠と社会

眠らない人はいませんが、現代は眠らない社会になっています。インターネットが普及し、リアルタイムで世界中が簡単にコミュニケーションできるようになっています。為替取引などでも、それぞれの国の市場の開催時間は日中となっていますが、主要な国々を結びつければ、シームレスに24時間の取引が可能となります。

また、都市部の環境は昔のような夜は暗く静かであるという環境からは程遠い状況です。子どもたちの生活も塾やインターネットなどさまざまな環境から夜間睡眠時間を侵し続けています。

このような中で多くの問題が生じ、次第に睡眠の重要性が見直されている側面もあります。本章ではこのような視点で、睡眠と社会の問題について考えてみたいと思います。エビデンスというよりも、私の考えだと思って読んでください。

1 睡眠にまつわるさまざまなデータ

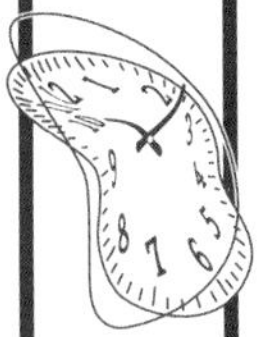

こういった問題を議論するときにさまざまなデータが示されます。例えば、下記にあげるような大きな事故がニュースなどで取り上げられる際は、これらの事故が睡眠不足による疲労や、睡眠時無呼吸症候群による可能性があると指摘されています。

- スリーマイル島原子力発電所事故（１９７９年、アメリカ）
- 米スペースシャトル「チャレンジャー号」爆発事故（１９８６年）
- エクソンバルディーズ号原油流出事故（１９８９年、アラスカ）
- 山陽新幹線での居眠り運転（２００３年）

このような大きな事故に至らなくても、睡眠障害のために日中の作業効率が低下するなどの問題を含めて、日本においては、３・５兆円の経済損失があると日本大学の内山　真教授（当時）は試算しています[1]。

実際の睡眠時間についても、経済協力開発機構（ＯＥＣＤ）のデータが頻繁に引用されま

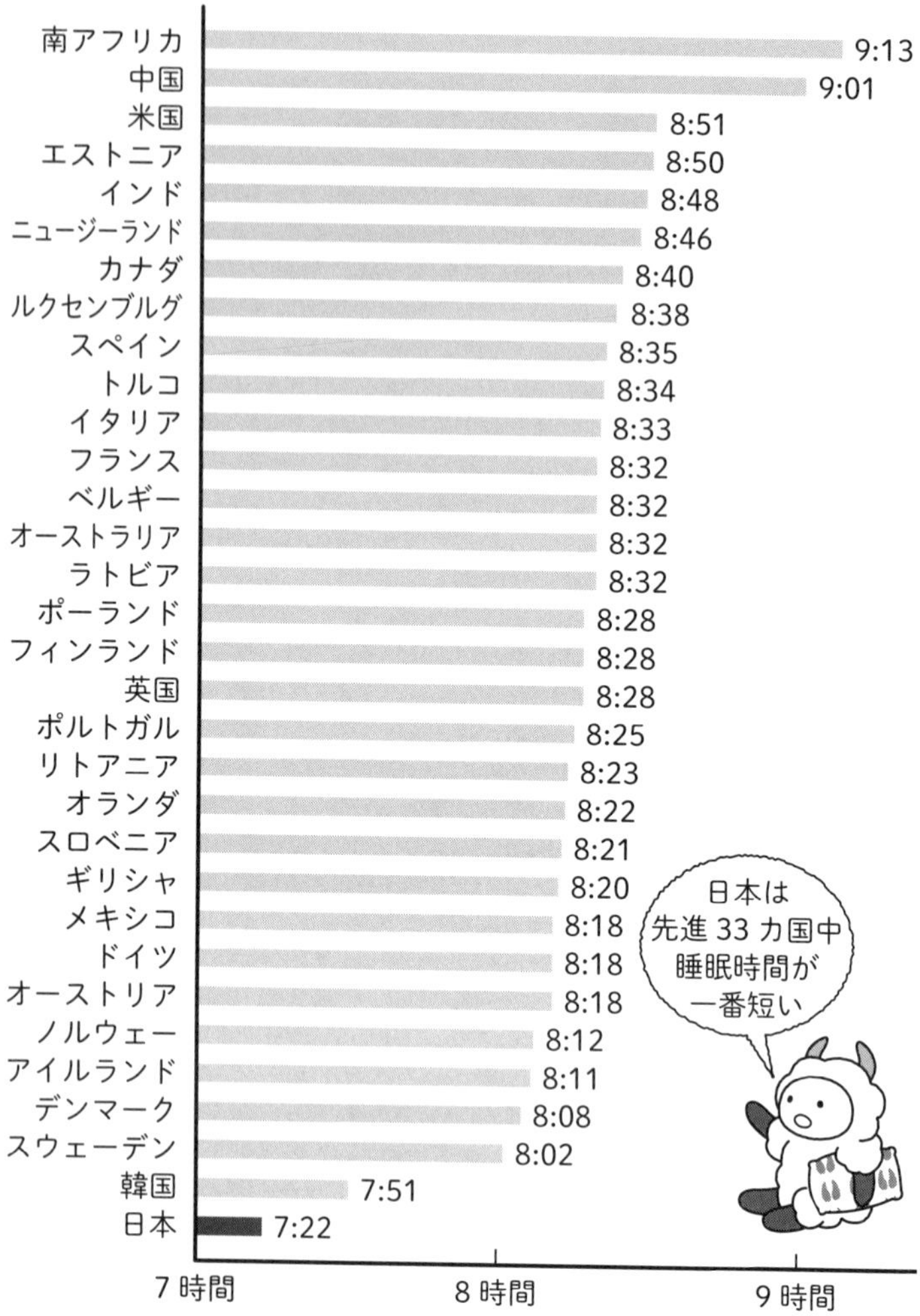

図22-1　平均睡眠時間の各国比較

▶経済協力開発機構（OECD）：Gender data portal 2021のデータを参考に作成。

す。その中の平均睡眠時間があります。これは、それぞれの国での統計のとり方が必ずしも同じでないという問題があると思いますが、比較としては興味深いものがあります。その結果を見ると、日本人の睡眠時間はＯＥＣＤ各国の中で最も短い国となっています（**図22-1**）。

さらに子どもの睡眠時間についても、学研教育総合研究所のデータ[2]などを見ると、夜ふかし早起きになって、睡眠時間は減っているようです。

2 考察～睡眠時間の確保と社会との兼ね合いについて

このようなデータをまとめると、睡眠はとても重要なものであり、睡眠を十分とらずに社会生活を営むと、思わぬところで事故が起きる可能性がある。また、国際比較では日本人はさらに睡眠時間が短く、また子どもの睡眠時間も短くなっていることを考えると、睡眠という視点からはこれを改善していく手立てが必要だということになりそうです。

実際に、睡眠時間を十分とることが重要であると思います。しかし、患者さんの話を聞いてみると、それでは生活ができないという事情もありそうです。これは、単に睡眠だけの問題ではありません。睡眠を十分とったほうがよいことはわかっているし、そうしたいと思っても目前の課題、仕事、経済的問題などを考えると、とてもそんなことはできないという生活をしている人は多くいます。

　特に働く年代層では睡眠時間がギリギリの生活をしている人も多くいるように思います。最近医学部時代のごく親しい友人と話をしました。彼は外科医ですが、月間100時間以上の残業をしていたそうです。日々の生活は朝から外来、手術などを行い、一通りの臨床業務が終わると夕方。それから、やっと次の仕事が始まり、手術の説明書類などさまざまな書類業務などを行い仕事が終わるのは夜の10時頃。家に戻って食事をとって2時頃に寝るという生活が毎日だったようです。たまたま彼に家族の手術をしてもらった方の話を聞く機会がありましたが、時間をかけた丁寧な説明でとても安心だったと話していました。このように、よい医療をしようと思えば時間がかかる。その時間を確保すれば、業務が終わらない、その結果睡眠時間が削られる。その結果、健康を害することも起こるわけです。

　医療の分野でこれを解決する方法の1つは医者の数を増やすことですが、そのためには人件費が必要です。その人件費を確保するためには医療費の値上げが必要になるということなのですが、現在の日本の医療費は46兆6,967億円（2022年度）です。この中で、国庫負担額は、約1割で、OECDの2023年報告によると、日本の政府支出に占める公的医療費の割合は、OECD加盟国中で最も高い水準だそうです(3)。しかし、それでもよい医療を提供するためには、もっと費用が必要であるということです。医師の働き方改革も行われ、おそらく睡眠という点では改善されることもあるかもしれませんが、本来提供すべき医療という視点からするとやや後退する側面もあると思います。このように、医師の健康を保ちながら、患者さんに最良の医療を提供するということは、重要な課題ですが、この中にも睡眠時間の確保は欠かせない課題として存在しています。

自分は医師なので、医学分野の例を出しましたが、おそらくは、他のさまざまな分野で同様のことがあるのだと思います。よい仕事をしようと思えば、時間がかかる。また、これとは別に経済的理由から理不尽な長時間労働をさせられている人はまだいます。さらに子どもたちは、よい学校に行くために睡眠時間を削って塾に行く。このように考えると、自分は睡眠の専門医ではありますが、自分が担っているのは、睡眠の医学的側面のみで、睡眠の問題を考えるときにはさらに政治・経済・社会・教育などという大きな枠組みの中で、できることを考えていくことが大切なのであろうと思います。

もちろんできることは、いろいろあります。疾患があるのであれば、それはしっかりと治療していく。睡眠が不足しているなら、補えるような工夫をする。さらには、昼寝を含めた睡眠時間の確保を容認する文化も必要になると思います。一時、Google 本社に昼寝カプセルが置かれたことが話題になりましたが、こういった昼寝のしやすい環境について、怠けるのでなくその後効率的に仕事をするための昼寝に効果があるのだという認識が社会にいきわたることも重要です。

労働環境という視点から言えば、労働者のメンタルヘルスをチェックすることが義務付けられました[4]。また、睡眠時間とストレス度の関係についても評価がなされていて、睡眠時間が短いとストレス度が高いということも言われています[5]。そうであれば睡眠時間をとるようにしたほうがよいとわかりますが、上記のように、社会のしくみとしてそれができないという事実に注目しなければ、睡眠、睡眠とだけお題目のように唱えて何も変わらないという状況になってしまいます。睡眠がとれない背景には、企業としての経営上の問題もあり、また、そのほかに仕事上の上下関係から生まれるハラスメントの問題なども含まれてきます。このような問題に対しては、次第に法律が整備され、人々の意識が変わってきていますが、まだ不十分であるようにも思います。

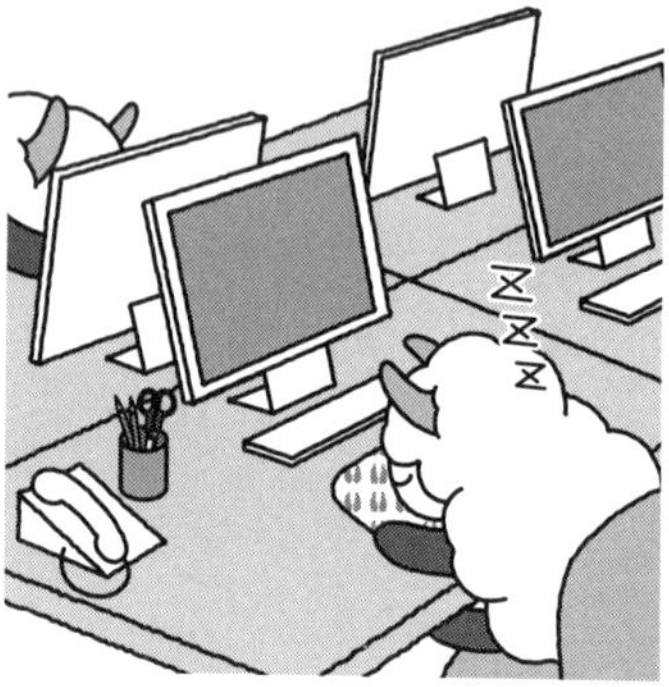

睡眠の臨床をしていると、このような問題にぶつかり、よい睡眠の知識が広がれば、国民がよい睡眠をとるようになるという単純なものではないということがわかります。私は、精

神科医ですが、そう考えたときに患者さんや職場の上司に対して、病状だけでなく、社会生活を含めた適応についてもなるべく時間をかけてお話しするようにしています。睡眠は24時間の生活の一部であり、睡眠専門外来と言えども患者さんの置かれている社会の状況は大きく関係してきます。少なくとも精神科医として精神医学が関わる部分についての責任は果たしたいと考える日々です。

第23章 睡眠専門資格について

1 専門資格

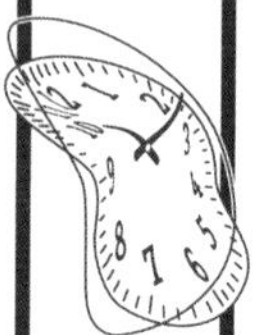

睡眠医学の知識は専門性の高いものです。不眠症一つにしても、本書の不眠症の章（第15章）で触れたように、治療は睡眠薬の投与だけではなく、不眠症に関わる基礎知識や治療法は多岐にわたっています。このような専門的な知識については、医師、歯科医師、臨床検査技師、心理師としての資格が現在日本では整備されています。このような睡眠専門家の資格は、日本睡眠学会が認定を行っています。また、このほかに専門的な医療を行っている機関として、日本睡眠学会専門医療機関および日本睡眠学会登録医療機関があります。

医師の資格として、指導医、総合専門医、専門医という名称がありますが、前者2つは厚生労働省が主導する新たな専門医制度の枠組みの中での資格で、専門医はこれまでの学会認定資格です。歯科医師、臨床検査技師、心理師の資格および施設認定は学会が認定するものです。

これらの資格を有する会員および施設は日本睡眠学会のホームページ[1]（※左の二次元コード参照）に掲載されていますので、患者さんが自分の住む地域の専門家を探すことができます。

2 専門医療機関

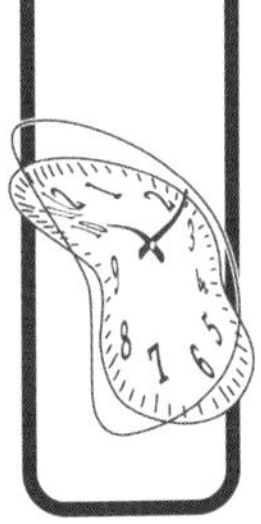

医療機関については、日本睡眠学会専門医療機関と日本睡眠学会登録医療機関があります

※…日本睡眠学会のホームページ

が、前者のほうが認定のための基準がより厳しいもので、これにはA型とB型があります。A型は不眠症、過眠症、睡眠関連呼吸障害などを含めた総合的医療を行っている医療機関、B型はこの中で睡眠関連呼吸障害を主として扱っている医療機関です。

専門医療機関の詳細については、日本睡眠学会のホームページ（1の二次元コード参照）をご覧ください。

3 海外の資格

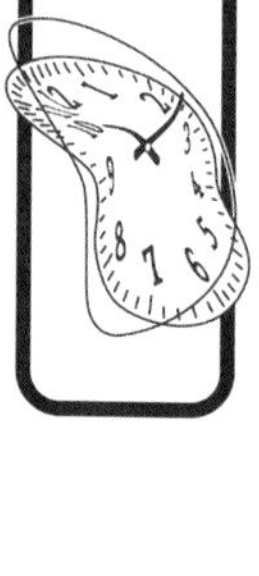

日本における資格は上記の日本睡眠学会が認定する資格ですが、このほかにも海外の資格を取得している専門家もいます。これは、主としてアメリカの睡眠医療に関わる資格ですが、それらには、アメリカ睡眠医学会（AASM）による医師への教育プログラムがあります。これは、アメリカの医師免許取得が条件になりますので、取得には負担が大きいものと思われます。

もう1つはRPSGT（Registered Polysomnographic Technologist®：登録睡眠ポリグラフ技師）という資格です。これは、日本臨床睡眠医学会が取得を推奨している資格で、アメリカのＢＲＰＴ（Board of Registered Polysomnographic Technologists：ＲＰＳＧＴ認定委員会）によって資格認定されるための要求事項をすべて満たしており、十分にトレーニングされていることが条件となります。推奨している理由としては、終夜睡眠ポリグラフのデータを介して、基本的な睡眠医学の知識を身につけることができるということがあります。

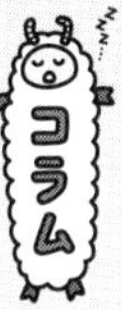

睡眠医学の学会

睡眠医学の学会はさまざまなものがありますが、日本には日本睡眠学会が中核的な学会としてあります。日本睡眠学会は、専門医資格とも関連しており、睡眠医学に関連した臨床家も研究者も入会しています。また、会員数も4千名近い人数がいます。私もこちらの専門医および指導医資格をもっていますし、クリニックも日本睡眠学会専門医療機関A型に認定されています。

このほかに、日本臨床睡眠医学会があります。こちらは、会員数が少ないですが、睡眠医科学に関してさまざまな議論が活発な学会です。

世界に目をやると、さまざまな国に睡眠医学の学会があり、これらを束ねているものがWorld Sleep Society（世界睡眠学会）です。このホームページに、加盟学会の一覧がありますので興味のある方はご覧ください[2]。日本の上記の2学会はともに世界睡眠学会に加盟しています。

おわりに

書き終えて思うのは、睡眠医学、睡眠科学の幅広さと、これを臨床に還元するときの多くの経験と知識の重要性です。内科、耳鼻科、歯科などそれぞれの専門家は、共通した幅広い知識とともにその分野の特異性をもって、専門的な治療を行っています。私たち精神科医も、睡眠を24時間の生活の一部として捉え、睡眠障害が身体疾患の一部である器質的なものであったとしても、それがどのように日中の身体や精神の活動に影響を与えるのかを深く考え、さらには個人個人の特質や、置かれている環境を加味し、最善の精神科的知識を導入しながら、治療法を選んでいくことが重要であると思います。睡眠の専門家になっても、それぞれの臨床の専門家であることも忘れず、臨床活動を行う。また、睡眠医学の専門家でなくても、睡眠のことを考えて臨床を行う。そのために、この本が少しでも役に立つなら望外の喜びです。

最後に、40年間の睡眠研究を通じて自分を支えてくれた妻に感謝の意を伝えたいと思います。睡眠記録のために夜間宿泊しているときに限って、子どもが熱を出すことなどもありました。そういった子どもたちも、大きくなり今は自立しています。妻も私も子どもたちがいることが、自分たちの生きがいとなっていたことは間違いのないことです。みんな、ありがとう。

二〇二五年二月

内田　直

夢についての疑問

動物の眠りについての疑問

睡眠の疑問やお悩み　早見表

睡眠にまつわる、よくある疑問や症状をまとめました。矢印で示した章にて解説していますので、気になる章からお読みいただいてもよいと思います。

よりよい眠りのためにはどうすればいい？

- 朝型/夜型は先天的なもの？もしくは生活習慣などによるもの？→**第4章**
- 「朝型」と「夜型」の人はそれぞれどういう睡眠のとり方をするのがよい？→**第4章**
- 今の自分の適切な睡眠時間を知る方法は？→**第7章**
- 運動をすればよく眠れるようになる？→**第11章**
- 睡眠記録アプリは睡眠の質の向上に効果がある？どのように利用すればよい？→**第14章**
- 寝付けないというのはどういう状況？→**第15章**
- 不眠症は女性のほうが多い？→**第15章**
- 眠れなくて悩んでいるが薬には頼りたくない→**第15章**
- 睡眠時間は足りているはずなのに日中とても眠い…。睡眠のとり方で改善できる？→**第16章、第18章**
- 寝付きをよくするには？→**第21章**
- 睡眠の質をよくするにはどんな環境で眠ればいい？→**第21章**
- 寝具によって睡眠の質はどの程度変わるの？（掛け布団は重いほうがいいって本当？）→**第21章**

睡眠不足についての疑問

- 睡眠時間が足りない、または多すぎると、何が起こるの？→**第7章**
- 長時間睡眠をとっていないときの脳内はどうなっている？→**第7章**
- 寝溜めは可能？→**第7章**
- 睡眠負債とはどんな状態？返済できる？→**第7章**

眠りのしくみや、眠りと体についての疑問やお悩み

- 目や、目から入ってくる光と、眠りとの関係とは？→**第4章**
- ショートスリーパーってほんとにいるの？体に無理はかかっていないの？→**第7章**

8. 天野雅夫：日本東洋医学雑誌，75：59-65，2024

第20章　睡眠関連運動障害

1. Gossard TR, et al：Neurotherapeutics, 18：140-155, 2021
2. Manconi M, et al：Nat Rev Dis Primers, 7：80, 2021
3. 日本神経治療学会治療指針作成委員会：標準的神経治療：Restless legs症候群．2012
4. Chisholm T & Morehouse RL：Sleep, 19：343-346, 1996

第21章　睡眠環境

1. Lee SI, et al：Chronobiol Int, 37：897-909, 2020
2. Mason IC, et al：Proc Natl Acad Sci U S A, 119：e2113290119, 2022
3. Suni E & Singh A：Light and Sleep. 2023
4. Scott TD：Psychophysiology, 9：227-232, 1972
5. De Jong RW, et al：Sleep Med, 119：88-94, 2024
6. Ebben MR, et al：Sleep Med, 83：256-259, 2021
7. 環境省 水・大気環境局大気生活環境室：よくわかる低周波音．2007
8. World Health Organization：Report of the systematic review on the effect of indoor cold on health. 2018
9. Chiba S, et al：PLoS One, 13：e0197521, 2018
10. Herberger S, et al：Sci Rep, 14：4669, 2024
11. Dawson S, et al：Am J Occup Ther, 78：7805205160, 2024
12. Grandin T：J Child Adolesc Psychopharmacol, 2：63-72, 1992
13. Pacheco D & Rosen D：Benefits of Sleeping Naked. 2024
14. Summer J：What Color Helps You Sleep? 2023
15. Breus M：Best Bedroom Colors for Sleep. 2024
16. Hall SJ, et al：Sleep Med Rev, 33：79-87, 2017

第22章　睡眠と社会

1. 内山 真：日本精神科病院協会雑誌，31：1163-1169，2012
2. 学研教育総合研究所：小学生白書30年史（1989～2019）第2部 小学生の生活・生活環境の変遷．
3. 日経メディカル：国民医療費、今どれくらい？ 2024
4. 労働者健康福祉機構 勤労者メンタルヘルス研究センター：働く人のストレスチェック活用マニュアル．
5. KYODO NEWS PRWIRE：ストレスが低い人は「睡眠7～9時間」に集中．2024

第23章　睡眠専門資格について

1. 日本睡眠学会：睡眠医療認定一覧
2. World Sleep Society：Current Associate Society Members

12. Ishikawa T, et al：Pharmacol Biochem Behav, 220：173464, 2022
13. Plante DT, et al：Neurology, 102：e207994, 2024
14. Chervin RD：Idiopathic hypersomnia. UpToDate, 2024
15. Dauvilliers Y & Buguet A：Dialogues Clin Neurosci, 7：347-356, 2005
16. Wynchank D, et al：J Clin Sleep Med, 14：349-357, 2018
17. Cepeda NJ, et al：J Abnorm Child Psychol, 28：213-226, 2000
18. Tidler, A, et al：Minerva Psychiatry, 63：329-338, 2022

第17章　睡眠関連呼吸障害

1. 日本循環器学会：2023年改訂版 循環器領域における睡眠呼吸障害の診断・治療に関するガイドライン
2. Senaratna CV, et al：Sleep Med Rev, 34：70-81, 2017
3. Quan SF, et al：Southwest J Pulm Crit Care, 18：87-93, 2019
4. Kendzerska T, et al：PLoS Med, 11：e1001599, 2014
5. Wadman M：Science, 361：1174-1175, 2018
6. BaHammam AS, et al：Sleep Breath, 20：447-456, 2016
7. Gabryelska A, et al：Sleep Breath, 22：825-830, 2018
8. Jung YJ & Oh E：J Clin Sleep Med, 17：1305-1312, 2021
9. 宮本雅之，宮本智之：臨床神経学，59：211-212，2019
10. 中田誠一：耳鼻咽喉科展望，59：282-290，2016
11. Hoshikawa M, et al：Med Sci Sports Exerc, 47：1512-1518, 2015

第18章　概日リズム睡眠・覚醒障害

1. Yazaki M, et al：Psychiatry Clin Neurosci, 53：267-268, 1999
2. Barion A & Zee PC：Sleep Med, 8：566-577, 2007
3. 日本看護協会：看護職の夜勤・交代制勤務に関するガイドライン．2013
4. Sun SY & Chen GH：Curr Neuropharmacol, 20：1022-1034, 2022
5. Dodson ER & Zee PC：Sleep Med Clin, 5：701-715, 2010
6. Czeisler CA, et al：Sleep, 4：1-21, 1981
7. Moldofsky H, et al：Sleep, 9：61-65, 1986

第19章　睡眠時随伴症

1. Lee WJ, et al：Neurology, 101：e2364-e2375, 2023
2. Brooks PL & Peever JH：J Neurosci, 32：9785-9795, 2012
3. Sasai T, et al：Sleep Med, 13：913-918, 2012
4. Hasegawa E, et al：Science, 375：994-1000, 2022
5. Fukuda K, et al：Sleep, 10：279-286, 1987
6. 福岡県薬剤師会：悪夢を起こす薬剤
7. Raskind MA, et al：N Engl J Med, 378：507-517, 2018

55. Richardson GS, et al：J Clin Sleep Med, 4：456-461, 2008
56. Khazaie H, et al：Front Psychiatry, 13：1070522, 2022
57. Keks NA & Hope J：Australas Psychiatry, 30：530-532, 2022
58. Beuckmann CT, et al：J Pharmacol Exp Ther, 362：287-295, 2017
59. Muehlan C, et al：Expert Opin Drug Metab Toxicol, 16：1063-1078, 2020
60. Gotter AL, et al：BMC Neurosci, 14：90, 2013
61. Park J, et al：Ann Pharmacother, 57：1076-1087, 2023
62. 高塚厚志，他：精神神経学雑誌，125：1081，2023
63. Hoffmann KM, et al：Front Pharmacol, 7：219, 2016
64. Singh A & Zhao K：Int Rev Neurobiol, 135：97-115, 2017
65. ウィキペディア：ブロムワレリル尿素
66. 三島和夫：精神神経学誌，120：558-563，2018
67. Lal S, et al：Acta Psychiatr Scand, 87：380-383, 1993
68. Thompson W, et al：Sleep Med, 22：13-17, 2016
69. Krystal AD, et al：Int Clin Psychopharmacol, 23：150-160, 2008
70. Marek GJ, et al：Neuropsychopharmacology, 28：402-412, 2003
71. Lal S, et al：Acta Psychiatr Scand, 87：380-383, 1993
72. 「Principles and Practice of Sleep Medicine, 5th edition」(Kryger MH, et al. eds), Saunders, 2011
73. 「Sleep Disorders Medicine, 3rd ed.」(Chokroverty S, ed), Saunders, 2009
74. すなおクリニックQ&A：長く睡眠薬を飲んでいますが、どうしたらやめられるでしょう。2018
75. 日本心臓財団：高血圧治療ガイドライン・エッセンス．2019

第16章　中枢性過眠症

1. Vernet C & Arnulf I：Sleep, 32：753-759, 2009
2. Koyama Y：Peptides, 169：171080, 2023
3. Ruoff C, et al：J Clin Sleep Med, 14：65-74, 2018
4. 本多 真：睡眠医療，9：139-149，2015
5. Ohayon MM, et al：Sleep Med X, 6：100095, 2023
6. Imanishi A, et al：Sleep Biol Rhythms, 20：585-594, 2022
7. 日本睡眠学会：ナルコレプシーの診断・治療ガイドライン
8. Strollo PJ Jr, et al：Chest, 155：364-374, 2019
9. WebMD：Wakix (pitolisant) - Uses, Side Effects, and More.
10. 「Principles and Practice of Sleep Medicine, 7th edition」(Kryger M, et al, eds), Elsevier, 2021
11. Dauvilliers Y, et al：CNS Drugs, 36：633-647, 2022

22. 障害者職業総合センター：リラクゼーション紹介講座〈2〉漸進的筋弛
23. Maruthai N, et al：Int Rev Psychiatry, 28：279-287, 2016
24. Morgenthaler T, et al：Sleep, 29：1415-1419, 2006
25. The New York Times：Peter Hauri, Psychologist Who Focused on Insomnia, Dies at 79. 2013
26. Tang NK, et al：J Behav Ther Exp Psychiatry, 38：40-55, 2007
27. Dawson SC, et al：Prim Care Companion CNS Disord, 25：22m03344, 2023
28.「Behavioral Treatments for Sleep Disorders」(Perlis M, et al, eds), pp61-70, Academic Press, 2011
29. Damiola F, et al：Genes Dev, 14：2950-2961, 2000
30. Suni E & Guo L：The Best Foods To Help You Sleep. 2024
31. 大井田 隆，他：一般住民の睡眠問題に関する疫学研究．平成16-18年度厚生労働科学研究費補助金（こころの健康科学研究事業）分担研究報告書
32. Lewith GT, et al：J Altern Complement Med, 11：631-637, 2005
33. Abbaspoor Z, et al：Int J Community Based Nurs Midwifery, 10：86-95, 2022
34. Zhong Y, et al：BMC Complement Altern Med, 19：306, 2019
35. Cheong MJ, et al：Medicine (Baltimore), 100：e24652, 2021
36. Her J & Cho MK：Complement Ther Med, 60：102739, 2021
37. Suni E & Singh A：Light and Sleep. 2023
38. Wahl S, et al：J Biophotonics, 12：e201900102, 2019
39. Haghayegh S, et al：Sleep Med Rev, 46：124-135, 2019
40. Kräuchi K, et al：Am J Physiol Regul Integr Comp Physiol, 278：R741-R748, 2000
41. Cheuk DK, et al：Cochrane Database Syst Rev, 2012：CD005472, 2012
42. Sun YJ, et al：BMC Complement Altern Med, 16：217, 2016
43. 高橋裕美：Journal of Training Science for Exercise and Sport，36：31-36，2024
44. セカンドステージ：酷暑を乗り切る　適度な運動で不眠予防．毎日新聞，2018年8月12日掲載
45. 三島和夫，他：大規模診療報酬データを用いた向精神薬の処方実態に関する研究
46. Soong C, et al：BMJ, 372：n680, 2021
47.「好きになる睡眠医学 第2版」（内田 直／著），p148，講談社サイエンティフィク，2013
48. Chen X, et al：Acta Pharmacol Sin, 40：571-582, 2019
49. Lalive AL, et al：Swiss Med Wkly, 141：w13277, 2011
50. Tan KR, et al：Trends Neurosci, 34：188-197, 2011
51. Nutt DJ & Stahl SM：J Psychopharmacol, 24：1601-1612, 2010
52. Cheng T, et al：Neuropsychiatr Dis Treat, 14：1351-1361, 2018
53. 東京都保健医療局：薬物乱用は、心も体もボロボロにしてしまいます
54. Liu J, et al：Annu Rev Pharmacol Toxicol, 56：361-383, 2016

6. 日本睡眠改善協議会：OSA睡眠調査票MA版（OSA sleep inventory MA version）
7. 福原俊一，他：日本呼吸器学会雑誌，44：896-898，2006
8. 過眠症の杜：睡眠表
9. 睡眠解析ソリューション：Smart Sleep Analytics
10. Lee HA, et al：Psychiatry Investig, 14：179-185, 2017
11. Martin JL & Hakim AD：Chest, 139：1514-1527, 2011
12. American Academy of Sleep Medicine（米国睡眠医学会）：Standards for Accreditation of Out of Center Sleep Testing (OCST) in Adult Patients.
13. 日本睡眠学会：検査施設外睡眠検査（out of center sleep testing；OCST）
14. Wikipedia：Peripheral Arterial Tone.
15. 厚生労働省：「無拘束型シートセンサを用いた睡眠時無呼吸症候群の検査」について

第15章　不眠症

1.「睡眠障害国際分類 第3版」（米国睡眠医学会／著，日本睡眠学会診断分類委員会／監訳），ライフ・サイエンス，2018
2.「睡眠障害の対応と治療ガイドライン 第3版」（内山 真／編），じほう，2019
3. 総務省：低周波音による被害は？ 2001
4. Nofzinger EA：Sleep Med, 5 Suppl 1：S16-S22, 2004
5. Dopheide JA：Am J Manag Care, 26：S76-S84, 2020
6. Havens CM, et al：Sleep, 40：A117-A118, 2017
7. Aernout E, et al：Sleep Med, 82：186-192, 2021
8. Roth T：J Clin Sleep Med, 3：S7-10, 2007
9. 土井由利子：保健医療科学，61：3-10，2012
10. 河村 葵，栗山健一：医学のあゆみ，281：941-946，2022
11. Kaneita Y, et al：J Epidemiol, 15：1-8, 2005
12. Ohayon MM：Sleep Med Rev, 6：97-111, 2002
13. Belanger L, et al：Behav Sleep Med, 4：179-198, 2006
14. Lichstein KL & Rosenthal TL：J Abnorm Psychol, 89：105-107, 1980
15. Jacobs GD, et al：Arch Intern Med, 164：1888-1896, 2004
16. 厚生労働省 健康づくりのための睡眠指針の改訂に関する検討会：健康づくりのための睡眠ガイド 2023（案）．2023
17. Bootzin RR：Stimulus control treatment for Insomnia. Proceedings, 80th Annual Convention, APA, pp395-396, 1972
18. Suni E & Singh A：The Relationship Between Sex and Sleep. Physical Health and Sleep, 2024
19. Spielman AJ, et al：Sleep, 10：45-56, 1987
20. Eda N, et al：J Sports Sci Med, 19：695-702, 2020
21. Martha S, et al：J Hum Behav Soc Environ, 13：51-66, 2006

6. Iliff JJ, et al：Sci Transl Med, 4：147ra111, 2012
7. Lee H, et al：J Neurosci, 35：11034-11044, 2015

第10章　夢と睡眠

1. 神谷之康：Natureダイジェスト，10：DOI: 10.1038/ndigest.2013.130720，2013
2. Becchetti A & Amadeo A：Behav Brain Sci, 39：e202, 2016
3. Powell RA, et al：Percept Mot Skills, 81：95-104, 1995
4. 馬場禮子：こころの科学，41：82-85，1991

第11章　運動と睡眠

1. Urponen H, et al：Soc Sci Med, 26：443-450, 1988
2. National Sleep Foundation：2013 Sleep in America® Poll - Exercise and Sleep. 2013
3. Baekeland F & Laskey R : Perceptual and Motor Skills, 23 : 1203-1207, 1966
4. Kubitz KA, et al：A meta-analytic review. Sports Med, 21：277-291, 1996
5. 伊藤和麻：高強度トレーニングによる睡眠の質及び気分への影響．早稲田大学スポーツ科学部卒業論文（2010年度）
6. Mah CD, et al：Sleep, 34：943-950, 2011

第12章　睡眠障害の分類

1. Association of Sleep Disorders Centers and the Association for the Psychophysiological Study of Sleep：Sleep, 2：5-137, 1979
2. Thorpy MJ：Neurotherapeutics, 9：687-701, 2012
3. American Academy of Sleep Medicine：International Classification of Sleep Disorders, 3rd ed. 2014
4. 「睡眠障害国際分類 第3版」（米国睡眠医学会／著，日本睡眠学会診断分類委員会／監訳），ライフ・サイエンス，2018
5. 「睡眠医療 Vol.9 No.2 ICSD-3と日本の睡眠医療」（粥川裕平，他／著），ライフ・サイエンス，2015

第13章　睡眠ポリグラフィー検査

1. Maski KP, et al：J Clin Sleep Med, 20：631-641, 2024
2. 日本睡眠学会：覚醒維持検査（maintenance of wakefulness test：MWT）

第14章　その他の睡眠医学検査法

1. 睡眠医療プラットフォーム：ピッツバーグ睡眠質問票
2. 宗澤岳史，他：精神科治療学，24：219-225，2009
3. 三島和夫：不眠症のQOL尺度（QOLI）の開発に関する研究．厚生労働科学研究費補助金・障害者対策総合研究事業「臨床評価を踏まえた睡眠障害の治療ガイドライン作成及び難治性の睡眠障害の治療法開発に関する研究」平成25年度研究報告書，pp6-18，2014.
4. 産業医科大学：睡眠負債の状況を評価する質問紙
5. 小栗 貢，他：精神医学，27：791-799，1985

第6章　動物の睡眠

1.「The Sleep Instinct」(Meddis R, ed), Routledge & Kegan Paul, 1977
2. 羽鳥聖七，乗本裕明：実験医学，40：1719-1723, 2022
3. Leung LC, et al：Nature, 571：198-204, 2019
4. Scientific American：Spiders Seem to Have REM-like Sleep and May Even Dream. 2022
5. Siegel JM：Nature, 437：1264-1271, 2005
6. Sekiguchi Y, et al：Nature, 441：E9-10, 2006

第7章　睡眠時間と睡眠負債

1. NHK放送文化研究所 世論調査部：2020年度調査 あなたの睡眠時間は平均より長い？短い？
2. Ohayon MM, et al：Sleep, 27：1255-1273, 2004
3. Uchida S：Sleep and Biological Rhythms, 12：308-309, 2014
4. McKillop LE & Vyazovskiy VV：Curr Opin Physiol, 15：210-216, 2020
5. Rhodes JA, et al：Sleep, 42：zsy193, 2019
6. McKillop LE & Vyazovskiy VV：Curr Opin Physiol, 15：210-216, 2020
7. Kim EJ & Dimsdale JE：Behav Sleep Med, 5：256-278, 2007
8. Opp MR：Sleep Med Rev, 9：355-364, 2005
9. 平田幸一：日本内科学会雑誌，109：1708-1719，2020
10. Beersma DG, et al：Electroencephalogr Clin Neurophysiol, 76：114-122, 1990
11. Feinberg I：J Psychiatr Res, 10：283-306, 1974
12. 内田 直：精神科治療学，7：1297-1303，1992
13. Borbély AA：Hum Neurobiol, 1：195-204, 1982
14. 土井由利子：保健医療科学，61：3-10，2012
15. 内田 直，恩田光基：睡眠医療，17：213-218，2023

第8章　発達と老化による睡眠の変化

1.「Sleep and Wakefulness」(Kleitman N, ed), Univ. Chicago Press, 1939
2. Roffwarg HP, et al：Science, 152：604-619, 1966
3.「好きになる睡眠医学 第2版」（内田 直／著），p20，講談社サイエンティフィク，2013
4. Lange T, et al：Psychosom Med, 65：831-835, 2003

第9章　睡眠と記憶

1. Walker MP：Harv Rev Psychiatry, 16：287-298, 2008
2. Harrison Y & Horne JA：Q J Exp Psychol A, 53：271-279, 2000
3. Plihal W & Born J：J Cogn Neurosci, 9：534-547, 1997
4. Born J & Wilhelm I：Psychol Res, 76：192-203, 2012
5. Nishida M, et al：Cereb Cortex, 19：1158-1166, 2009

4. Inutsuka A & Yamanaka A：Front Endocrinol (Lausanne), 4：18, 2013
5. Saper CB, et al：Nature, 437：1257-1263, 2005
6. Kim SJ, et al：Nature, 612：512-518, 2022
7. Wang Z, et al：Nature, 558：435-439, 2018

第４章 生体時計とサーカディアンリズム

1. Nobelförsamlingen The Nobel Assembly at Karolinska Institutet：The 2017 Nobel Prize in Physiology or Medicine. 2017
2. Walter Jahn：suprachiasmatic nucleus of the hypothalamus. YouTube
3. 国立精神・神経医療研究センター：朝型夜型質問紙
4. Duffy JF, et al：Behav Neurosci, 115：895-899, 2001
5. Arendt J：The Pineal Gland and Pineal Tumours. 2011
6. Liu J, et al：Annu Rev Pharmacol Toxicol, 56：361-383, 2016
7. 岡村 均：生物物理, 49：232-237, 2009
8. Ishida A, et al：Cell Metab, 2：297-307, 2005
9. Schibler U, et al：Cold Spring Harb Symp Quant Biol, 80：223-232, 2015
10. 東北大学：錠剤サイズの「飲む体温計」動物適用実験に成功 ～胃酸発電で動作。病気の早期発見や健康増進に期待～. 2019
11. Youngstedt SD, et al：J Physiol, 597：2253-2268, 2019
12. Eastman CI & Burgess HJ：Sleep Med Clin, 4：241-255, 2009
13. Kojima T, et al：Sleep Sci. 6：16-21, 2013
14. 厚生省大臣官房厚生科学課：メラトニン原料と狂牛病について. 1997
15. Erland LA & Saxena PK：J Clin Sleep Med, 13：275-281, 2017
16. Broughton R & Mullington J：J Sleep Res, 1：93-98, 1992
17. 「Ultradian rhythms in physiology and behavior」(Schulz H, Lavie P, eds), pp148-164, Springer, 1985

第５章 正常の睡眠：睡眠構築と睡眠生理学

1. 「Sleep Disorders and Sleep Deprivation: An Unmet Public Health Problem」(Colten HR and Altevogt BM, eds), National Academies Press, 2006
2. American Academy of Sleep Medicine : The AASM Manual for the Scoring of Sleep and Associated Events: Rules, Terminology and Technical Specifications. Westchester, 2007
3. Czeisler CA, et al：Science, 210：1264-1267, 1980
4. Kräuchi K & Wirz-Justice A：Neuropsychopharmacology, 25：S92-S96, 2001
5. Ako M, et al：Psychiatry Clin Neurosci, 57：59-65, 2003
6. Al-Shama RFM, et al：Sleep Med Rev, 77：101977, 2024
7. 「Principles and Practice of Sleep Medicine, 7th edition」(Kryger M, et al, eds), p1607, Elsevier, 2021（Kindle版）

文　献

本書の文献は、羊土社ホームページの書籍特典ページから閲覧可能です（アクセス方法は目次１４ページをご参照ください）。本書の書籍特典ページでは、各文献の論文タイトルや、URL（一部の文献のみ）などの詳細情報も掲載しております。

この本の読み方

1. 斎藤 充：日本医事新報，4993：35-36，2020
2. Sackett DL, et al：BMJ, 312：71-72, 1996

第１章　睡眠とは

1. Titova OE, et al：J Sleep Res, 31：e13453, 2022
2. NASA：Astronomy Picture of the Day (2019 May 20)

第２章　睡眠研究の歴史

1. Basner M：Sleep Med, 11：417-422, 2010
2. 「Symptomatology, Psychognosis, and Diagnosis of Psychopathic Diseases」(Sidis B, ed), R.G. Badger, 1914
3. Loomis AL, et al：J Exp Psychol, 21：127-144, 1937
4. Aserinsky E：Journal of the History of the Neurosciences, 5：213-227, 1996
5. Uchida S, et al：Brain Res, 659：243-248, 1994
6. Nishida M, et al：Neurosci Lett, 379：110-115, 2005
7. Huang ZL, et al：Curr Opin Pharmacol, 7：33-38, 2007
8. von Economo C：J Nerv Ment Dis, 71：1-5, 1930
9. Kanda T, et al：J Physiol Sci, 66：1-13, 2016
10. 「Functions of Sleep」(Colin RD, ed), pp37-71, Academic Press, 1979
11. Sakai K：Eur J Neurosci, 52：3507-3530, 2020
12. Luppi PH, et al：Sleep Med Rev, 74：101907, 2024
13. Dang-Vu TT, et al：Sleep, 33：1589-1603, 2010
14. Kajimura N, et al：J Neurosci, 19：10065-10073, 1999

第３章　睡眠の神経メカニズム

1. 「Principles and Practice of Sleep Medicine, 6th edition」(Kryger M, et al, eds), Elsevier, 2017
2. Sherin JE, et al：Science, 271：216-219, 1996
3. Sakurai T, et al：Cell, 92：573-585, 1998

さ

し

す

せ

た～と

な～の

さくいん

数字

欧文

和文

あ

い～お

か

き～こ

内田　直（うちだ　すなお）

1956年東京都生まれ。1983年滋賀医科大学卒業。東京医科歯科大学（現：東京科学大学医学部）医員、カリフォルニア大学デイビス校客員教授、東京都精神医学研究所睡眠障害研究部門部門長、早稲田大学スポーツ科学学術院教授を経て、2017年3月選択定年退職。2017年4月からは、さいたま市「すなおクリニック−スリープ・メンタルヘルス総合ケア」にて専ら臨床活動を行っている。「すなおクリニック」では、睡眠障害・発達障害・気分障害・認知症などの専門性の高い臨床活動を行う。医学博士。日本睡眠学会睡眠専門医。日本精神神経学会精神科専門医。日本老年精神医学会専門医。日本医師会認定産業医。学会活動として日本睡眠学会、日本精神神経学会、日本老年精神医学会など。主な著書に、『好きになる睡眠医学』（講談社）、『スポーツカウンセリング入門』（講談社）、『やさしい生理学』（共著：南江堂）など。

小説《しょうせつ》みたいに楽《たの》しく読《よ》める睡眠医学講義《すいみんいがくこうぎ》

2025年3月20日　第1刷発行

著　者　内田《うちだ》　直《すなお》
発行人　一戸敦子
発行所　株式会社　羊　土　社
〒101-0052
東京都千代田区神田小川町2-5-1
TEL　03（5282）1211
FAX　03（5282）1212
E-mail　eigyo@yodosha.co.jp
URL　www.yodosha.co.jp/
装　幀　羊土社編集部デザイン室
印刷所　日経印刷株式会社

ISBN978-4-7581-2134-7